全科医学诊断精要

主编：迟春花　董爱梅　齐建光　白文佩

北京大学医学出版社

QUANKE YIXUE ZHENDUAN JINGYAO

图书在版编目（CIP）数据

全科医学诊断精要 / 迟春花等主编．—北京：北京大学医学出版社，2017.10

ISBN 978-7-5659-1639-7

Ⅰ.①全…　Ⅱ.①迟…　Ⅲ.①临床医学-诊疗　Ⅳ.①R4

中国版本图书馆 CIP 数据核字（2017）第 183501 号

全科医学诊断精要

主　　编： 迟春花　董爱梅　齐建光　白文佩

出版发行： 北京大学医学出版社

地　　址：（100191）北京市海淀区学院路 38 号　北京大学医学部院内

电　　话： 发行部 010－82802230；图书邮购 010－82802495

网　　址： http://www.pumpress.com.cn

E－mail： booksale@bjmu.edu.cn

印　　刷： 中煤（北京）印务有限公司

经　　销： 新华书店

责任编辑： 刘　燕　靳　奕　**责任校对：** 金彤文　**责任印制：** 李　啸

开　　本： 889mm×1194mm　1/32　**印张：** 14.375　**字数：** 408 千字

版　　次： 2017 年 10 月第 1 版　2017 年 10 月第 1 次印刷

书　　号： ISBN 978-7-5659-1639-7

定　　价： 55.00 元

本书由

北京大学医学科学出版基金

资助出版

编委会

专家组成员　（按姓氏拼音排序）

白文佩　迟春花　董爱梅　高　嵩　李俊霞

齐建光　陶　霞　周国鹏

编　　者　（按姓氏拼音排序）

白文佩　陈　建　迟春花　董爱梅　高雨松

何志嵩　侯新琳　李　康　李晓晶　李秀清

刘玲玲　刘秀芬　路　敏　齐建光　帅晓玮

孙　伟　孙永安　田亚男　王芳（儿）　王芳（肾）

王　军　王全桂　王亭亭　王逸群　吴　圣

吴　元　熊　辉　闫　辉　晏晓明　姚宏伟

张倩茹　赵卫红　赵作涛　周　炜

参编人员　（按姓氏拼音排序）

付源伟　李　晗　刘　莹　庞雪芹　王　珊

王　新　朱灵平

编委会秘书　（按姓氏拼音排序）

高　强　孙　岩　孙加鑫　王雯舒　姚　弥

前　言

全科医生是综合程度较高的医学专业人才。合格的全科医生针对不同年龄、性别的人群，解决来自于躯体、心理和社会等各方面的问题，提供以人为中心的、连续性的、综合性的医疗保健服务。全科医生岗位胜任力包括以社区为导向、以家庭为单位、以病人为中心的初级保健管理能力，解决特殊问题的能力，以及综合性和全人照顾的能力。全科医生不仅能够处理常见病、多发病、疾病的早期阶段和未分化疾病，还需要在权衡病人安全以及医疗资源消耗的基础上理解疾病的不确定性，并且在不过度医疗的情况下，在协调处理急性病、管理慢性病的同时，发挥健康促进和疾病预防的能力。

《全科医学诊断精要》一书包括全科医学概论、基于症状的诊疗思路以及全科医生常用药物三篇。本书主要有以下突出的特色：

一、本教材涵盖了全科医疗中常见的症状，以症状为主线，着重于临床诊疗过程问诊和查体的重点部分，对常见症状的原因以表格分类的形式进行归类总结，简明易懂地阐述了鉴别诊断，对社区适用的辅助检查项目和治疗原则逐一给出具有指导意义的建议，并以"小贴士"的方式向读者介绍一些可能被忽视和遗忘，但重要的环节。

二、本教材涵盖了全科医生常用药物，对药物的适应证、禁忌证、用法、用量、不良反应等给出清晰的信息，方便全科医生查阅。

三、本教材紧密结合全科医生的临床工作实际需求，可供全科医学规范化培训阶段的住院医师、全科医学专业学位研究生、在社区或综合医院的全科医生以及全科医学指导教师等专业人员使用。

本书由北京大学医学部全科医学学系组织全科医学研究生导师、带教老师及相关领域的专家共同编写而成。我衷心地感谢为本教材编写及出版付出辛勤劳动的各位专家和各位编辑人员。相信本教材的出版将为全科医生以及全科医学指导教师提供帮助，为我国全科医学事业的发展起到积极的推动作用。若有不足，望批评斧正。

迟春花
北京大学医学部全科医学学系主任
北京大学第一医院健康管理中心主任
2017年8月于北京

序言一

中国的医疗卫生事业正在快速发展，人民对健康的需求日渐提高，随着国家分级诊疗制度的逐步推进，大量的全科医生将承担起基层医疗卫生服务工作。全科医生是综合素质较高的医学人才，需要掌握多方面的知识和技能，其中对常见病、多发病的诊疗能力不可或缺。

对于医生而言，如果病人以诊断明确的疾病来就诊，情况或许会变得简单。然而，多数病人是以症状就诊的，这些症状有时候是模糊不清的、复杂的。本书以全科医生的角度，列举了在全科医生工作中最常见的70余种症状，讲述了如何基于症状处理病人的情况，这其中包括基于症状的常见原因分类、全科医生问诊和查体的关注重点、可能选择的检查方法以及处理技巧的提示，这些内容旨在帮助全科医生建立起以症状为基础的临床诊疗思维。

我试以乏力这一症状举例。在本书中，首先从全科医生的角度对乏力进行概括性的描述，接着描述乏力这一症状的原因分类，比如常见原因包括生活压力过大、过度劳累、抑郁，较少见原因包括慢性疲劳综合征，罕见原因包括恶性肿瘤等。当全科医生接诊以乏力为主诉的病人时，本书同时给出了问诊和查体需要考虑的重点，以及可能的基本检查项目。在最后的小贴士中，则列举了一些常见的临床上需要注意的事项和提示，比如，如果仅有乏力而没有其他明显症状，则患器质性疾病的可能性小。

《全科医学诊断精要》一书由北京大学医学部全科医学学系组织其附属医院的专科医生与全科医学导师共同编写而成，该书包含了北京大学医学部全科医学学系在培养全科医学研究生和培训全科医学教师及全科医生骨干中积累的大量经验。我们相信这本书的出版能够很好地帮助当下的全科医生和未来即将成为全科医生的医学生，使他们能更好地掌握以患者的症状为诊疗基础的相关临床能力，并在未来的分级诊疗医疗服务模式中实现自身价值。

该书凝聚了北京大学医学部全科医学学系老师们的心血，所有作者在组织、编写工作中都付出了大量的努力和汗水。同时本书的编写还得到了学校、医院等各界人士的广泛关心和支持，本书的编写工作能够圆满完成与他们的支持是分不开的。在此，对他们表示衷心的感谢。

郑家强

北京大学医学部全科医学学系名誉主任

北京大学医学部全科医学发展研究中心主任

英国伯明翰大学教授

英国医学科学院院士

2017 年 7 月于英国伯明翰

序言二

中国的全科医学历经近二十年的发展，如今总算初具雏形、小有规模。无论是全科医学本科生教育、研究生培养，还是住院医师规范化培训，均已成型。近年来，国家和部分地区相继出台了全科医生继续医学教育培训方案以及全科医学师资培训方案，这样，全科医学的教育从结构建设到临床实践均有了一套自己的体系。在各方同仁的努力及关怀下，全科医生培训逐渐走向规范化、标准化。

全科医生是居民健康和医疗费用的“守门人”。他们是接受过全科医学专门训练的新型医生，在基层提供方便、基本、经济、有效、连续的综合性医疗卫生服务，进行生命、健康与疾病的全方位责任式管理。他们的出现弥补了高度专科化生物医学模式的不足，是基层医疗卫生人员的重要组成部分。在英国、澳大利亚等主要发达国家，全科医生被赋予了医疗卫生服务和医疗保险两个系统的“守门人”职责。全科医生在提供以人为中心的综合性医疗卫生服务、重视预防保健、合理利用卫生资源、开展慢性病管理以及控制卫生费用等方面的作用，已得到了社会各界的广泛认同。世界卫生组织和世界家庭医生组织在一份合作文件中指出：“任何国家的医疗卫生系统若不以接受过良好训练的全科医生为基础，注定要付出高昂的代价。”

社区是全科医生的主战场，而社区不具备综合医院的先进设备及检查技术手段。作为民众的“健康守门人”，全科医生该如何施展自己的才能为社区老百姓提供高质量的医疗服务？这就需要全科医生具备扎实的基本功。换言之，他们需要依靠最少的检查结果而做出最符合实际的诊断，给予患者最恰当的治疗和最实际的指导，从这一方面而言，全科医生是更为优秀的医生。

对于社区百姓而言，常常因为各种“不适”而就诊，这里的“不适”就是医生常说的“症状”。对于全科医生而言，从症状入手，抽丝剥茧、直指本质，无论是从临床知识储备还是病史采集、查体等，都是极大的考验。特别是对于一些起病较为隐匿的疾病，做到早期识别、早期发现颇具挑战。为了能够帮助全科医生高效地工作，北京大学医学部全科医学学系组织各附属医院具有全科医学经验的全科医学研究生导师及相关专科医生，共同编写了这本《全科医学诊断精要》。该书涵盖了70多种常见症状，希望它能够在全科医生的工作中起到“提纲挈领”的作用。

全科医学是一门新兴的学科，年轻的全科医生正在茁壮成长。他们以自己的方式在为全科医学奉献着、努力着。这个时代赋予他们机遇与挑战，赋予他们责任与使命。中国的全科医学发展与他们的未来息息相关，祝愿他们的未来光辉灿烂，祝愿中国的全科医学早日迎来自己的春天！

刘玉村

北京大学医学部党委书记

2017年5月于北京

目　录

第一篇　全科医学概论

一、全科医学的定义与基本概念

全科医学又称家庭医学，是一个面向个体、家庭与社区，整合了临床医学、预防医学、康复医学以及医学心理学、人文社会学科相关内容于一体的综合性的医学专业学科，是一个临床二级学科，其专业领域涉及各种年龄、性别，各个器官系统以及各类疾病。其主旨强调以人为中心、以家庭为单位、以整体健康的维护与促进为方向的长期负责式照顾，并将个体与健康照顾融为一体。

全科医疗是将全科医学理论应用于患者、家庭和社区照顾的一种基层医疗保健的专业服务，是集合了其他许多学科领域内容的一体化的临床专业。除了利用其他相关医学专业的内容以外，还强调运用家庭动力学、人际关系、咨询以及心理治疗等方面的知识提供服务。全科医疗是以门诊为主体的第一线医疗照顾（首诊服务），范围不受患者年龄、性别、器官系统或疾病种类的限制，包括除了医院内服务（住院服务）以外的一切服务。

全科医生是全科医学服务的提供者，是对个人、家庭和社区提供优质、方便、经济、有效、一体化的基础性医疗保健服务，进行生命、健康与疾病的全过程、全方位负责式管理的医生。全科医生是医疗卫生系统的“守门人”，是基层医疗保健的核心力量，既是临床医生，又是教育者、沟通者、守门人、管理者、组织协调者。其中临床医生是全科医生最根本的属性，全科医生应具备扎实的临床基本功以及良好的沟通、组织协调等能力，以相对简单、经济有效的手段解决社区居民常见的各种病痛以及其他卫生保健问题。

全科医疗具有以下基本特点：

1. 基层医疗保健　全科医疗是以门诊为主体的首诊服务，是整个医疗保健体系的门户和基础。理想的全科医生作为这个门户的

“守门人”，采用适宜的基本技术解决社区居民80%～90%的健康问题。

2. 综合性照顾　全科医生的知识和技术在一定深度上朝横向发展，以综合性地解决社区常见健康问题为专科特长，把患者看成一个不可分割的有机整体，以患者为中心。没有一个患者、没有一个问题不在全科医生的工作范畴之内。

3. 持续性照顾　全科医生提供的医疗服务内容贯穿人的生命周期：包括妇女围生期保健、新生儿保健、少儿保健、青少年保健、中年期保健、老年保健，乃至临终关怀。但是由于不同国家与地区的卫生保健系统、体制和人员分工不同，全科医疗所涉及的服务内容也有所区别，例如：在某些国家，接生不在全科医生服务范畴之内，由妇产科专业人员负责；在某些国家或地区，全科医疗集中于患者的管理，预防工作由社区护士或专职公共卫生人员提供。全科医生所面对的患者仅有少数在必要时转诊到综合医院将再转回基层医疗机构。持续性服务是全科医疗区别于其他专科医疗的重要特征。

4. 可及性照顾　全科医疗在地理上接近社区居民，便于社区居民就诊。

5. 协调性照顾　全科医生根据患者及其家庭、社区的各种需求，对综合性医院、其他卫生保健部门以及社会力量等各种资源进行组织和协调，解决各种健康问题。

6. 人性化照顾　全科医疗不是单单把患者看作疾病的载体，更重要的是将他们看成“整体人”，其照顾目标不仅是寻找有病的器官，更重要的是维护服务对象的整体健康。

7. 以家庭为单位的照顾　家庭是全科医疗的服务对象，也是进行全科医疗工作的重要场所和可利用的有效资源。通过家庭咨询往往可以了解人群的健康状况和患者的病情，尤其是对于慢性患者，更需要家庭参与其治疗和康复的全过程。

8. 以社区为基础的照顾　全科医疗以一定的地域为基础，以该地域人群的卫生需求为导向，充分利用社区资源，为社区民众提供服务，并将个体和群体健康照顾紧密结合、互相促进。

9. 以生物—心理—社会医学模式为指导　全科医学强调把患者看作社会与自然系统中的一部分，从身体、心理、社会和文化等因素来观察、认识和处理健康问题。生物—心理—社会医学模式已经成为全科医生诊治患者必需、自然的程序。

10. 以预防为导向的照顾　全科医疗对个人、家庭和社区健康的整体负责与全程控制，必然促进“预防为主”思想的真正落实。全科医生在其日常临床诊疗活动中，对患者个体及其家庭提供随时随地的个体化照顾和指导。

11. 团队合作的工作方式　全科医疗为居民提供以全科医生为核心的、立体网络式的健康照顾，社区及公共卫生护士、康复医师、营养医师、心理医师、口腔医师、中医师、理疗师、接诊员、社会工作者等与全科医生协同工作。在基层医疗与各级各类医疗保健网络之间，存在着双向转诊和继续医学教育等合作关系。

二、全科医疗和专科医疗的联系和区别

（一）全科医疗和专科医疗的联系

在以全科医生制度为基础、健全的卫生健康服务体系中，全科医疗与专科医疗是分工协作、互补互利的关系，它们分别负责健康与疾病发展的不同阶段。基层医疗机构主要负责社区人群的基本医疗保健服务，全科医生承担“守门人”职责，当患者因健康问题需要专科医疗服务时，全科医生负责协调和转诊，经专科医生治疗后患者再转回到基层卫生机构继续得到照顾。综合医院的专科医疗工作重心放在少数患者疑难急重问题的诊治。全科医疗和专科医疗间建立的双向转诊、信息共享关系以及相应的网络，既可保证服务对象获得最有效、方便、及时与适当的服务，又有利于加强全科医师和专科医师在信息收集、病情监测、疾病系统管理和行为指导、新技术适宜利用、医学研究开展等各方面的积极合作，从而全面改善整体医疗服务质量，提高医疗服务效率。

（二）全科医疗和专科医疗的区别

1. 服务宗旨与责任不同　全科医疗负责健康时期、疾病早期、危重症疾病经专科诊疗后的恢复期乃至无法治愈的各种病患的长期照顾，无论其服务对象有无疾病（disease，生物医学上定位的病种）或病患（illness，有症状或不适），全科医疗对任何一位“当事人”均负有不可推卸的责任。全科医师的工作遵循“照顾”的模式，其责任既涉及医学科学，又延及与这种服务相关的各个专业领域，包括医学以外的行为科学、社会学、人类学、伦理学、文学、艺术等，其最高价值既有科学性，又顾及服务对象的满意度及经济学的考虑，体现了医学的公益性。

专科医疗负责疾病形成以后一段时期的诊断和治疗，其宗旨是根据科学对人体生命与疾病本质的研究成果来认识与治疗疾病，专科医生的工作集中体现医学的科学性。由于专科医疗强调根除或治愈疾病，可将其称为治愈医学（cure medicine）。

2. 服务内容与方式不同　全科医疗处理的多为常见的健康问题，其利用最多的是社区和家庭的卫生资源，以低廉的成本维护大多数民众的健康。全科医生工作范畴包括管理轻症疾病、自限性疾病、所有慢性疾病稳定期及轻度急性加重期，康复治疗与疾病治疗相关的预防工作以及合理转诊等。全科医疗完全以患者需求为导向。专科医疗所处理的多为生物医学上的疑难急重疾病，往往需要动用昂贵的医疗资源，其方式为各个不同专科的高新技术。

三、国内外全科医学培养模式

1995年6月，世界卫生组织（WHO）和世界家庭医生组织（WONCA）在一份文件中要求所有国家的医疗保健制度都应转向以全科医生为主的方式，建议加强初级保健的地位，明确接受过专门训练的全科医生的作用，每个公民应拥有一位了解自己的全科医生长期负责其健康管理。应将全科医学视为一门专业，每个国家都要培养全科医生并设法使其保持高标准。每个医学院校都应有全科医学系，所有专科医生的教学都应包括全科医学内容。每个国家都应设立大学毕业后的全科医学训练。

（一）美国家庭医学及其人才培养模式

在美国，全科医生又称为家庭医生。自 18 世纪起家庭医生在美国出现，1910 年之前 80％以上的医生都是家庭医生。由于家庭医生缺乏规范化培训，在 20 世纪 20～50 年代医学专科化的浪潮中逐渐被冷落。随着人口老龄化以及疾病谱和死亡谱序位的改变，呼唤更专业的全科医疗回归。1969 年美国家庭医疗委员会（American Board of Family Practice，ABFP）成立，家庭医学成为美国第 20 个医学专业，并成为美国率先实施再认证考试的专业委员会。

美国的家庭医生培养模式采取 4＋4＋3 模式。医学专业学生，必须具有本科学位，再经过四年学习，毕业后获得医学博士学位，医学院校教育没有专业方向。医学院校开设家庭医学课程，所有的医学生培训期间要在各科轮转，包括至少 4 周的家庭科轮转。毕业后需经过家庭医学住院医师培训三年，第一年叫做住院实习医生（intern），内、外、妇、儿科轮转，包括高强度的住院患者管理培训。第二年也是在大医院或社区医院培训，同时在医院学习中带低年级的住院医。第三年，逐步开始独立管理患者，但是需要主治医生监督。在病房成为主管患者的住院总，任务包括监督下级医生的患者管理。出病房期间，到各专业科室轮转，学习专科内容，部分可以根据兴趣自选。家庭医学住院医师最后一年必须参加全国统一考试，方能获得执照。三年培训期间均需接受上级住院医和主治医师的评估，合格者可进入下一阶段培训。三年培训结束后，除了参加全国统一医生资格考试 Step3 以外，还要参加统一的家庭医生协会的考试，考试合格者获得家庭医生认证（board certified）。美国家庭医生培养，从上大学算起，至少需要 11 年，之后每 3 年必须获得一定学分的医学继续教育，每 7 年必须参加全国统一的家庭医生资格再认证考试。

（二）英国全科医学及其人才培养模式

英国于1944年颁布了国家卫生服务法令白皮书，对每个人提供广泛的卫生服务，提出国家卫生服务原则是使不同地区、不同阶层的民众有同等机会得到有效的卫生服务。1948年颁布英国《国家卫生服务法》（The National Health Service Act），建立了国家卫生服务制度（National Health Service，NHS）。NHS是典型的福利性卫生制度，全民享受免费医疗，80%～90%的费用由国家税收负担。每一位居民都与选定的一位全科医生签约，获得首诊服务，每位全科医生签约1500～2000位居民。除需要紧急救治的情况，医院不直接向居民开放，患者若要获得专科服务，需全科医生转诊，在专科诊疗结束后再转回到全科医生处。

英国的全科医生培养模式采取5+2+3模式，医学专业学生本科阶段学习多为5年制，医学院校教育没有专业方向。医学院本科教育开设全科医学必修课（4～10周）和选修课，并有8周的社区实习。早在1951年英国就开始了"全科医学专业培训"（毕业后教育），毕业后经过2年医院轮转和3年全科医学专门培训（至少在全科诊所轮转1.5年），最后要通过皇家全科医师协会考核合格后才能够成为正式的全科医生。大约50%的医学院校毕业生成为全科医生。英国全科医生的继续教育是非强迫性的，但大部分的全科医生都会参加继续教育。英国很可能在未来几年内，采纳美国的家庭医生再注册制度。比如，每年要上满一定学时数的继续教育课程，每隔5年也需再注册。希望以此来督促全科医生终身学习，保持高水平的全科医疗服务。

（三）我国全科医学及其人才培养模式

2011年国务院颁发了《关于建立全科医生制度的指导意见》，将全科医生培养逐步规范为"5+3"模式，即5年临床医学专业本科教育加3年全科医生规范化培养，然后通过资格考试，才能作为全科医生执业。对在基层开展在岗医生转岗培训、为基层定向培养全科医生以及助理全科医师的培训等做出具体指导，鼓励基层在岗医生通过参加成人高等教育提升学历层次。到2020年，我国将初步建立起全科医生制度，基本实现城乡每万名居民有2～3名合格的全科医生，基本适应人民群众基本医疗卫生服务需求。2012年教育部正式启动临床医学（全科）硕士专业学位研究生培养工作。

（四）全科医生核心胜任力

2002年，世界家庭医生组织提出全科医生核心胜任力模型，即WONCA树（WONCA Tree）模型，2005年对该模型做了修订和完善。该模型包括了全科医师必须具备的6个方面的核心胜任力。

1. 初级卫生保健管理（primary care management）　这一核心胜任力包括两方面的能力：①为首诊患者提供开放、可及的卫生保健服务，为各年龄、性别及其他特征的社区居民处理各种健康问题；②通过协调保健，与初级卫生保健机构其他卫生专业人员合作，以及必要时担当倡导者角色，以实现卫生保健资源的有效利用。

2. 以人为中心（person-centred care）　这一核心胜任力包括三个方面的能力：①面向个体及其家庭和所在社区，确定以人为中心的服务途径；②制订独特的会诊服务流程，通过医患之间的有效沟通建立持续性的良好关系；③视患者需要，为患者提供纵向连续的卫生保健服务。

3. 特定问题处理技能（specific problem solving skills）　这一核心胜任力包括两个方面的能力：①根据社区疾病的患病率和发病率做出具体决策；②同时个体化管理患者各种急、慢性健康问题；③对患者在社区和专科治疗之间做出合理的选择，适时转诊，并实现双向转诊。

4. 综合诊疗（comprehensive approach）　这一核心胜任力包括两个方面的能力：①管理疾病早期不明，未能鉴别，但可能需要紧急干预的患者；②通过适当有效的干预（如恰当的健康促进和疾病预防策略）促进健康。

5. 社区导向（community orientation）　即在平衡资源的可及性的情况下满足个体和社区的健康需要的能力，考虑社区高发病特点。

6. 全人医疗（holistic approach） 即运用生物—心理—社会医学模式，在躯体、心理、社会、文化等各个维度分析和处理健康问题的能力，充分考虑家庭社会因素。

（迟春花）

第二篇　基于症状的诊疗思路

第一章　全身症状

发　　热

一、定义

发热是由于内源性或外源性致热原作用于下丘脑感受器，使体温调定点上移，产热增加（如寒战）和（或）散热减少，体温上升并维持在较高水平（超过日常体温 0.5℃）。体温应当在安静休息状态下测量，正常人腋窝体温一般为 36～37℃，口腔体温为 36.3～37.2℃，肛门内体温为 36.5～37.7℃。本文的体温指腋窝体温，但口腔及肛门内体温更能反映内核体温。

按体温的高低，发热分为：低热，体温为 37.4～38.0℃；中度热，体温为 38.1～39.0℃；高热体温为 39.1～41.0℃；超高热，体温为 41.0℃及以上。

常见引起发热的原因包括感染、免疫性疾病、代谢性疾病、恶性肿瘤、血液病、血管意外等。

二、临床治疗路径

发热是疾病的体征而不是症状，对于发热首先是评估疾病的严重性，并寻找可能的病因。

（一）问诊的重点

1. 发热的病程　病程小于 3 天多见于呼吸道病毒感染，其次包括泌尿系统感染、肺炎等；若病程为 4～14 天，普通病毒感染的可能性小，应当考虑其他疾病，例如鼻窦炎、牙科感染、EB 病毒导致的单核细胞增多症、脓肿、盆腔感染、药物热、心内膜炎等。发热的病程越长，感染性疾病的可能性越小。

2. 热度及热型　有些发热性疾病可表现为特定的体温模式，例如间歇热（疟疾等）、弛张热（脓胸、脓肿等）、波状热（布鲁氏菌病、淋巴瘤等）、稽留热（流感）等。

3. 发热相关症状　包括出汗、畏寒、寒战、头痛等，通常伴随发热出现，无特异性。但严重畏寒（寒战、发抖可引起床晃动）常见于肺炎球菌肺炎、内脏感染或脓肿、菌血症、淋巴瘤等。

4. 发热伴随症状　特别是定位的局部症状，有重要参考价值，例如咽痛、咳嗽、咳痰、腹泻、排尿不适等。

5. 有无皮肤损害，及其与发热的关系。

6. 药物的服用史　有无药物热的可能性，停药 48 小时药物热会逐渐减轻。

7. 其他个人史　与发热患者及动物的接触史、旅行史、静脉用药史等。

8. 是否为免疫缺陷患者或高危人群。

（二）体格检查的主要关注点

针对病史询问获得的信息进行检查，对于不明原因的发热应进行完备且有重点的全身检查，并定期重复，以便及时发现体征的变化。

1. 生命体征　特别是对于萎靡不振、一般情况较差者。

2. 皮肤　有无皮疹、结节、感染灶。

3. 眼睛及眼底　Roth 斑为中心白点视网膜出血，常见于亚急性感染性心内膜炎白血病。

4. 鼻窦　有无压痛。

5. 牙齿、口腔及咽喉部。

6. 肺部　实变、啰音、胸膜摩擦音等。

7. 心脏　新出现的杂音、心包摩擦音。

8. 腹部　压痛，触痛，肝、脾、肾叩痛以及肝、脾、肾等是否增大。

9. 盆腔检查。

10. 直肠、肛门检查。

11. 生殖器检查。

12. 全身浅表淋巴结的检查。

13. 血管特别是下肢血管的检查。

14. 关节检查（外形、活动度）。

15. 病理征。

（三）基本的检查项目

1. 多数短期（＜4日）的发热患者不需要相关检查。

2. 根据病情需要酌情选择。

（1）血常规、尿常规、红细胞沉降率（ESR）或C反应蛋白。

（2）血生化（肝功能、肾功能、电解质测定、血糖）。

（3）血培养及药物敏感试验。

（4）胸部X线或其他可疑病变部位的相关影像学检查。

3. 其他特殊检查

（1）血肥达反应，外斐反应，血涂片找疟原虫、巨细胞病毒抗体等。

（2）脑脊液相关检查。

（3）结核菌素试验。

（4）结缔组织病筛查。

（5）人免疫缺陷病毒（HIV）筛查。

（6）活检（淋巴结、骨髓等）。

三、不明原因发热

多数情况下，发热病因易于明确，部分符合不明原因发热（fever of unknown origin，FUO）的诊断。FUO是指符合以下标准的发热：发热时间持续≥3周，体温＞38 ℃，经1周以上的密切观察研究仍不能确诊发热病因。FUO 本身是症状诊断，不是疾病诊断，应积极寻找病因。常见 FUO 的病因见表 2-1-1。

表 2-1-1　不明原因发热的常见原因

感染（40%～50%）
细菌性感染
脓肿、尿道或胆道感染、慢性败血症、感染性心内膜炎、结核病、骨髓炎、布鲁氏菌病、伤寒或副伤寒等
病毒、立克次体、衣原体感染
EB 病毒致单核细胞增多症、巨细胞病毒、HIV 感染及获得性免疫缺陷综合征（AIDS）、Q 热、鹦鹉热等
寄生虫感染
疟疾、弓形虫、阿米巴虫等
恶性肿瘤（12%～30%）
网状内皮来源
白血病、淋巴瘤
实体肿瘤
肾、肝、胰腺、胃、肺部等来源肿瘤多见
免疫原性（18%～20%）
结缔组织病
风湿热、风湿性关节炎、系统性红斑狼疮、血管炎、多肌痛等
其他
药物、克罗恩病等
不能确定的病因（9%～10%）

四、小贴士

（一）细菌所致感染性发热的特点

1. 起病急。
2. 可伴有寒战或其他全身症状。
3. 有特定部位的症状和体征。

4. 白细胞计数升高或降低，高于 $10\times10^9/L$ 考虑细菌感染。

5. 中性粒细胞碱性磷酸酶积分增高，中性粒细胞计数增高，细胞核左移。

6. C反应蛋白升高、ESR增快。

（二）应警惕的临床表现，提示病情严重需要紧急处置或转诊

1. 精神和神志的改变。

2. 高热伴有反复寒战、严重的夜间盗汗。

3. 严重的咽喉痛或吞咽困难。

4. 其他部位的剧烈疼痛（腹部、胸部、肌肉等）。

5. 面色显著苍白，不易解释的皮疹、黄疸。

6. 严重的心动过速。

7. 呼吸困难、急促。

8. 连续呕吐。

9. 尿量显著减少。

10. 超高热　可能对脑组织造成损伤，常见于中暑、中枢系统疾病。

五、老年人发热

老年人的体温调节能力有受损的倾向，存在感染性疾病的情况下，发热轻或没有发热，此外病毒感染引起的发热在老年人不太常见。老年人任何程度的发热均应重视。多数老年人的发热是由细菌感染所致，特别是腹部感染和尿路感染。炎热季节，老年人高热或超高热应警惕中暑的可能。

六、发热的处理

1. 积极寻找病因，对因治疗　对急性高热患者，如考虑感染性发热且病情严重时，可在必要的实验室检查及培养标本留取后，根据临床初步诊断，给予经验性的抗菌治疗。

2. 退热治疗　退热治疗上存在争议，退热治疗可能改变热型或

影响患者的防御机制。一般认为：

(1) 低热不用特殊处理；

(2) 体温大于38.5℃或有显著的发热相关不适，可使用物理降温或使用退热剂；

(3) 物理降温可采取冰袋、乙醇溶液温水擦浴，高热中暑时还可采取冷水浴等；

(4) 使用退热药物时，应警惕大量出汗导致的虚脱或休克，特别是老年患者。

(董爱梅)

乏　　力

一、定义

乏力是患者的一种主观感受，是指在日常活动中与平素相比易于疲劳、体力下降。乏力多与其他症状伴随出现。大多数首诊患者最终都能找到明确的病因。尽管绝大多数并非器质性的原因所致，但不能因忽视而放过患者可能存在的重要器质性疾病。引起乏力的可能病因见表2-1-2。

二、临床治疗路径

对于有乏力主诉的患者，首先应当明确为生理性还是病理性乏力。生理性乏力在过多的体力或脑力劳动之后发生，也可因睡眠不足出现。可表现为全身性乏力（如用脑过度全身无力、精神不振）或局部乏力性（如登山后下肢的酸痛无力）。生理性乏力充分休息后可缓解，可有肌肉的轻压痛，但无其他阳性体征。

病理性乏力疾病的临床表现，虽经充分休息，不能完全缓解。

（一）问诊的重点

1. 乏力持续时间、严重程度、诱因、缓解方式、有无昼夜特点。

表 2-1-2　引起乏力的可能原因

常见原因
生活、工作压力过大或过度劳累
抑郁症
失眠
贫血
近期的急性病毒感染
甲状腺功能减退症
糖尿病
较少见原因
慢性疲劳综合征
主要脏器功能衰竭（心、肝、肾）
甲状腺功能亢进
滥用药物或酒精
药物不良反应（β受体阻断药、利尿剂、他汀类降脂药等）
罕见原因
恶性肿瘤消耗
慢性感染（如结核）
慢性神经系统疾病（重症肌无力、多发性硬化等）
肾上腺皮质功能减退症（原发或继发）
结缔组织病（类风湿关节炎，系统性红斑狼疮，风湿性多肌痛）
营养不良或电解质紊乱
中毒

2. 工作生活状态　有无生活方面导致的压力增加或工作过度，有无应激事件。

3. 是否发生在过度疲劳之后。

4. 情绪状态　侧面了解患者对生活或未来的看法。

5. 饮食和睡眠情况。

6. 全身性乏力还是局部乏力（病理性局限性乏力常见于线粒体病、先天性肌营养不良、原发性侧索硬化等）。

7. 是否存在常见的引起贫血的原因（如女性月经过多、胃肠道症状等），特别是对有贫血貌者；是否存在头晕、心悸、胸痛等贫血相关症状。

8. 是否存在怕冷、易困、体重增加、皮肤干燥、记忆力减退等甲状腺功能减退的相关症状。

9. 是否存在其他显著不适（如关节肌肉疼痛、感觉或运动障碍、肌肉萎缩、营养不良等）。

10. 近期是否有感染的病史、有无饮酒史、慢性疾病及服药史。

11. 近期的体重的变化情况（老年人伴有不明原因体重下降，应警惕恶性肿瘤）。

12. 是否有周期性发病（复发—缓解）的规律。

13. 对病因不能明确者，应当进行全面的系统回顾。

（二）体格检查主要关注点

1. 生命体征。

2. 营养、神志、精神状态。

3. 皮肤有无苍白、水肿、蜘蛛痣等，有无黄疸、肝掌。

4. 甲状腺。

5. 全身淋巴结。

6. 肌肉是否有压痛、肌力是否正常等。

7. 关节是否有红肿、压痛、活动受限等情况。

8. 心、肺、腹阳性体征（关注肝脾大、腹水）。

9. 生理/病理反射。

（三）基本的检查项目

1. 血常规。

2. 尿常规。

3. ESR（没有诊断意义，但可以提示本身可能存在器质性的病因）。

4. 肝、肾功能。

5. 血糖、电解质、甲状腺功能筛查（TSH）。

6. 其他检查项目取决于病史询问、体格检查及基本检查的阳性所见，包括内分泌系统、免疫系统、肺及心血管系统、神经-肌肉系统、胃肠系统、血液系统等。

三、小贴士

1. 如果仅有乏力，而没有其他明显的症状，器质性疾病的可能性小。

2. 乏力症状持续的时间越长，明确病因的可能越小。

3. 注意社会及精神心理因素的影响。

4. 怀疑抑郁症时，需直接询问相关症状，不要因为咨询过程中患者的含糊其辞或者患者否认而轻易放过抑郁症。抑郁症可以合并或独立于器质性疾病。

5. 乏力与消瘦并存时，常提示恶性疾病或甲状腺功能亢进。

6. 当症状不断加重或者患者看起来状况较差时需要考虑一些罕见的病因。

7. 考虑器质性疾病时，要关注其常见症状及体征，包括脉搏是否正常、黏膜是否苍白、淋巴结是否肿大，及心、肺、腹部查体等。

8. 乏力伴随症状对疾病的鉴别，包括：

（1）发热可能提示感染性、自身免疫性疾病和恶性肿瘤等。

（2）皮肤改变苍白可能提示贫血、继发性肾上腺皮质功能减退等；色素沉着可能提示肝硬化、原发性肾上腺皮质功能减退等；出血点可能提示再生障碍性贫血、白血病、脾功能亢进等；发绀可能提示心肺功能衰竭、先天性心脏病等；皮疹可能提示传染病、皮肌炎等风湿性疾病。

（3）水肿可能提示心力衰竭、肝硬化、甲状腺疾病、贫血、肾病等。

（4）消瘦可能提示恶性肿瘤、甲状腺功能亢进、糖尿病等。

四、处理原则

乏力症状与生活方式或状态有关，建议其改善生活方式，适当增加运动量来减轻生活中疲劳的感觉。关于失眠和抑郁的处理见下文。贫血的确诊需要以血红蛋白测定为基础，治疗应该针对潜在的病因（进一步内容见通用的教材）。

处理内分泌疾病相关的乏力可能涉及特殊的疾病（见通用的教材）。对于可能导致乏力的诸多原因做一系列的血液检查，包括血细胞计数、生化指标检测、甲状腺功能测试等是常用的策略——但是全面的病史，特别是全面的系统回顾，通常可提供更多的线索，有利于缩小病因的范围。

（董爱梅）

体 重 减 轻

一、定义

体重减轻是指体重在 6 个月的时间内下降达到或超过基础体重的 5％。体重减轻源于热量的摄入减少或消耗增加。可以分为两大类：自愿减重（通过饮食、运动等手段有意识地控制体重）、非自愿减重。进展性的非自愿减重提示存在严重的躯体或精神疾患，体重正常的个体有意识地控制体重也可能是心理异常的表现。常见体重减轻原因见表 2-1-3。

表 2-1-3　体重减轻的常见原因

伴有食欲增加的非自愿减重
甲状腺功能亢进（有典型高代谢及交感神经兴奋症状：心悸、多汗、易激、排便次数增多等）
未控制的糖尿病（有典型“三多一少”的表现）
吸收不良综合征（食欲正常或增加的体重减轻，伴腹胀、腹泻、贫血）
体力活动显著增加

续表 2-1-3　体重减轻的常见原因

伴有食欲减退的非自愿减重
疾病
恶性肿瘤（特别是胃肠道、肺、淋巴、肾及前列腺的肿瘤，难以解释的非自愿减重的人群中有15%～30%是由于恶性肿瘤所致。胃、肠道、前列腺、淋巴瘤、骨髓瘤可仅表现为体重减轻。缺乏明确的症状和体征的情况下，应当把肿瘤作为体重减轻的常见原因）
胃肠道疾病（包括消化道溃疡、吸收不良、糖尿病胃肠道病变、吞咽困难、炎症性肠病、食管裂孔疝。10%～20%的非自愿减重是由于良性的胃肠道疾病所致，可伴食欲缺乏、腹痛、早饱、吞咽困难、吞咽痛、肠道动力异常、腹泻、消化不良等表现）
内分泌疾病
淡漠型甲状腺功能亢进
糖尿病
肾上腺皮质功能减退（体重减轻伴脱水、食欲缺乏、疲乏、虚弱，无力，可有明显的皮肤色素沉着）
感染性疾病（包括病毒性肝炎、结核病、慢性真菌或细菌感染、慢性寄生虫感染、肺脓肿）
严重的心、肺或肾疾患
心力衰竭所致的心源性恶病质（近一半的Ⅲ级以上的心功能不全患者有净体重的丢失）
严重阻塞性或限制性肺病所致肺源性恶病质（严重的慢性阻塞性肺疾病中体重下降的发生率为30%～70%，情况改善后多难以复原）
肾衰竭、肾病综合征、慢性肾小球肾炎（肾小球滤过率15 ml/min患者因尿毒症导致的相关症状会引起体重下降）
神经系统疾病（包括卒中、痴呆、吞咽困难、帕金森病、肌萎缩侧索硬化）
非感染性慢性炎症性疾病（包括结节病、严重的风湿性关节炎、血管炎）
精神疾患（社区的人群中精神疾患所致的体重减轻占10%～44%，最常见的原因为抑郁状态）
情感性精神障碍（包括抑郁、双相情感障碍、广泛性焦虑）
其他与食物相关妄想表现的精神疾患

续表 2-1-3　体重减轻的常见原因

伴有食欲减退的非自愿减重
药物滥用
酒精滥用
鸦片
苯丙胺（安非他命）及可卡因
戒断综合征（停用长期使用的大剂量精神类药物）
处方类药物的不良反应（抗惊厥药托吡酯、抗癫痫药左尼沙胺、选择性血清素再摄取抑制剂、地高辛、二甲双胍、GLP－1类似物、甲状腺激素、非甾体消炎药、抗肿瘤或抗反转录病毒的药物）
中药和一些非处方类药物［5-羟色胺、芦荟、咖啡因、鼠李皮（缓泻药）、壳聚糖、铬、蒲公英、麻黄、藤黄属植物、葡甘露聚糖、瓜拉那、瓜尔胶、植物利尿剂、尼古丁、丙酮酸、金丝桃素］
自愿减肥
药物
治疗肥胖的处方药物（利莫那班、奥利司他、芬特明、西布曲明、二甲双胍、安非他酮）
处方药物，滥用可导致体重减轻（安非他命及衍生品、甲状腺激素）
中药或其他非处方药（同上）
节制饮食（可导致神经性厌食症、神经性贪食症）
长期大量运动（通常联合饮食控制）

二、临床治疗路径

（一）问诊的重点

1．体重减轻的时间、幅度及模式。

2．食欲、饮食量及活动量的变化情况　是否有控制体重的意图。

3．可能与摄入不足相关的因素　是否有脱齿、味觉障碍、吞咽困难等。

4. 精神情绪方面的变化　是否有压力、焦虑、抑郁相关的问题，包括睡眠障碍。

5. 自身对健康状态、体力等的评价。

6. 既往的健康状况、用药史和烟酒嗜好。

7. 如果经上述问题仍不能找到体重减轻的原因，则进行完整的系统回顾十分必要，包括是否有咳嗽、憋气、腹痛等不适，排尿异常和相关的症状，多饮、多尿、多汗等症状。

（二）体格检查主要关注点

1. 生命体征。

2. 甲状腺功能亢进相关的症状和体征。

3. 心肺状态。

4. 腹部查体　包括肝的大小、包块、紧张度等。恶性肿瘤所致的体重下降，近50%的腹部查体有阳性发现。

5. 乳腺/前列腺异常。

6. 直肠指检。

7. 生理/病理反射。

（三）基本的检查项目

1. 血、尿、便常规和ESR。

2. 血生化（电解质、血糖、血钙、肝功能、肾功能）和甲状腺功能。

3. 胸部X线检查。

4. 根据初步检查的结果，决定其他必要的检查包括HbA1c、胃镜或钡餐、腹部超声（高度怀疑，但未发现异常可考虑CT）、直肠镜等。

如果初步检查无明显发现，则1～6个月后随访，关注饮食情况、心理状态、私下使用的药物、新发症状等。若体格检查及初步的辅助检查无异常，则有器质性疾病的情况罕见。

三、小贴士

（一）不能漏诊的严重疾病

1. 慢性心力衰竭。

2. 恶性疾病。

3. 慢性感染。

（二）容易忽视的病因

1. 药物滥用。

2. 酒精滥用。

3. 吸收障碍，可能由寄生虫、腹腔疾病、其他胃肠道疾病引起。

4. 慢性肾功能不全。

5. 结缔组织病。

6. 阿尔茨海默病。

7. 少见的原因有肾上腺皮质功能减退、腺垂体功能减退。

（三）应警惕的临床表现

1. 每次随访时体重均减轻。

2. 体重稳定多年后出现的体重减轻。

3. 非自愿减重，体重减轻超过 10%。

4. 快速的体重减轻伴有精神萎靡。

5. 前牙出现酸蚀斑，怀疑神经性暴食症。

6. 年轻人出现乏力与萎靡，可能有饮食障碍与低钾血症。

四、特殊年龄段的体重减轻

（一）青少年神经性厌食的特征

1. 常见于年轻女性（13～14 岁、17～18 岁为两个发病高峰）。

2. 对体重有病态的认识，拒绝把体重维持在正常的最低限以上。

3. 即使目前已处于低体重状态，仍十分恐惧体重增加。

4. 体像障碍。

5. 月经初潮后闭经。

6. 体脂含量减少、皮肤干燥、毳毛增多、BMI$<17.5kg/m^2$。

7. 有持续的控制体重的行为。

（二）年轻人暴食症（神经性贪食）的特征

1. 女性多见，高发于17～25岁。

2. 对进食行为控制能力变弱，有暴食史（进食量远超正常），暴食后马上采取不恰当的补偿措施（催吐、导泻剂或灌肠、异于正常地增加运动量等）以阻止体重增加，发生次数平均1周至少2次，且持续3个月以上。

3. 对体重极为关注。

4. 月经不调但闭经少见。

5. 可伴有抑郁或焦虑症状。

6. 可出现严重的水、电解质代谢紊乱（低血钾、低血钠、酸碱平衡失调等）及脏器损害。

（三）老年患者

老年患者体重减轻十分普遍，在55～65岁之后，老年人的体重有逐年下降的趋势。国外的护理中心曾报告50％的看护对象出现非自愿减重，特别是独居、缺少爱好、有牙齿疾患的老年人。但下列患者应重点关注：

1. 精神、心理疾病患者（特别是抑郁症，可能与30％的体重减轻有关）。

2. 恶性肿瘤患者。

3. 慢性心功能不全患者，特别是继发于缺血性心脏病的心功能不全。

五、预后

体重减轻对死亡率的影响主要取决于是自愿性还是非自愿性的

体重减轻，非自愿减重的个体死亡率增加，而超重或肥胖患者自愿性的体重减轻可能降低了死亡的风险。

（董爱梅）

体重增加

一、概述

导致体重增加最主要的原因是肥胖，水肿也是社区人群体重增加的重要原因。肥胖是指体内脂肪细胞的体积和细胞数增加，使体脂占体重的百分比（体脂含量）异常增高，局部过多脂肪沉积为特点的代谢性疾病。肥胖分为单纯性肥胖及症状性肥胖。在症状性肥胖中，肥胖是某一疾病的临床表现之一。

水肿所导致的体重增加是由于体内水潴留所致，应警惕心功能不全、肝功能和肾功能不全、营养不良等严重疾病的可能性。

因而体重增加的诊断要点有：①需要鉴别体重增加是由于体液增加还是体内脂肪含量增加所致；②对于脂肪含量增加（肥胖）患者，明确为单纯性肥胖还是症状性肥胖；③对于体液增加患者，明确相关病因。

二、临床诊疗思路

（一）问诊的重点

1. 体重增加的时间、幅度。

2. 能量的平衡状态及变化。

3. 每日的热量摄入　包括饮食、零食、饮料、酒精等，最好能回顾饮食日记。

4. 运动情况　规律的运动及近期的变化。

5. 特殊的不适，如心、肝、肾功能不全的相关表现，情感的异常，包括紧张、焦虑、不安等，以及体貌的改变。

6. 家族史　父母的体重情况。

7. 个人史　基础病史、药物的服用情况（可能影响体重的药物见表 2-1-3）、生育期妇女月经情况（妊娠、多囊卵巢、更年期等可伴有体重的增加）。

（二）体格检查的主要关注点

1. 测量体重、身高、腰围和臀围、皮下脂肪厚度等评估全身的营养状态及肥胖程度。

2. 明确有无下肢水肿及其他部位水肿。

3. 对肥胖患者，要注意以下几点。

（1）血压、脂肪的分布特征。

（2）有无甲状腺功能减退的体征，包括皮肤粗糙、颜面水肿、甲状腺肿大等。

（3）有无皮质醇增多症体征，包括满月脸、水牛背、皮肤紫纹等。

（4）第二性征是否与年龄匹配等。

4. 对水肿患者，要检查以下方面：

患者的一般情况，是否有水肿的部位及程度，是否有贫血的症状、周围血管征、肺实变体征、啰音、心脏查体及肝脾大的情况、腹部移动性浊音等。

（三）基本检查项目

1. 对肥胖患者，要检查血糖、血脂（胆固醇及三酰甘油）。

2. 对水肿患者，要检查肝肾功能、电解质。

3. 血、尿常规。

4. 根据患者的情况选择是否进行以下检查，包括内分泌激素水平测定（甲状腺功能、皮质醇水平等），心电图、超声心动图等，胸部 X 线检查、盆腹腔超声等。

三、可能导致体重增加的疾病

常见的疾病有单纯的肥胖（通常由于遗传因素加上饮食不节制和缺乏运动）、甲状腺功能减退、妊娠、各种原因引起的水肿、饮酒过量。

少见的疾病有更年期、医源性（药物等，见表 2-1-4）、多囊卵巢综合征、疾病导致的活动受限。

罕见的疾病有库欣综合征、下丘脑或垂体病变、胰岛素瘤、罕见的遗传病。

表 2-1-4　可能引起体重增加的药物

抗精神病类药物
奥氮平、氯氮平、利培酮、碳酸锂等
抗抑郁药物
三环类抗抑郁药物
阿米替林、多虑平、丙咪嗪、氯米帕明、去甲替林
选择性的 5 -羟色胺再摄取抑制剂
帕罗希汀
其他
米氮平
抗惊厥类药物
卡马西平，加巴喷丁
糖尿病相关药物
胰岛素、磺脲类及非磺脲类胰岛素促泌剂、噻唑烷二酮类
5-羟色胺和组胺拮抗剂
苯噻啶
β-肾上腺素受体阻滞剂
普萘洛尔、阿替洛尔、美托洛尔
类固醇激素
糖皮质激素及孕激素

四、小贴士

（一）不能漏诊的严重情况

1. 下丘脑疾病　下丘脑部位的肿瘤可有摄食及其他行为异常，可伴有头痛及视力异常。

2. 心力衰竭。

3. 肝功能衰竭。

4. 肾病综合征。

(二) 容易忽视的临床问题

1. 妊娠早期。

2. 内分泌疾病。

3. 甲状腺功能减退，有乏力、易困、便秘、皮肤粗糙等症状。

4. 皮质醇增多症，有特殊体貌、高血压、低血钾等症状。

5. 胰岛素瘤，有低血糖、进食缓解等症状。

6. 多囊卵巢综合征，表现为月经不调等症状。

7. 性腺功能减退，有性欲减退、第二性征消失等症状。

8. 特发性水肿，见于女性，周期性或持续性存在。一般情况好，长时间站立会导致病情恶化，辅助检查无异常。进行立卧位水利尿试验，立位尿量明显减少。

五、常用的肥胖诊断指标

1. 体重指数 BMI　BMI＝体重 (kg) /身高 $(m)^2$。

2. 体脂率　男性体脂率 12％～20％为正常，21％～25％为临界值，＞25％为肥胖。女性体脂率：20％～30％为正常，31％～33％为临界值，＞33％为肥胖。WHO 和亚太地区及中国的肥胖分类见表 2-1-5。

3. 腰围　能更好地判断中心性肥胖。中国男性腰围≥90 cm，女性腰围≥80 cm，考虑存在中心性肥胖。

表 2-1-5　WHO 和亚太地区及中国肥胖分类

分类	BMI (kg/m^2)		
	WHO	亚太	中国
体重过低	＜18.5	＜18.5	＜18.5
正常范围	18.5～24.9	18.5～22.9	18.5～23.9
超重	≥ 25	≥23	≥24
肥胖前期	25～29.9	23～24.9	24～27.9

续表 2-1-5 WHO 和亚太地区及中国肥胖分类

分类	BMI（kg/m²）		
	WHO	亚太	中国
Ⅰ度肥胖	30～34.9	25～29.9	≥28
Ⅱ度肥胖	35～39.9	≥30	
Ⅲ度肥胖	≥40		

（董爱梅）

全身疼痛

一、定义

世界疼痛学会（IASP，1979）把疼痛定义为由组织损伤或潜在的组织损伤所引起的不愉快的感觉和情感体验，2016 年的最新定义指出疼痛是一种与实际或潜在组织损伤相关，包括了感觉、情感、认知和社会交往的痛苦体验。它是一种既普遍又复杂的感觉，是临床医生听到的最普遍的患者主诉。疼痛已经同血压、体温、呼吸、脉搏一样，成为人体的第五大生命体征。全身疼痛一般系指四肢与躯干多部位具有躯体痛的症状。这种疼痛分布广泛，程度不一。诉有全身疼痛者，多由于全身性疾病引起，但是局部的病变也不应忽略。

二、临床治疗路径

（一）问诊的重点

1. 疼痛的部位　疼痛部位和病变的部位有关。因此，对疼痛的诊断首先应了解疼痛的部位。皮肤及皮下组织的外伤、炎症或其他病变，很容易指出病变部位，但某些内脏器官所引起的疼痛，由于牵涉痛或放射痛的原因，疼痛部位不一定与该器官的体表投影相同，因此疼痛部位的判断比较困难。

2. 疼痛的性质　一般把疼痛描述为绞痛、胀痛、钝痛、刺痛、烧灼痛、撕裂痛、刀割痛、麻刺痛等。不同脏器疾病引起的疼痛各具特异性。如绞痛多见于空腔脏器的痉挛或梗阻，心肌梗死有胸骨后闷痛或压榨性疼痛等。

3. 疼痛的程度　可由很多种方法来评估，如视觉模拟评分法（VAS）、自我口述评定法（VRS）、儿童笑脸评定法等，将疼痛分为轻、中、重度。

4. 疼痛发作的急缓和持续时间　因疾病的脏器和性质不同而差别很大，有些疾病的疼痛有一定规律，呈周期性或节律性发作。如神经痛具有自发疼痛、夜间加重的特点。

5. 疼痛常因某些因素诱发或缓解　如急性胸膜炎的疼痛可因咳嗽、深呼吸而诱发。

6. 疼痛的伴随症状　常可提示疾病的原因和性质，有助于明确诊断。如腰痛伴发热、尿频、尿痛多为肾盂肾炎，腰痛伴腰部活动受限则可能为腰肌损伤。

（二）全身疼痛需要的检查

1. 全身疼痛的病史　首先要了解全身疼痛出现的时间、疼痛的性质、是否存在诱发因素，因为许多疼痛的出现或疼痛的加重可有明显的诱发条件和因素。

如功能性疼痛在潮湿、阴冷的环境中易发作，韧带损伤及炎症在某种体位时疼痛明显加重。在观察到全身疼痛症状的同时，注意有无伴随症状，每种疼痛性疾病都伴有各种程度不同的伴随症状，掌握这些伴随症状及程度在诊断中非常重要，它可以使诊断局限到某类疾病或某个疾病。

2. 全身疼痛的体格检查　对于全身疼痛症状为主的疾病，其体格检查不能只局限在疼痛部位，而应该进行比较全面的检查。观察疼痛部位是否有肿胀、皮肤颜色是否有改变、局部血管有无怒张、肌肉有无萎缩和痉挛等。

3. 全身疼痛的实验室检查　在疼痛性疾病的诊断中，实验室检查是必不可少的。检查项目要从临床的实际需要出发，有针对性地选用，避免盲目滥用。

4. 全身疼痛的影像学检查

(1) X线平片：X线平片通常被作为影像诊断的初步检查手段之一，对大多数骨关节疾患，依据平片表现可做出定性、定量、定位诊断的意见。

(2) 电子计算机断层扫描（CT）。

(3) 磁共振（MR）检查。

(4) 骨密度检查。

（三）体格检查主要关注点

1. 生命体征。
2. 患者的意识、表情、体位、姿势、运动功能等。
3. 感觉功能检查。
4. 运动系统检查。
5. 生理/病理反射。

（四）基本的检查项目

1. 血、尿、便常规和ESR，C反应蛋白。
2. 血生化（电解质、血糖、血钙、尿酸）。
3. 骨密度。
4. 检测抗链球菌溶血素O（ASO）、类风湿因子（RF）、抗核抗体（ANA）、人组织相容性抗原（HLA-B27）、免疫球蛋白(IgG、IgM、IgA等)。根据初步检查的结果，决定其他必要的检查，包括脑脊液、肌电图、脑电图、腹部超声（高度怀疑，但未发现异常可考虑CT）、诱发电位等。

三、小贴士

（一）全身肌肉疼痛的原因

1. 疲劳性肌痛。
2. 病毒性肌痛。
3. 急性传染病所致肌痛。

4. 类风湿与风湿性疾病所致的肌痛。

5. 多发性肌炎、皮肌炎等免疫反应性疾病所致的肌痛。

6. 中毒所致的肌痛。

7. 遗传性肌肉疾患　如糖原贮积病所致的肌痛。

8. 内分泌功能障碍　如糖尿病导致的肌萎缩所产生的肌痛。

9. 肌肉痉挛、手足搐搦导致的肌痛。

（二）全身关节疼痛的原因

1. 感染性关节病　如布鲁氏菌病、结核性关节炎等，这种感染性关节病可由细菌感染而致病，也可以由支原体感染而导致。病毒感染也可产生感染性关节病，如风疹性关节炎、性病关节炎，及梅毒螺旋体毒素的刺激而产生的梅毒性关节炎。

2. 感染后关节病　如沙门菌感染后产生的多关节疼痛，但不是由于关节有细菌存在而产生的关节病变。

3. 代谢性关节病　如关节软骨钙沉着症、痛风、血色病等。

4. 变态反应与免疫反应性关节病　如类风湿关节炎、药物性关节炎等。

5. 机械性和变性性关节病　如关节过度活动综合征、急性创伤性关节炎、骨性关节炎等。

6. 特发性关节痛　如滑膜炎、间歇性关节炎等。

（三）全身骨痛的原因

1. 内分泌功能障碍　如绝经期的女性骨质疏松症、甲状腺及甲状旁腺功能亢进、库欣综合征等均可导致骨骼的改变，从而产生多处骨痛的症状。

2. 多发性骨髓瘤、多发性骨转移瘤　均可产生多部位的骨痛症状。

3. 营养代谢功能障碍性疾病　如骨质软化症、坏血病等。

4. 中毒性骨痛　如吐根中毒、维生素 A 中毒、氟中毒等。

（刘秀芬）

第二章　耳鼻咽喉症状

鼻　　塞

一、概述

鼻是由外鼻、鼻腔、鼻窦三部分组成。鼻窦为鼻腔周围颅骨的含气空腔，共4对，分别为额窦、筛窦、上颌窦和蝶窦，窦内被覆黏膜，分别通过窦口与鼻腔黏膜相延续。鼻腔鼻窦具有呼吸和嗅觉功能；其他还有空气加温、加湿、防御以及共鸣等功能。任何原因导致鼻腔通气道改变均可出现鼻塞等局部症状。同时，由于鼻塞还会引发血氧饱和度降低，影响其他组织和器官的功能与代谢，而出现一些如头痛、头晕、记忆力下降、胸痛、胸闷、精神萎靡等症状。常见鼻塞的原因见表2-2-1。

表2-2-1　常见鼻塞的原因

炎症	
鼻炎	
急性	急性鼻炎多与病毒感染有关，鼻塞发展快，数日内达到高潮，大约一周逐渐消退，可伴发热、头痛等全身症状
慢性	
单纯性	鼻塞多为间歇性、交替性，日轻夜重，常受体位影响。检查发现双侧下鼻甲黏膜充血、肿胀、光滑、湿润，鼻黏膜对血管收缩剂敏感
肥厚性	鼻塞多为双侧持续性。检查发现双侧下鼻甲黏膜增生、肥厚、表面不平，呈结节状或桑葚状，鼻黏膜对血管收缩剂不敏感
变应性	鼻塞呈常年性或季节性，与接触变应原的时机有关。常伴鼻痒、连续打喷嚏和清水样涕。检查发现鼻黏膜苍白、水肿
萎缩性	清除鼻内干痂后鼻塞可减轻。常伴鼻干、鼻内结痂等症状。检查发现鼻黏膜干燥、鼻腔内结痂、下鼻甲萎缩

续表 2-2-1　常见鼻塞的原因

鼻窦炎	
急性	鼻部症状≤12 周，除鼻塞外，常伴脓涕、头痛及面部胀痛，可伴发热、乏力等全身症状。检查可发现鼻黏膜充血肿胀，鼻腔内可见脓性分泌物，鼻窦区有压痛
慢性	鼻部症状>12 周。除鼻塞外，常伴流脓涕、头痛，全身症状较轻。检查可发现鼻黏膜慢性充血，鼻腔内可见脓性分泌物
异物	多为一侧鼻塞，有明确异物史。儿童初期常被忽视，日久出现单侧流脓涕、伴臭味
外伤	
血肿	多发生于鼻面部钝挫伤，产生鼻中隔血肿，多表现一侧或双侧鼻塞。检查：鼻中隔一侧或双侧半圆形膨隆，黏膜光滑、色泽正常，触之柔软
骨折	颌面部骨折，鼻腔因骨折狭窄，导致鼻塞
肿瘤	
良性	鼻塞多为单侧、渐进性，病程较长。常见肿物有内翻性乳头状瘤、血管瘤等
恶性	鼻塞通常为单侧，渐进性，后期发展为双侧，病程较短。常伴鼻涕带血以及周围侵犯症状，包括面颊部变形、眼球移位、头痛、牙痛以及牙齿松动等
先天性疾病	
先天性畸形	自幼发病，常见疾病有前和（或）后鼻孔闭锁、鼻中隔偏曲等
肿物	常见疾病有脑膜脑膨出、皮样囊肿、面裂囊肿等

二、临床诊断路径

（一）问诊重点

鼻塞说明鼻腔有机械性阻塞或感觉神经发生异常。询问病史，应询问病程长短、鼻塞的严重程度及发作时机，是单侧还是双侧，是发作性还是持续性，是交替性还是渐进性，有无其他伴发症状等。

1. 鼻塞　症状发作和持续的时间，程度（间歇性、持续性或进行性），单侧或双侧。

2. 伴随局部症状。

（1）流涕：鼻涕的类型，包括清水样涕、脓涕、白黏涕、鼻涕带血。

（2）打喷嚏：偶打、连续打（≥3 个/次）。

（3）鼻干：有无结痂。

（4）鼻痒：症状的程度。

（5）鼻出血：鲜血或是陈旧血，出血量和频次。

（6）嗅觉障碍：症状的程度，包括失嗅、嗅觉减退、嗅觉倒错。

3. 伴随全身症状

（1）头痛：症状发作和持续的时间、部位、性质。

（2）发热：程度，包括高热、低热、中度热。

（3）耳部症状：耳闷、耳鸣、耳痛、听力下降。

（4）其他症状：头晕、记忆功能下降、精神萎靡等。

4. 发病诱因　上呼吸道感染、职业因素、异物、接触变应原等。

5. 既往史　烟酒嗜好、治疗情况、个人及家族过敏史、手术史、精神状况等。

（二）体格检查关注点

1. 鼻前庭情况　皮肤有无糜烂、结痂、肿物。

2. 鼻腔情况

（1）鼻黏膜：有无充血、苍白、肿胀。

（2）鼻甲：中鼻甲有无肥大、息肉样改变；下鼻甲有无肿大或桑葚样改变。

（3）鼻中隔：有无偏曲、溃疡、穿孔。

（4）鼻腔分泌物：性质，包括脓性、清水样、白黏性、干痂、干酪样；部位，包括中鼻道、下鼻道、嗅裂；有无异物。

(5) 肿物：大小，部位，单发或多发，单侧或双侧，表面光滑或有结节或呈菜花样。

3. 鼻咽情况

(1) 腺样体：是否肥大。

(2) 肿物：部位、大小、表面是否光滑。

(3) 分泌物：性质（脓性、白黏性、干痂）。

4. 耳部检查　检查鼓膜的颜色，有无穿孔，有无液平面。

（三）基本检查项目

1. 鼻内镜检查。

2. 纤维鼻咽镜检查。

3. 变应原检测　包括皮肤点刺、血清特异性 IgE 检测。

4. 鼻窦 CT 扫描。

5. 病理检查。

6. 其他检查　嗅觉检测、鼻阻力检测。

三、小贴士

（一）容易忽视的问题

1. 儿童　儿童常因鼻塞、流涕、睡眠打鼾就诊，这些症状不要因为患儿有鼻炎而忽视检查他的腺样体。腺样体是位于鼻咽部的淋巴组织，出生时已发育，6～7 岁时最大，10 岁以后逐渐萎缩。腺样体常常因反复上呼吸道感染或鼻腔炎症，而增生肥大，阻塞后鼻孔，引起患儿鼻塞、睡眠打鼾等症状。腺样体肥大是儿童常见疾病之一。

2. 成人　成人鼻塞除注意检查鼻腔外，不要忽视鼻咽部的检查，鼻咽肿瘤常阻塞后鼻孔而引起鼻塞。

（二）应警惕的临床表现

1. 儿童　儿童单侧鼻塞，检查发现鼻腔有半透明光滑肿物。应警惕脑膜脑膨出，不要轻易活检，应进一步做鼻窦 CT 检查。若儿童单侧鼻塞伴流臭脓涕，应警惕鼻腔异物的可能。

2. 成人　鼻塞合并鼻涕带血或抽涕带血，鼻腔检查未见明显异常，应警惕鼻咽癌的可能。

（三）应注意的治疗事项

1. 遵医嘱用药　引起鼻塞的原因很多，治疗各有不同。因此，一定要及时就医，并遵医嘱用药。

2. 慎用鼻黏膜收缩剂　为缓解鼻塞症状，一般需要局部应用减充血剂（如麻黄碱、羟甲唑啉等）治疗。但因长期使用局部减充血剂会引起药物依赖或药物性鼻炎，一般建议连续应用不要超过一周。

3. 正确的擤涕　擤鼻时要压住一侧鼻翼，将分泌物轻轻擤出来；不能捏住双侧鼻翼用力擤，这样容易使分泌物通过咽鼓管进入中耳，引起中耳炎。

4. 正确地使用鼻喷剂

（1）使用前先清理鼻腔分泌物，鼻塞严重者可先用鼻腔黏膜收缩剂，确保药物能有效到达鼻腔。

（2）药物在首次使用前，先将瓶按压 2～3 次，直至水雾连续均匀地出现。

（3）头微向前倾（看着足趾）。

（4）喷头指向外眼角，或交替给药，即左手喷右侧鼻孔，右手喷左侧鼻孔。防止向内喷至鼻中隔，引起鼻中隔穿孔。

（5）鼻喷时头无需后仰。

（6）喷完后可轻轻吸鼻，然后用嘴呼气。

（王全桂）

鼻　出　血

一、概述

鼻腔黏膜具有丰富的血管丛，鼻腔动脉各分支在鼻中隔前下部相互吻合，构成黏膜下网状动脉血管丛，称黎氏区，该区是鼻出血最常见的出血部位。老年人在下鼻道后端外侧壁后方邻近鼻咽部有表浅扩张的鼻后侧静脉丛，称鼻-鼻咽静脉丛，又称吴氏静脉丛，该区是老年人鼻腔后部出血的好发部位。鼻出血的原因很多，可由局部因素引起，亦可由全身性疾病引发。鼻出血是耳鼻喉常见症状之一，也是耳鼻喉科的急症之一。鼻出血多为单侧，亦可为双侧；可间歇出血，也可持续出血；出血量可多可少，轻者仅为涕中带血，重者可发生失血性休克。引起鼻出血的原因较多（表 2-2-2）。

表 2-2-2　常见鼻出血的原因

局部因素	
鼻中隔偏曲	鼻中隔偏曲侧或棘突处黏膜薄，易受干冷空气刺激，引发出血
炎症	
鼻炎、鼻窦炎、鼻腔特殊感染	常因鼻黏膜充血、干燥、血管扩张而出血。多见于急性鼻炎、萎缩性鼻炎、出血性鼻息肉等，多为鲜血
异物	异物存留过久，会因压迫鼻黏膜、感染、糜烂而出血。常是脓涕带血，有时伴臭味
外伤	多因黏膜破裂、血管损伤所致，表现为鲜血
肿瘤	
良性	常见鼻腔血管瘤和鼻咽血管纤维瘤。出血量较大，为鲜血
恶性	各种鼻腔、鼻窦恶性肿瘤均可致鼻出血。多为涕中带血或抽涕带血
全身因素	
急性传染病和急性感染性疾病	如上呼吸道感染、流行性感冒、麻疹等，多伴发热。常因鼻黏膜充血、血管扩张导致出血
心血管疾病	如高血压、动脉硬化、心力衰竭等
血液系统疾病	如白血病、再生障碍性贫血　血友病等
全身慢性疾病	如肝硬化、尿毒症、营养不良、维生素缺乏等

续表 2-2-2　常见鼻出血的原因

各种理化因素	如粉尘刺激、某些化学物质、高温、高热等
内分泌失调	如月经期出血等
遗传性出血性毛细血管扩张症	因血管发育不良所致

二、临床诊疗路径

（一）问诊重点

1. 鼻出血　病程，程度（涕中带血、少量出血、大量出血），出血频次（偶发、频发），侧别（单侧、双侧），出血颜色（新鲜血、陈旧血）。

2. 伴随症状

（1）鼻塞：单侧或双侧，间歇性、持续性或渐进性。

（2）头痛：症状发作和持续的时间、部位、程度。

（3）流涕：脓性或黏液性。

（4）嗅觉：嗅觉下降或失嗅。

3. 年龄

4. 全身症状　有无发热、营养不良，全身皮肤黏膜有无出血及淤斑。

5. 诱因　有无挖鼻、外伤史以及异物史。

6. 既往疾病史　高血压、糖尿病、出血性疾病等全身性疾病史。

（二）体格检查主要关注点

1. 全身一般情况　血压、心率、脉搏，皮肤、黏膜是否有淤斑。

2. 出血情况　活动性或静止性，出血量，新鲜血或陈旧血。

3. 鼻腔检查

（1）黏膜出血：出血部位，出血性质（弥漫性、搏动性）。

（2）肿瘤出血：肿瘤部位、特征，出血量多少。

（3）鼻涕带血：分泌物来源（鼻窦、鼻咽）。

（三）基本检查项目

1. 鼻内镜检查、纤维鼻咽镜检查、鼻窦CT扫描。

2. 血常规。

3. 血液系统凝血功能检查。

4. 血生化检查。

（四）治疗

1. 鼻腔干燥引起的轻度出血，可使用润滑剂治疗。

2. 局部烧灼，使用微波、射频、电凝、化学药物烧灼。

3. 鼻内镜下止血　内镜下查找出血点，找到出血点后电凝止血。

4. 鼻腔填塞　活动性出血，可使用止血材料或油纱条填塞止血。

5. 鼻腔大量出血，经上述方法失败者，可行血管栓塞术。无条件者，可行动脉结扎术。

6. 病因治疗。

7. 全身支持疗法。

三、小贴士

（一）容易忽视的问题

1. 年龄　儿童多因鼻腔炎症、干燥、挖鼻等因素造成。出血部位大多数位于鼻中隔的前下（黎氏区）；老年人鼻腔大量出血常因高血压所致，出血部位多位于鼻腔后端。

2. 全身疾病　鼻出血除局部因素外，还与某些全身性疾病有关（如高血压、血液病等），对反复鼻出血者应注意询问相关病史以及必要的实验室检查。

（二）应警惕的临床表现

1. 涕中带血　患者涕中带血或抽涕带血，除检查鼻腔外，还应注意鼻咽和鼻窦的检查。鼻咽及鼻窦的恶性肿瘤早期常仅表现为涕中带血。

2. 青少年反复大量鼻出血　应排除鼻咽血管纤维瘤，该肿瘤好发于青少年。

（三）简易处理法

1. 指压法　鼻出血大多数发生在鼻中隔的黎氏区，发生鼻出血时可用手指捏住双侧鼻翼或用示指将出血侧鼻翼向鼻中隔方向压迫，压迫3分钟以上。

2. 冷敷　冰袋冷敷或用冷水洗脸，促使血管收缩，减少出血量。

3. 止血药物填塞　可用棉球蘸云南白药等止血药物，塞进出血侧鼻腔内止血。

（四）预防

1. 病因治疗　积极治疗全身性疾病，控制血压，改善营养，积极治疗鼻腔炎症。

2. 戒除挖鼻、剪鼻毛等不良习惯。

3. 保持室内温度与湿度适宜。

（王全桂）

咽　痛

一、概述

咽喉区任何一部位发生病变，均可引起咽痛症状。咽是一漏斗形的肌膜管，上起颅底，下达第六颈椎平面，在环状软骨下缘与食管连接。咽腔前壁与鼻腔、口腔、喉腔相通，后壁与椎前筋膜相邻。咽腔又以软腭和会厌上缘为界，自上而下分为鼻咽、口咽和喉咽三部分，是消化和呼吸的共同通道。喉是呼吸和发声器官，位于颈前正中部，在舌骨之下，上通喉咽，下接气管。咽痛是咽喉部疾病的常见的症状。咽痛的常见原因见表 2-2-3。

表 2-2-3　常见咽痛原因

炎症	
急性	
咽炎	起病急，常伴吞咽痛，咽干、痒、灼热感；检查发现咽黏膜充血肿胀，咽侧索及咽后壁淋巴滤泡红肿，严重者表面有白色点状分泌物
扁桃体炎	起病急，咽痛和吞咽痛明显；检查发现双侧扁桃体红肿，陷窝有白色脓点，甚至形成脓膜，此膜易擦掉，不留创面
会厌炎	起病急骤，常伴咽部阻塞感、说话含糊不清，严重者有吸气性呼吸困难；检查发现会厌舌面红肿，严重者呈球形，后期可形成脓肿，导致会厌抬举不良
喉炎	除咽痛外，还有声嘶、咳嗽（幼儿为阵发性犬吠样咳嗽）等症状，严重者可有吸气性呼吸困难和喘鸣；检查发现喉黏膜充血肿胀，双声带红肿
慢性	
咽炎	病程较长、疼痛较轻，可伴咽干、咽异物感；检查发现咽慢性充血、咽后壁小血管扩张、咽侧索增厚、咽后壁淋巴滤泡增生
扁桃体炎	反复急性发作史；检查发现扁桃体慢性充血，表面瘢痕、凹凸不平，与周围组织粘连，陷窝口可见黄白色点状干酪样物，可挤出
喉炎	常伴声嘶；检查发现双声带充血、增厚，甚至有息肉、小结
特殊感染	
急性传染病	如猩红热、麻疹等，除有咽痛外，还有发热、皮疹、杨梅舌等传染病特征性症状，通过病史以及实验室检查可诊断

续表 2-2-3　常见咽痛原因

结核	患者常有肺结核病史，可有低热、乏力、盗汗等全身症状；检查发现咽喉黏膜苍白水肿，一处或多处溃疡、肉芽肿，表面附黄白色伪膜。本病可通过病理检查、胸片、血沉、结核菌素试验以及结核抗体检测确诊
咽部脓肿	
扁桃体周围脓肿	急性扁桃体炎咽痛数天后一侧咽痛加重，或治疗好转后又加重，重者张口受限、流涎；检查发现一侧扁桃体周围明显红肿，脓肿位于前上者，患侧舌腭弓上部、软腭充血肿胀，明显隆起，将扁桃体推向内下方；脓肿位于后上者，患侧咽腭弓明显充血肿胀、隆起，扁桃体被推向前下方
咽旁脓肿	一侧咽旁及颈侧剧烈疼痛，语言含糊不清；检查发现患侧颌下区肿胀，触痛明显；患侧咽侧壁隆起，黏膜充血肿胀，扁桃体被推向中线
咽后脓肿	
急性型	多发生于婴幼儿，多因呼吸道感染所致，患儿有哭闹不止、拒食、头偏向患侧等症状；检查发现咽后壁一侧明显充血、隆起
慢性型	多发生于成人，多因颈椎结核所致，常伴乏力、盗汗、低热等结核症状；检查发现咽后壁正中隆起
外伤	有明确外伤史；检查发现黏膜损伤、颌面部及颈部骨折
肿瘤	良性肿瘤一般无咽痛症状，恶性肿瘤除咽痛外，常有痰中带血、声嘶、咽异物感等症状，有时有耳部放射痛，呼吸困难以及吞咽困难等症状；检查发现咽腔、喉腔可见肿物
溃疡	咽痛明显，对反复复发或久治不愈的患者，应排除自身免疫性疾病和恶性淋巴瘤
茎突过长	是茎突过长压迫周围神经末梢所致，常表现为一侧咽痛，多为刺痛或牵拉痛，有时放射到耳部，该病通过茎突 X 线片或茎突 CT 可确诊
异物	常有明显异物史，异物包括鱼刺、鸡骨等

二、临床诊疗路径

咽痛是咽部疾病常见症状之一，疼痛程度不一，一般情况下咽痛的程度与炎症的严重程度有关。急性炎症的咽痛症状较重，常伴发热、乏力、全身酸痛等全身症状；慢性炎症咽痛症状较轻，一般无发热。其他引起咽痛的病因还有外伤、溃疡、肿瘤等因素。

（一）问诊的重点

1. 咽痛　症状发作和持续的时间，程度，部位（一侧、双侧、整个咽腔），特点（刺痛、吞咽痛、持续性、阵发性、抽痛、放射性）。

2. 伴随局部症状

（1）吞咽痛：症状发作和持续的时间，程度，部位（一侧、双侧、整个咽腔）。

（2）咽异物感：症状发作和持续的时间，部位（鼻咽、口咽和喉咽，一侧、双侧）。

（3）鼻部症状：鼻塞、流涕、涕中带血。

（4）张口困难：症状发作和持续的时间和程度。

（5）流涎：症状发作和持续的时间。

（6）说话含混不清：症状发作和持续的时间。

（7）咳嗽：症状发作和持续的时间，干咳或咳痰（白痰、黏痰、脓痰、痰中带血）。

（8）声嘶：症状发作和持续的时间和程度（间歇性、持续性、进展性）。

（9）呼吸困难：症状发作和持续的时间，程度（Ⅰ、Ⅱ、Ⅲ、Ⅳ度）。

（10）进食困难：症状发作和持续的时间，程度（哽噎感、流食、半流食）。

3. 伴随全身症状

（1）头痛：症状发作和持续的时间、部位、性质。

（2）发热：高热、低热或中度热。

（3）其他症状：头晕、记忆力下降、精神萎靡、皮疹、体重下降等。

4. 发病诱因　劳累、受凉、外伤、用嗓过度、异物、职业因素。

5. 既往史　烟酒嗜好、治疗情况、药物使用、精神状况等。

（二）体格检查主要关注点

1. 鼻咽检查

（1）鼻咽黏膜有无充血。

（2）腺样体有无肿大。

（3）肿物：部位、大小、表面是否光滑。

（4）分泌物的性质包括脓性、白黏性、干痂。

2. 口咽检查

（1）张口有无受限。

（2）咽黏膜：有无充血、肿胀，有无溃疡、伪膜。

（3）扁桃体：有无充血肿胀，表面有无脓性分泌物，病变是一侧或双侧。扁桃体有无移位，有无溃疡、肉芽、异物以及肿物。

（4）软腭：有无膨隆，悬雍垂有无水肿。

（5）咽侧索：有无增生肥大。

（6）咽后壁：淋巴滤泡有无增生，咽后壁有无膨隆（偏一侧或是正中）。

（7）舌根：淋巴组织有无红肿、增生。

（8）肿物：大小，部位，单发或多发，一侧或双侧，表面光滑、有结节或呈菜花样。

3. 咽喉检查

（1）咽黏膜：有无充血。

（2）会厌：有无水肿，会厌谷有无异物。

（3）梨状窝：有无异物、唾液存留。

（4）环后区：黏膜有无肿胀、隆起。

（5）咽后壁：有无膨隆（偏一侧或正中）。

（6）喉：喉黏膜有无红肿，声带运动情况。

（7）舌根：淋巴组织有无红肿、增生。

（8）肿物：大小，部位，单发或多发，一侧或双侧，表面光滑、有结节或呈菜花样。

4. 颈部检查

（1）颈部活动是否受限，颈部有无肿胀、压痛。

（2）颈淋巴结：有无肿大。若有淋巴结肿大，检查淋巴结是否有压痛，质地，与皮肤是否有黏连。

（三）基本检查项目

1. 纤维鼻咽喉镜检查。

2. 颈部CT扫描。

3. 颈部B超。

4. 血常规。

三、小贴士

（一）容易忽视的疾病

1. 急性会厌炎　会厌舌面组织疏松，感染后，会迅速发生肿胀呈球形，压迫喉腔引发呼吸困难。该病一般起病急骤，病情进展快，如治疗不及时，会因喉梗阻而有生命危险。因此，对起病急、口咽检查病变不明显者，要注意下咽部的检查，以免漏诊误诊。

2. 茎突综合征　由于茎突过长压迫周围神经末梢，而引起咽痛。如不详细询问病史和进行必要的检查，很容易误诊为慢性咽炎。该病通过茎突X线片或茎突CT检查可确诊。

3. 下咽及喉部肿瘤　下咽部和声门上恶性肿瘤，早期可表现为咽痛，因普通口咽检查不能看见肿瘤，容易误诊为慢性咽炎。对有咽痛患者，特别是老年男性，一定要常规进行下咽部检查。

（二）应警惕的临床表现

1. 急性扁桃体炎　咽痛数天后一侧咽痛加重，应警惕扁桃体周围脓肿的可能。检查发现一侧扁桃体周围明显红肿，脓肿位于前上者，患侧舌腭弓上部、软腭充血肿胀，明显隆起，扁桃体被推向内下方；脓肿位于后上者，患侧咽腭弓明显充血肿胀、隆起，扁桃体被推向前下方。

2. 咽痛伴耳部放射性疼痛　下咽癌特别是梨状窝癌，肿瘤会侵犯迷走神经，可表现为放射性耳痛。

3. 咽痛伴呼吸困难　应注意呼吸困难发生的时间（缓慢进展性、骤发性），骤发性呼吸困难很容易迅速发生喉梗阻而引起窒息，甚至死亡。因此，应严密观察。骤发性呼吸困难多见于急性炎症（急性会厌炎、急性喉炎、咽部脓肿破溃等）和咽喉部外伤（血肿、骨折等）。

（三）应考虑的某些特殊疾病

1. 反流性咽喉炎　反流性咽喉炎，即胃酸反流至咽喉，刺激咽喉部产生炎症，表现为咽痛、咳嗽等症状。对可疑患者通过 24 小时食管 pH 值检测可确诊。亦可使用抑酸药试验性治疗。

2. 咽喉结核　咽喉部结核也常表现为咽痛。患者常有肺结核病史，同时，可有低热、乏力、盗汗等全身症状。咽喉黏膜苍白水肿，一处或多处溃疡、肉芽肿，表面附黄白色伪膜。本病可通过病理检查、胸片、血沉、结核菌素试验，以及结核抗体试验确诊。

3. 咽喉恶性淋巴瘤　咽部具有丰富的淋巴组织，咽部炎症时，淋巴组织可增生。而恶性淋巴瘤是来自于免疫系统的恶性肿瘤，起源于淋巴结外的淋巴状组织，多数来源于 T 淋巴细胞。在咽喉部多见于扁桃体、舌根等淋巴组织较丰富的部位。但该病病史一般比较短。因此，对短期内扁桃体、腺样体、舌根淋巴组织等部位迅速增大患者或反复咽喉溃疡者，应警惕恶性淋巴瘤的可能。本病通过免疫组化可确诊。

（四）治疗注意事项

1. 急性会厌炎　因起病急骤，易发生呼吸道梗阻，一旦确诊，应立即静脉给予足量抗生素和激素治疗。重症者，应床旁备气管切开和插管器材。紧急情况下，迅速行环甲膜切开术。

2. 咽部脓肿

（1）扁桃体周围脓肿：经口穿刺或切开引流。

(2) 咽旁脓肿：通过 CT 或 B 超确定脓肿部位和范围后，经颈侧切开引流。

(3) 咽后脓肿：急性型多见于婴幼儿，检查时不要用压舌板用力压舌根，以免脓肿破裂引起窒息；经口切开时要仰卧悬头位，以免大量脓液流入呼吸道。慢性型多见于成人，多因颈椎结核引起。切开引流时禁忌经口内切开，以免窦道经久不愈。

（王军）

耳　　痛

一、定义

耳痛是一种常见症状，常因耳部疾病引起（原发性或耳源性耳痛），也可因耳部邻近器官或其他器官疾病所致（继发性或反射性耳痛）。耳痛的严重程度与病变的严重性不一定一致，但耳痛可能是某些严重疾病的信号（如耳部的恶性肿瘤）。咽鼓管阻塞是儿童及成人最常见的耳痛原因，通常上呼吸道感染、鼻窦感染或过敏都会加重耳痛。

二、耳痛原因一览表

（一）原发性耳痛

1. 耳部疾病　耳部外伤、耳部冻伤、耳部灼伤、耳部虫咬伤、耳部皮肤急性感染、耳部（非）化脓性软骨膜炎、耳带状疱疹、复发性多软骨炎、耳部癌。

2. 外耳道疾病　外耳道损伤、外耳道耵聍、外耳道异物、外耳道疖、弥漫性外耳道炎、坏死性外耳道炎、外耳道癌。

3. 中耳疾病　急性鼓膜炎、急性大疱性鼓膜炎、鼓膜外伤、分泌性中耳炎、急性化脓性中耳炎、慢性化脓性中耳炎、急性中耳乳突炎、化脓性中耳炎颅内和颅外并发症、气压损伤性中耳炎、中耳癌。

（二）反射性耳痛

1. 口腔疾病　龋齿、冠周炎、尖周炎、急性牙髓炎、疱疹性口炎、溃疡性口炎、颌面部间隙感染、急性化脓性腮腺炎、口腔癌、颞颌关节疾病。

2. 急性后组筛窦炎及蝶窦炎。

3. 咽部疾病　急性扁桃体炎、扁桃体周围脓肿、扁桃体恶性肿瘤、扁桃体术后、急性咽炎、舌部炎症溃疡及肿瘤、下咽癌、下咽喉及气管上部异物及溃疡。

4. 颅底及鼻咽部早期肿瘤。

5. 颈部病变　茎突综合征、颈椎及颈部软组织挫伤。

（三）神经性耳痛

神经性耳痛包括耳颞神经痛、舌咽神经痛、鼓室神经痛、喉上神经痛、翼管神经痛、蝶腭神经痛、耳大神经痛、膝状神经节痛。

三、临床诊疗路径

（一）问诊的重点

1. 耳痛的时间、性质、强度及伴随症状。

2. 患者的食欲、饮食量、进食状况、体温、呼吸及鼻腔通气情况、听力情况、张口及咀嚼情况、视力情况。

3. 既往的健康状况、上呼吸道感染病史、异物外伤史、特殊职业及接触史、过敏史、药物史、烟酒嗜好。

4. 精神情绪方面的变化（压力、焦虑、抑郁相关的问题，包括睡眠障碍）。

（二）体格检查主要关注点

1. 生命体征。

2. 外耳、中耳、乳突部检查。

3. 鼻腔、口腔、口咽、鼻咽、喉咽检查。

4. 茎突、颈部检查。
5. 咽旁间隙、腮腺及颌下腺检查。

（三）基本的检查项目

1. 血、尿常规和 ESR。
2. 纯音测听及声导抗、咽鼓管功能测试。
3. 电耳镜和耳显微镜，纤维鼻咽镜和纤维喉镜，颈部、颞骨、鼻窦 CT，颈部、腮腺 B 超，茎突正、侧位 X 线片。

四、小贴士

（一）不能漏诊的严重疾病

1. 坏死性外耳道炎。
2. 化脓性中耳炎合并颅内外并发症。
3. 中耳癌。
4. 颈静脉球体瘤和鼓室球瘤。
5. 颌面部间隙感染。
6. 急性后组鼻窦炎。
7. 口咽部及喉咽部肿瘤。
8. 茎突综合征。

（二）容易忽视的问题和疾病

1. 口腔疾病。
2. 单侧或双侧腮腺炎。
3. 颞颌关节疾病。
4. 神经性耳痛。
5. 特殊接触史。

（三）应警惕的临床表现

1. 非典型性耳带状疱疹引起的耳痛。
2. 由鼻咽、口咽、喉咽的恶性肿瘤引起的耳痛。
3. 各种神经反射性耳痛。

（四）特殊年龄段的耳痛

1. 婴幼儿、青少年应关注急性中耳炎引起的耳痛　此类耳痛常见于新生儿、婴幼儿、青少年；常发生于上呼吸道感染之后或由腺样体肥大，导致耳痛剧烈并伴有全身发热症状；听力下降往往被忽视；容易反复发生。

2. 青壮年应关注鼻咽癌引起的耳痛　男性多见，具有流行病学特点；耳痛伴有头痛、涕中带血、颈部肿块等；通常有颅神经症状、鼻塞；需要活检病理确诊。

3. 中老年应关注喉咽癌引起的耳痛　有烟酒嗜好的男性多见；耳痛为反射性；有咽部不适、异物感、咽痛；应进行纤维喉镜检查，病理活检确诊。

五、预后

耳痛的预后主要取决于引起耳痛的原发病，对死亡率的影响主要取决于原发病的性质。

（王军）

声音嘶哑

一、概述

声音嘶哑又称声嘶，是喉部（特别是声带）病变的主要症状，多由喉部病变所致，也可因全身性疾病所引起。声嘶的程度因病变的轻重而异，轻者仅见音调变低、变粗，重者发声嘶哑甚至只能发出耳语声或失音。

二、声音嘶哑常见原因

（一）先天性喉畸形

先天性喉畸形包括喉蹼、先天性声带发育不良、先天性喉下垂。

（二）喉部炎症

喉部炎症包括急性喉炎、慢性喉炎、声带小结、声带息肉、胃食管反流性咽喉病。

（三）喉角化症

（四）喉厚皮病

（五）声带沟

（六）喉部特殊感染

喉部特殊感染包括喉结核、喉梅毒、喉狼疮、喉麻风、喉硬结病。

（七）喉外伤

喉外伤包括挫伤、切割伤、火器伤、烫伤、烧灼伤、器械损伤、喉插管损伤。

（八）喉部肿瘤

1. 良性肿瘤　声带囊肿、喉乳头状瘤、血管瘤、喉淀粉样变性。

2. 恶性肿瘤　喉癌。

（九）与全身疾病有关的声音嘶哑

1. 内分泌疾患　甲状腺疾患（甲状腺功能减退、甲状腺功能亢进、甲状旁腺功能障碍）、垂体功能障碍、糖尿病、肾上腺功能紊乱、性激素内分泌紊乱。

2. 喉部自身免疫性疾病（累及喉部结缔组织）　风湿热、系统性红斑狼疮、进行性硬化、多发性动脉炎、多发性软骨炎、多发性肌炎、淀粉样变。

3. 全身疾患引起的肌源性发声障碍　铅中毒、重症肌无力、多发性肌炎和皮肌炎、萎缩性肌强直、颈部手术和外伤。

4. 神经源性发声障碍　神经中枢、神经传导通路、神经核及神经末梢的损伤。

（十）声带麻痹

声带麻痹包括喉返神经麻痹、喉上神经麻痹、混合性喉神经麻痹。

三、临床治疗路径

（一）问诊的重点

1. 声嘶的时间、性质、程度。

2. 既往的健康状况，饮食、药物、烟酒嗜好。

3. 手术史，外伤史，是否从事特殊职业，是否受到物理、化学刺激。

（二）体格检查主要关注点

1. 生命体征。

2. 喉部检查。

3. 鼻咽、口咽、喉咽及颈部检查。

4. 甲状腺检查。

5. 甲状腺功能亢进、甲状腺功能减退相关的症状和体征。

6. 肾上腺皮质功能亢进和减退的症状和体征。

7. 性激素紊乱的症状和体征。

（三）基本的检查项目

1. 纤维喉镜检查。

2. 血、尿、便常规和 ESR。

3. 血生化（电解质、血糖、血钙、肝功能和肾功能）和甲状腺功能检查。

4. 胸部 X 线检查、颈部 B 超、胸部增强 CT、头颅 MRI 检查。

四、小贴士

（一）不能漏诊的严重疾病

1. 喉部恶性肿瘤。
2. 甲状腺恶性肿瘤。
3. 肺、纵隔肿瘤。
4. 全身性疾病引起的声嘶。

（二）容易忽视的问题

1. 药物。
2. 外伤及手术创伤。
3. 胃食管反流引起的胃食管反流性咽喉病。
4. 特殊感染（梅毒、麻风、结核、白喉）。

（三）应警惕的临床表现

1. 各种原因引起的声带麻痹。
2. 小儿急性喉炎。
3. 喉外伤。
4. 特殊年龄段应关注的声嘶。

（1）新生儿及婴幼儿声嘶应关注先天性疾病，其特征为多见于先天性喉部畸形，出生后即出现声嘶及呼吸困难的症状。

（2）少儿声嘶应关注喉乳头状瘤，其特征为男性多见，青春期前发病，青春期后自然缓解，且多与病毒感染有关。症状包括呼吸困难，可累及上呼吸道。

（3）中、老年声嘶应关注喉恶性占位病变，其特征为此病男性多见，与吸烟、饮酒及其他刺激因素密切相关。不同分型的喉癌，声嘶出现的时间不同，呼吸困难的程度亦不同。

（王军）

第三章　胸部症状

咯　　血

一、定义

喉及喉部以下的呼吸道任何部位的出血，经口腔咯出称为咯血。但经口腔咯出的血不一定为咯血，需要除外口鼻咽部出血及呕血。根据咯血量，临床将咯血分为大量咯血、中等量咯血、小量咯血。引起咯血的常见疾病见表 2-3-1。

表 2-3-1　常见咯血病因

假性咯血
鼻咽部及口腔出血，消化道出血
真性咯血
气道
炎症：支气管炎，支气管扩张
支气管肺癌、转移癌、类癌
创伤、异物
肺实质
感染：肺结核、肺炎、真菌、肺脓肿
免疫：系统性红斑狼疮、小血管炎、肺出血肾炎综合征、特发性肺含铁血黄素沉积症
肺血管
支气管动脉：支气管扩张、空洞（肺结核、真菌、肺脓肿）、肺栓塞
肺静脉：二尖瓣狭窄、左心衰竭
全身性疾病

二、临床治疗路径

（一）问诊的重点

1. 确认患者为咯血　咯血同时是否有鼻出血、口腔牙龈出血，有无消化系统症状，需除外口咽鼻部出血及呕血。

2. 咯血量分为大量咯血、中等量咯血、小量咯血、痰中带血。引起大量咯血的疾病有支气管扩张、肺脓肿、二尖瓣狭窄、空洞型肺结核，引起小量咯血或痰中带血的疾病有肺癌、肺栓塞。

3. 咯血性状　如鲜血、暗红色血、铁锈样血、砖红色胶冻样血、粉红色泡沫样血。支气管扩张咯血为鲜红色；肺炎球菌肺炎为铁锈色痰；肺炎克雷伯菌肿炎为砖红色胶冻样痰；二尖瓣狭窄为暗红色痰；急性心力衰竭为粉红色痰；肺栓塞为黏稠暗红色血痰。

4. 伴随症状　如发热、脓痰、胸痛、乏力、盗汗、消瘦、夜间阵发性呼吸困难。支气管扩张、肺癌、肺脓肿患者可能出现杵状指；支气管扩张患者可能出现脓痰；肺炎、肺栓塞患者可能出现胸痛；肿炎、肺结核、肺癌患者可能出现发热。

5. 患者幼年疾病史（如麻疹、百日咳、肺炎），结核病史。

6. 用药史　如抗凝药或抗血小板聚集药物。

7. 吸烟史、职业史、生食海鲜史、女性患者月经史。

8. 老年患者应注意询问全身多系统损伤的表现，如肾、眼、耳、鼻等。

（二）体格检查主要关注点

1. 生命体征。
2. 皮肤黏膜有无苍白、黄疸、出血点、发绀。
3. 是否存在杵状指。
4. 心肺状态。
5. 腹部情况，是否存在肝颈静脉反流征。
6. 是否存在下肢水肿。

（三）基本的检查项目

1. 血、尿常规和 ESR。
2. 胸部 X 线检查。
3. 痰涂片找结核分枝杆菌。

4. 根据初步检查的结果，决定其他必要的检查包括高分辨率CT或增强CT、气管镜、超声心动图、抗中性粒细胞浆抗体检测、痰培养、肺肿瘤标志物检测。

三、小贴士

（一）不能漏诊的严重疾病

1. 急性左心衰竭。

2. 恶性疾病。

3. 慢性感染（支气管扩张、肺脓肿、肺结核）。

（二）容易忽视的问题

1. 药物引起的咯血。

2. 全身性疾病（如血液系统疾病）。

3. 肺血管炎。

4. 肺子宫内膜异位症。

（三）应警惕的临床表现

1. 每次咯血量和每日咯血量。

2. 有无贫血表现。

3. 有无夜间阵发性呼吸困难。

4. 大咯血应注意预防窒息，咯血时应注意头低脚高俯卧位，防止窒息发生。

四、预后

咯血对死亡率的影响主要取决于引起咯血的原发病，大量咯血亦可因窒息引起死亡。

（陈建）

呼吸困难

一、定义

呼吸困难是指患者主观感到空气不够用、呼吸费力，客观上表现呼吸运动用力，严重时可出现张口呼吸、鼻翼扇动、端坐呼吸，甚至发绀、辅助呼吸肌参与呼吸运动，并且可伴有呼吸频率、节律、幅度的改变。喘息是呼吸困难的一种表现，表现为呼吸急促伴呼吸困难。呼吸困难的常见病因见表 2-3-2。

二、临床治疗路径

（一）问诊的重点

问诊的重点见表 2-3-3

表 2-3-2　常见呼吸困难病因

肺源性
吸气性，大气道狭窄或梗阻、异物、喉头水肿、肿瘤
呼气性，小气道狭窄或梗阻、哮喘、慢性阻塞性肺疾病（慢阻肺）
混合性，肺实质病变、胸膜病变、神经肌肉病
心源性
与体位、劳累相关，如心力衰竭
其他
中毒性，如酸中毒、药物中毒
血源性，如贫血、大失血
神经性，如脑出血
精神性，如癔症（无器质性病变表现）

表 2-3-3　呼吸困难问诊的重点

起病急缓
急性起病（可表现为喘息）
气道病变
大气道：吸气性呼吸困难、三凹征；如气管异物、喉头水肿

续表 2-3-3　呼吸困难问诊的重点

小气道：呼气性呼吸困难，可伴有呼气性哮鸣音；如慢阻肺急性加重、支气管哮喘发作
肺实质病变：如重症肺炎
胸膜病变：张力性气胸、纵隔气肿
心脏或血管病变：心源性哮喘、肺栓塞
其他：肺内或肺外原因导致急性呼吸窘迫综合征
慢性起病
气道病变
大气道：吸气性呼吸困难，如气管狭窄、气管肿物
小气道：呼气性呼吸困难，如慢阻肺、哮喘
肺实质病变：如间质性肺炎
胸膜病变：如胸腔积液、气胸
心脏或血管病变：如慢性肺源性心脏病、慢性左心衰
与活动体位的关系
夜间阵发性呼吸困难（表现为喘息）、端坐呼吸：急性左心衰
诱因
基础疾病控制不好：如糖尿病、尿毒症、心脏病
其他：慢阻肺患者感染、哮喘患者接触过敏源
呼吸困难发生的时相
吸气性呼吸困难：吸气时呼吸困难、三凹征，如大气道狭窄或梗阻（肿瘤或异物）
呼气性呼吸困难：呼气相延长，可伴呼气性哮鸣音，如哮喘、慢阻肺
混合性呼吸困难：吸气、呼气均困难，如肺实质病变、胸膜病变、神经肌肉病
伴随症状
发作性呼吸困难：哮喘、心源性哮喘
伴胸痛：肺栓塞、气胸、胸膜炎、心肌梗死、肺炎
伴意识障碍：肺性脑病、脑出血、糖尿病酮症酸中毒、尿毒症

此外，还需注意既往吸烟史与职业粉尘接触史、既往家族史（哮喘或过敏性疾病史）、既往用药史、既往皮肤关节等结缔组织疾病症状、既往手术史，必要时进行完整的系统回顾。

（二）体格检查主要关注点

1. 生命体征。

2. 气管位置。

3. 心肺状态。

4. 腹部查体　肝的大小，是否有肝颈静脉反流征。

5. 是否有下肢水肿、杵状指、皮肤黏膜苍白或发绀及皮疹、关节肿胀或畸形。

（三）基本的检查项目

1. 血、尿常规。

2. 胸部X线检查。

3. 血生化（电解质、血糖、血钙、肝功能和肾功能）。

4. 血气分析

5. 根据初步检查的结果，决定是否进行其他必要的检查，包括肺功能检查、超声心动图、皮肤过敏原检测、肺动脉造影或高分辨CT、肺通气灌注扫描、特殊的血药浓度检测。

三、小贴士

（一）不能漏诊的严重疾病

1. 急性左心衰竭。

2. 恶性疾病。

3. 急慢性感染。

4. 肺栓塞。

5. 支气管哮喘。

（二）容易忽视的问题

1. 药物引起的呼吸困难。

2. 贫血。
3. 慢性肾功能不全。
4. 结缔组织病。
5. 酸中毒。
6. 癔症。

（三）应警惕的临床表现

1. 呼吸困难伴咯血　可能由急性左心衰、肺栓塞等导致。
2. 急性呼吸困难伴三凹征　可能由喉头水肿、异物导致。
3. 呼吸困难伴胸痛　可能由气胸、肺栓塞、心肌梗死导致。

（陈建）

咳　嗽

一、定义

咳嗽是临床最常见的症状之一。咳嗽是一种防御性反射，通过咳嗽可以清除呼吸道分泌物及气道内异物。咳痰是咳嗽伴随的症状。当呼吸道发生炎症时，黏液分泌增多，浆液渗出。此时含红细胞、白细胞、巨噬细胞、纤维蛋白等的渗出物与黏液、吸入的尘埃和某些组织破坏物等混合而成痰，随咳嗽动作排出。

二、临床治疗路径

（一）问诊的重点

问诊的重点见表 2-3-4

表 2-3-4　咳嗽与咳痰的问诊的重点

咳嗽
病程
急性　<3 周

续表 2-3-4　咳嗽与咳痰的问诊的重点

亚急性 3～8 周
慢性　＞8 周
性质
干性　无痰的咳嗽
湿性　有痰的咳嗽
诱因
呼吸道感染后、接触过敏原、使用某种药物
节律及音色
咳嗽声嘶哑：声带炎症或喉返神经受压
鸡鸣样咳嗽：百日咳、咽喉部疾病、气管受压
金属音咳嗽：支气管肺癌压迫气管、纵隔肿瘤
声音低微无力：严重肺气肿、极度衰弱时声带麻痹
伴随症状
发热：呼吸道感染、肺结核、胸膜炎
胸痛：肺炎、胸膜炎、气胸、肺栓塞
呼吸困难：哮喘、慢阻肺、喉头水肿、气管异物
咯血：支气管扩张、肺结核、二尖瓣狭窄、肺脓肿、肺水肿
大量脓痰：支气管扩张、肺脓肿
伴哮鸣音：支气管哮喘、心源性哮喘、气管支气管异物
伴杵状指：支气管扩张、慢性肺脓肿、间质性肺病、支气管肺癌
咳痰
性质
血性（痰中带血丝或血块）
砖红色胶冻样：肺炎克雷伯菌肺炎
铁锈痰：肺炎球菌肺炎
果酱样痰：肺吸虫
黏液性（灰白色黏稠）
气道病变：哮喘、慢阻肺、支气管炎
肺部病变：肺炎早期、间质性肺炎
浆液性（富于泡沫）
大量浆液痰：肺泡癌
粉红色泡沫痰：急性左心衰

续表 2-3-4 咳嗽与咳痰的问诊的重点

脓性（黄色浑浊）
肺：肺脓肿、肺炎
气道：支气管扩张、支气管胸膜瘘、气管食管瘘
气味
臭味痰：厌氧菌感染，如肺脓肿

此外还需要注意患者的用药史、过敏性疾病史、消化系统症状（如反酸胃灼热）、既往的吸烟史、职业粉尘接触史。

（二）体格检查主要关注点

1. 生命体征。

2. 有无发绀及杵状指。

3. 咽喉部检查。

4. 心肺状态。

（三）基本的检查项目

1. 血、尿常规。

2. 胸部 X 线检查。

3. 根据初步检查的结果，决定其他必要的检查，包括诱导痰白细胞分类、呼出气一氧化氮检测、肺功能检查、胸部螺旋 CT 或增强 CT、鼻窦 CT、24 小时食管 pH 监测、气管镜检查、结核分枝杆菌痰培养、痰细胞学检查、痰细菌培养、血 T-SPOTS、G 试验，GM 试验。

慢性咳嗽的鉴别诊断见图 2-3-1。

三、小贴士

（一）不能漏诊的严重疾病

1. 慢性心力衰竭

2. 咳嗽变异性哮喘

3. 恶性疾病

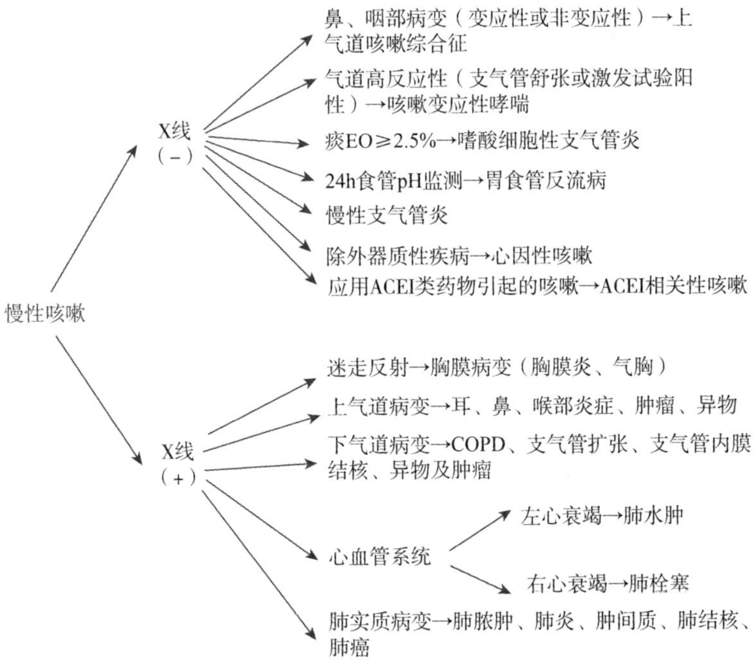

图 2-3-1　慢性咳嗽的鉴别诊断

4. 急、慢性感染

（二）容易忽视的问题

1. 药物引起的咳嗽。
2. 消化系统疾病。
3. 上气道咳嗽综合征。

（三）应警惕的临床表现

1. 咳嗽伴咯血。
2. 咳嗽伴发热及呼吸窘迫。
3. 咳嗽伴发作性喘息。

四、预后

咳嗽对死亡率的影响主要取决于原发病。

（陈建）

心　　悸

一、定义

“心悸”是指自觉心搏异常的症状，可以见于不同性别和年龄段。产生心悸的原因大多数并非心律失常。心悸的病因大多是非致命的、可治疗的。常见导致心悸的心律失常包括室性期前收缩、房性期前收缩、室上性心动过速［如心房扑动（AFL）、心房颤动（AF）、房室结内折返性心动过速（AVNRT）、房性心动过速（AT）和房室折返性心动过速（AVRT）］。实际上心悸发作时最常见的心脏节律是窦性心律。由于精神紧张、情绪焦虑，或饮用咖啡、酒及其他刺激性因素可以导致正常心律下出现心悸症状。但是对于有器质性心脏病基础的人来说，心悸可能意味着致命危险，如导致心源性猝死的室性心动过速（室速，VT）。遗传性心脏病（如肥厚型心肌病、Brugada 综合征、长 QT 综合征）临床可有心悸表现，预示着心源性猝死风险高。心悸伴晕厥需要特别警惕可能存在恶性心律失常（如室速），必须尽快进行评估。

心悸的评估包括病史询问、体格检查和十二导联心电图，进一步可能还需要做心电监测和心电生理检查。

二、临床治疗路径

（一）问诊的重点

询问病史时需要关注的问题包括：

1. 心悸的频率和规整度　如心悸呈持续性、快速且不规整，强烈提示心房颤动或心房扑动，当然也有可能由阵发室上性心动过速导致。

2. 心悸的临床特征　胸腔内“扑腾”感或“跳跃”感常提示心跳间歇，可能是室性期前收缩或房性期前收缩。胸腔内的快速、规整的“扑动”感则提示房性或室性心律失常，包括窦性心动过速（窦速）。如果患者描述为快速的“机械表走感”则可能是 AVNRT 或 AVRT。心悸症状如突发突止，尤其是深吸气后屏气可终止，常提示为 AVNRT 或 AVRT。如果心悸症状逐渐缓解，则提示窦性心动过速可能。

3. 颈部快速而规律的“搏动”　典型室上性心律失常表现，尤其多见于 AVNRT，是由于房室脱节导致心房收缩时三尖瓣和二尖瓣关闭，这一现象也可见于单纯室性期前收缩或持续性室性心动过速。

4. 心悸出现于惊恐之后　提示为惊恐情绪所致，但是患者常很难区分究竟是先发生心悸还是先发生惊恐。尽管精神障碍（惊恐发作或焦虑状态）是导致心悸的常见原因，但是确定诊断还是要特别谨慎，一定要首先除外潜在的心律失常。

5. 运动诱发的心悸（过量儿茶酚胺）　提示特发性室性心动过速，尤其是右室流出道起源的室性心动过速。剧烈运动也可引发长 QT 综合征患者的心悸症状。室上性心动过速（尤其是心房颤动），也可在运动中或运动停止时诱发，这是由于儿茶酚胺中断伴随着迷走神经功能亢进，在运动员中非常常见。轻微运动或情绪应激即可诱发心悸提示可能为不适当窦性心动过速，多见于青年女性，对 β 受体阻断药非常敏感。

6. 醒后心悸（尤其是晨起时）　心房颤动与阻塞性睡眠呼吸暂停之间有密切关系，短暂窒息发生时出现交感神经和迷走神经的变更。对于醒后心悸的患者，需特别注意有无睡眠呼吸暂停的问题。

7. 情绪应激所诱发　最常见于焦虑状态下，但还要除外合并长 QT 综合征的多形性室速。

8. 与体位相关　阵发 AVNRT 患者常于由弯腰变为直立时发作，卧倒时终止。

9. 头晕、有晕厥前兆或晕厥　应寻找室性心动过速证据，但也可见于阵发室上性心动过速，尤其是心动过速发作起始时。

10. 有器质性心脏病基础的患者猝死风险明显升高，心悸可能与室性期前收缩、非持续性室速相关。必须积极寻找证据，并进行心源性猝死的危险分层以判断置入植入型心律转复除颤器（ICD）的必要性。

11. 无论是否已经接受过矫正手术，患有先天性心脏病的患者可以出现各种心律失常。慢性容量负荷过重的患者心房扩大，可以出现心房颤动、心房扑动和房性心动过速。室间隔缺损修补术后或法洛四联症矫正术后的患者可出现环绕室间隔缺损补片的折返性室速，法洛四联症矫正术后的患者还可出现起源于肺动脉瓣的右室漏斗部室速。

12. 家族性心律失常、晕厥或心源性猝死病史　强烈提示心肌病或遗传性离子通道病。

13. 心悸可见于甲状腺功能亢进（甲亢）患者　常伴体重减轻，由于肠蠕动增快导致排便次数增多。

14. 过量饮酒和咖啡、服用具有刺激性的药物（如减肥药物）、以及长期服用可引起 QT 间期延长的药物。

（二）体格检查主要关注点

虽然一般很难有机会在患者心悸发作的当时进行体格检查，体格检查仍可为诊断提供重要线索：

1. 一般状况　是否存在苍白、发热、甲状腺功能亢进体征（怕热、多汗、凸眼、黏液性水肿等）。

2. 心搏频率和节律。

3. 血压。

4. 颈静脉搏动：大炮样“a”波。

5. 心脏查体　心尖搏动向左下移位提示扩张型心肌病。心脏听诊可提供更多线索：收缩中期喀喇音提示二尖瓣脱垂，胸骨左缘粗糙的收缩期杂音并在 Valsalva 呼吸时增强提示梗阻性肥厚型心肌病，第三心音提示心力衰竭。

（三）体格检查主要关注点

1. 心电图

所有心悸患者的基本检查应包括十二导联心电图，具有诊断和排除心律失常的意义，需要注意以下方面：

（1）心动过缓：心动过缓可以伴随有室性期前收缩，完全性房室传导阻滞可伴随有室性期前收缩、QT 间期延长和尖端扭转型室性心动过速。

（2）短 PR 间期和“Dalta”波：可能为预激综合征。

（3）QT 间期延长和 T 波形态异常：可能为长 QT 综合征。

（4）Ⅰ、aVL、V_4、V_5、V_6 导联深大的 Q 波：提示梗阻性肥厚型心肌病导致的左心室肥厚。

（5）V1 导联 P 波的负向电位超过 0.04 mV 且在Ⅱ导联有切迹提示左心室肥厚伴左心房异常，易合并心房颤动。

（6）Q 波：提示陈旧性心肌梗死，常合并持续性或非持续性室性心动过速，以及心房颤动或心房扑动。

（7）室性期前收缩形态：可通过室性期前收缩的 QRS 形态辨别两种特发性室速。室早的 QRS 波呈左束支传导阻滞图形且电轴指向下方，提示右室流出道起源。室早的 QRS 波呈右束支传导阻滞图形则提示左室起源。

（8）Epsilon 波或 V_1～V_3 导联的 QRS 波增宽至＞110 ms：提示致心律失常性右室心肌病。

（9）Brugada 综合征：心电图表现可分为三型。Ⅰ型为以突出的“穹隆型”ST 段抬高为特征，J 波或抬高的 ST 段顶点≥2 mm，伴随 T 波倒置，ST 段与 T 波之间很少或无等电位线分离；Ⅱ型为 J 波幅度（≥2 mm）引起 ST 段下斜型抬高（在基线上方并且抬高幅度≥1 mm），紧随正向或双向 T 波，形成“马鞍型”ST 段图型；Ⅲ型为右胸前导联 ST 段抬高＜1 mm，可以表现为“马鞍型”或“穹隆型”，或两者兼有。

（10）伪 S 波：可能为 AVNRT。

2. 进一步检查　对于以下三类人群需要进行进一步检查：

（1）初步的病史询问、体格检查和心电图检查之后提示心悸症状由心律失常所致，特别是心悸伴随晕厥者。

（2）心律失常高危患者经过初步评估未能明确诊断。有器质性心脏病基础或心肌梗死病史、心脏扩大、明显瓣膜关闭不全伴反流或瓣膜狭窄、肥厚型心肌病等的患者，可能存在严重的心律失常，尤其是室速。另外，如患者有心律失常、晕厥甚至心源性猝死的家族史，提示为高危人群。

（3）尽管心律失常低危，但是患者本人对心悸症状非常焦虑。

进一步检查的项目通常包括心电监测、实验室检查、影像学检查和心脏电生理检查。心电监测的方式包括24小时动态心电图监测、置入式事件检测器或长程连续心电监测、电话遥测。实验室检查包括甲状腺功能、血常规、血电解质（可发现低钾血症、低镁血症）。影像学检查包括经胸超声心动图、心脏增强磁共振成像。

（4）心脏电生理检查：以下两种情况有必要进行心脏电生理检查，①心悸症状呈持续性或难以耐受，存在器质性心脏病证据，尤其是左心室射血分数＜40％者，需进行心脏电生理检查排查室性心动过速，如果能够诱发出持续性室速，则考虑置入ICD治疗；②如为可以导管消融治愈的心律失常（如心房扑动、AVNRT和AVRT），心脏电生理检查则作为导管消融治疗前的诊断部分。

（李康）

胸　痛

一、定义

胸痛是最常见的患者就诊主诉之一，对于胸痛患者，首先要考虑是否由急性、潜在的致命性疾病引起。在美国有5％～8％的急诊就诊患者和1％～2％的门诊就诊患者因胸痛而求诊。2009年在北京进行的一项急诊胸痛注册研究显示胸痛患者占急诊就诊患者的

4%；所有胸痛患者中，急性冠脉综合征（acute coronary syndrome，ACS）患者占27.4%，主动脉夹层患者占0.1%，肺栓塞患者占0.2%，非心源性胸痛患者占63.5%。该调查提示，ACS在我国急诊的致命性胸痛疾病中占绝对多数。

胸痛按照病因可分为心脏性的和非心脏性的。常见病因包括循环系统、呼吸系统、消化系统和骨骼肌肉系统疾病。最高危的情况包括ACS、急性肺栓塞、主动脉夹层和张力性气胸。

接诊胸痛患者，首先要排查的是ACS，包括不稳定型心绞痛和急性心肌梗死。

二、临床治疗路径

（一）问诊的重点

必须详细询问的内容包括胸痛的性质、部位、严重程度、持续时间、有无放射痛、伴随症状、与活动和呼吸的关系、加重的诱因和缓解的方式。仅凭临床症状不能确定和排除ACS，要结合既往病史和是否具有冠心病的危险因素（如高血脂、高血压、吸烟、家族史）来分析。另外，在询问病史时患者的服药史是容易被漏掉的重要信息，比如长期服用非甾体抗炎药可能导致消化道溃疡。胸痛的症状学特点可以为临床诊断提供线索：

1. 紧缩性胸痛，可能由ACS或食管痉挛引起。

2. 胸痛持续20分钟以上并且呈钝痛、压榨样或伴随猝倒，可能由急性心肌梗死引起。

3. 胸痛向下颌或左上肢放射，可能由ACS引起。

4. 胸部锐痛吸气时加重，可能来源于胸膜或心包膜，也可以由肺炎、肺栓塞或心包炎引起。

5. 突发、尖锐、胸部锐痛伴呼吸困难，可能由气胸引起。

6. 胸痛、乏力、呼吸困难（呼吸频率增加）、晕厥、咯血，可能由肺栓塞引起。

7. 突发撕裂样、刀割样的胸部剧烈疼痛，一开始就达到高峰，并放射至后背部；可能由主动脉夹层引起。

8. 上腹部不适伴胸骨后烧灼感，可能由消化道溃疡及胃食管反流性疾病引起。

通过询问胸痛加重的诱因和缓解的方式可以推断出是心脏相关还是消化道相关（如胃食管反流、消化道溃疡、食管痉挛）。如果胸痛的诱因为进食、平卧、饮用热饮或饮酒，口服抑酸剂可以缓解症状，则可以断定胸痛是由于消化道疾病引起；而心源性胸痛则常由体力活动或情绪激动而诱发，休息或服用硝酸酯类药物可以缓解。另外腹部疾病（如急性胆囊炎或急性胰腺炎）也可以引起胸痛。呼吸困难是心肌缺血、肺栓塞、气胸和肺炎的常见伴随症状。恶心、呕吐和出汗可能是急性心肌梗死的伴随症状。

（二）体格检查主要关注点

体格检查可以为鉴别诊断提供更多线索，要注意以下征象：

1. 皮肤　皮肤苍白、出汗。

2. 外周血管　颈静脉怒张/充盈、脉搏异常。

3. 胸壁触诊　疼痛常提示肌肉、骨骼系统异常（如肋软骨炎），但是很多心肌梗死患者也可出现胸壁疼痛。

4. 肺部听诊　听到捻发音常提示肺炎或心力衰竭，一侧呼吸音减低或消失可能提示气胸，下肺呼吸音消失可能提示胸腔积液。

5. 心脏查体　心音异常（如肺动脉瓣区第二心音亢进、新出现杂音或原有杂音加重）、低血压或高血压、心力衰竭体征（如出现奔马律、第三心音）。

6. 腹部查体　胃肠道疾病导致的胸痛，肺部查体和心脏查体往往正常，而腹部查体存在异常（压痛、反跳痛、肌紧张）。

7. 神经系统　存在运动异常。

（三）初步检查

1. 初步包括监测体温、血压、脉搏和呼吸频率。

2. 心电图　除非有绝对把握排除心脏病诊断，绝大多数患者必须立刻行心电图检查，并且应在就诊后尽快完成。

3．胸部X线检查　可以发现呼吸系统异常（如气胸或肺炎），排除严重的心脏急症（如主动脉夹层导致的纵隔增宽、心影显著增大的心包填塞），而心肌缺血的患者胸部X线检查往往正常。

4．化验检查

（1）心肌损伤标志物（肌酶/心肌酶、肌钙蛋白）：存在于骨骼肌和心肌中，心肌梗死、外伤、肌炎、低体温或甲状腺功能减退等一系列疾病都可以引起心肌酶升高。血液中心肌酶浓度的高峰在心脏事件发生后48小时内，而肌钙蛋白的高峰在心脏事件发生后12～24小时，肌钙蛋白对诊断心肌损伤的特异性更高。必须在患者就诊时和至少在出现症状的6～8小时后再次复查。

（2）动脉血气分析：呼吸性碱中毒合并低氧可能提示肺栓塞。

（3）血常规：除外贫血和感染。

（4）凝血功能：D-二聚体升高可能提示肺栓塞。

（5）血生化：包括肝、肾功能、电解质、淀粉酶。

（四）进一步检查

对于ST段抬高型心肌梗死和高危的不稳定（持续胸痛和心电图动态改变）的非ST段抬高型心肌梗死患者，应尽早行冠状动脉造影。胸痛患者如已除外了急性冠脉综合征、室性心律失常和血流动力学不稳定，还需进行危险度分层。

1．如患冠心病的可能性很大，直接行冠状动脉造影。如有患冠心病的可能性，行运动负荷试验。

2．超声心动可用于评估心脏功能、评价有无心包填塞、判断有无肺动脉高压。

3．大动脉增强CT可用于诊断主动脉夹层。

4．同位素通气/血流比值、增强CT肺动脉显像和肺动脉造影可用于确诊肺动脉栓塞。

5．如胸痛的病因考虑为消化道来源，需行胃镜、24小时食管内pH监测，食管测压、钡餐、^{13}C呼气试验（检测幽门螺杆菌）。

6．如疑诊胃食管反流，可给予试验性质子泵抑制剂治疗。

7. 如疑诊急性胆囊炎或急性胰腺炎，需行肝功能、脂肪酶、淀粉酶和动脉血气分析检测。高度怀疑急性胰腺炎，必要时行腹部B超和CT。

（李康）

晕　　厥

一、定义

晕厥是指脑血流灌注减少导致的一过性意识丧失，特点是猝然发作、持续时间短暂、自发完全恢复。最常见的类型是心源性晕厥，如患者原有器质性心脏病基础则提示死亡风险高。3%～5%的晕厥患者症状为猝然发作。在一项横断面观察性研究中发现，在305 932名患者中，晕厥的发生率为0.80～0.93/1000人年，总死亡率约为0.28%。老年患者发生晕厥的常见病因依次为血管迷走性晕厥、直立性晕厥和心血管疾病（心律失常和心肌缺血）。

对晕厥患者的评估最重要的是危险因素的识别，检出猝死高危的患者（如有器质性心脏病基础或心电图存在异常）。

按照病因学来说，血管迷走性晕厥（VVS）是最常见的晕厥类型。尽管VVS是良性疾病，但是相当一部分患者的生活质量受到严重影响。典型的VVS根据临床症状、不需要做额外的检查即可确诊。VVS在发生之前常有前驱症状，如乏力、恶心、出汗。晕厥如果与情境因素（如长时间站立、脱水、惊恐和剧烈疼痛）相关，VVS的可能性很大。手足抽搐常见于迷走反射和心源性晕厥，但与强直阵挛发作的肢体规律性抽搐不同。另外晕厥发作时很少出现排尿、排便失禁。

接诊晕厥患者，最首要的是鉴别究竟是不是晕厥，多数情况下详细询问病史足以区分出晕厥和非晕厥（如眩晕、昏迷、癫痫发作、精神心理性晕厥、跌倒发作、短暂性脑缺血发作），其中晕厥和癫痫发作有时很难区分。

二、临床治疗路径

（一）问诊的重点

在接诊晕厥患者时必须注意以下问题：①是良性的神经源性晕厥还是致命性病因导致的晕厥；②晕厥病史的细节是由患者本人陈述的还是由目击者提供的；③有无必然因素；④有何前驱症状，潜在致命风险的晕厥前驱症状包括运动诱发、胸痛、心悸、背痛、呕血、黑便。在意识丧失之前感到心悸常提示为心源性晕厥。⑤晕厥发作时的体位；③晕厥持续的时间；⑦意识恢复的时间；⑧是否有晕厥家族史等。

询问病史一定要详细了解患者的用药史，服用降压药和抗抑郁药易导致体位性低血压、晕厥和心动过缓，尤其常见于老年患者。

情景性晕厥（如咳嗽、吞咽、排尿、排便）多为神经源性晕厥或 VVS。特点是反复发作，前驱症状可有乏力、燥热、剧烈疼痛、饥饿、情绪紧张焦虑或长时间站立，可在饮酒后发生患者常在站立位时诉疲乏、恶心、出汗、心悸和视物不清。劳累时晕厥、有晕厥或心源性猝死家族史则判断为心源性猝死高危，必须做进一步的评估，排除心源性晕厥。肥厚型心肌病患者如有晕厥发作史则猝死风险显著升高。左室射血分数显著降低（＜20％）的心力衰竭患者如有晕厥则很可能存在恶性室性心律失常，1 年死亡率约为 45％。肺动脉高压患者如有晕厥史则提示预后不良。

（二）体格检查

测量患者平卧位和直立位的双侧上肢血压是非常有必要的。脉搏的频率和节律对于诊断心律失常和肺栓塞有提示性意义。心脏听诊可发现主动脉瓣狭窄、心房黏液瘤、肺动脉高压产生的杂音。感觉、情绪、言语和思维的异常往往提示神经系统的异常。对于颈动脉窦过于敏感的患者，在听诊除外了颈动脉杂音的情况下试行颈动脉窦按摩可减轻症状，但此举对于老年人要谨慎。粪便潜血化验可用来评估是否存在隐匿的消化道出血。

（三）初级检查

晕厥患者必须行十二导联心电图检查；如考虑与心肌缺血相关则需行心肌酶和肌钙蛋白的检测。血常规（包括血细胞比容）、血糖、血电解质应作为常规化验项目。X线检查可用来排查心肌梗死所致的肺水肿、主动脉夹层、消化道溃疡穿孔等临床情况。育龄女性患者有必要进行妊娠诊断试验。如患者疑有酒精/违禁药品成瘾或病史和体格检查均未发现晕厥诱因，则有必要进行血和尿毒物检测。

San Francisco晕厥法则适用于在急诊初步检查阴性的晕厥患者，用来识别可能预后不良的高危患者。预后不良是指死亡、心肌梗死、肺栓塞、卒中、出血以及任何原因导致的患者再次复发而就诊。符合以下五条法则中的一条即有15.2%的预后不良可能，而不具备以下危险因素的患者预后不良的可能性是0.3%。五条法则为：

（1）充血性心力衰竭病史。

（2）血细胞比容<30%。

（3）心电图动态改变。

（4）呼吸困难。

（5）收缩压<90 mmHg。

（四）进一步检查

没有必要对晕厥患者常规进行头颅CT、超声心动、心脏电生理检查。但如果心电图提示异常，则有必要进行超声心动检查以除外器质性心脏病。有器质性心脏病基础的患者猝死风险高，可考虑连续进行心电监测24～48小时、心脏电生理检查、24小时动态心电图（Holter），必要时给患者置入事件记录仪。部分患者还需要进行运动负荷试验或冠状动脉造影以除外冠心病。心脏肿瘤（如心房黏液瘤）可通过经食管超声心动和心脏磁共振成像来确诊。主动脉夹层则需要进行大动脉增强CT来明确。腹部超声可用来诊断腹主动脉瘤破裂，多普勒超声可明确锁骨下动脉窃血。

除外心脏原因后，通常需要进行神经系统的排查。如晕厥导致猝倒或怀疑颅内占位，建议行头颅CT扫描。颈动脉多普勒超声、头颅磁共振成像、磁共振脑血管成像可用来评价椎基底动脉系统。如怀疑癫痫，则需要进行脑电图扫描。如怀疑脑膜炎或脑炎，则需要进行腰椎穿刺检查。

检验D-二聚体、同位素通气/血流灌注扫描、CT肺动脉成像可用于确诊可疑的肺栓塞。上消化道出血的患者需进行食管、胃、十二指肠镜检查以明确食管、胃、十二指肠的病变。结肠镜则用来诊断下消化道出血。已怀孕女性如发生晕厥，则需行经阴道超声以除外异位妊娠。

健康青少年晕厥患者和反复发生可疑神经源性晕厥的患者需行直立倾斜试验。血流动力学检测和自主神经反射试验则用来评估赖利-戴综合征。

（李康）

第四章　胃肠道症状

便　　血

一、定义

（消化道出血）血液自肛门排出即为便血。少量出血不造成粪便颜色改变，需经隐血试验才能确定者，称为隐血。便血多为下消化道出血，可表现为急性大出血、慢性少量出血及间歇性出血。上消化道出血视出血量与速度不同，也可表现为便血或黑便。便血颜色可因出血部位不同、出血量的多少以及血液在肠腔内停留时间的长短而异。一般来说，病变位置越低、出血量越大、出血速度越快，便血颜色越鲜红。反之，病变部位高、出血量较少、速度慢、在肠道停留时间长，粪便可呈黑色。血色鲜红且不与粪便混合，仅黏附于粪便表面或于排便前后有鲜血滴出或喷射者，提示为肛门或肛管疾病引起出血。

二、临床治疗路径

（一）问诊的重点

1. 便血的病因和诱因　发病前有无饮食不洁、过度饮食、食用生冷和辛辣刺激的食物，有无集体发病的趋势。

2. 便血的颜色及其与粪便的关系　这可以帮助判断出血的部位、速度及可能的病因。

3. 便血量　这可以帮助估计失血量，但容易受粪便量的影响，有时需结合患者全身表现。

4. 患者一般情况　如是否伴有头晕、眼花、心慌、出汗等症状，可以帮助判断血容量。

5. 伴随症状　是否有如腹痛、里急后重、梗阻、全身出血等症状。

6. 疾病史既往是否有腹泻、腹痛、肠鸣、痔、肛裂等病史。

7. 服药史　是否有服用非甾体抗炎药、肾上腺皮质激素、抗血小板及抗凝药的历史。

8. 胃肠手术史。

（二）体格检查主要关注点

1. 生命体征。

2. 皮肤黏膜　皮肤黏膜有无瘀斑、瘀点。

3. 结膜　结膜有无苍白。

4. 腹部查体　腹部有无压痛、包块和肠鸣音。

5. 直肠指诊。

（三）基本的检查项目

1. 血、尿、便常规。

2. 凝血功能。

3. 血生化（肝功能和肾功能、电解质）。

4. 腹部超声。

5. 根据初步检查的结果，决定是否进行其他必要的检查，包括腹部 CT、钡餐造影、胃镜或肠镜、放射性核素扫描。

三、小贴士

（一）不能漏诊的严重疾病

1. 胃、肠恶性肿瘤。

2. 门静脉高压性胃病。

3. 出血坏死性肠炎　症状有洗肉水样血便，伴特殊腥臭味。

4. 肠结核。

5. 肠伤寒。

6. 肠套叠。

7. 小肠血管瘤。

8. 肠憩室炎或溃疡。

9. 阿米巴痢疾　症状包括果酱样大便。

（二）容易忽视的问题

1. 服药史、饮酒史、不洁饮食史。

2. 精神紧张、疲劳或应激事件（严重创伤、烧伤、感染病史和手术史）。

3. 既往胃、肠道疾病史（消化性溃疡、溃疡型结肠炎、痔疮）。

4. 口服铋剂、铁剂、炭等也可以引起黑便。此类黑便颜色较消化道出血颜色浅，便潜血试验为阴性。

5. 食用动物肝、血制品和瘦肉以及菠菜等也可引起黑便，便潜血试验可为阳性，但单克隆法为阴性。

6. 口腔、鼻咽、喉、气管、支气管、肺等部位的出血，被吞咽后由肛门排出也可能引起黑便。

7. 慢性隐性出血患者因无明显呕血或（和）黑便而不易被识别，可能有头晕、乏力、心悸、面色苍白等症状，易被误诊为心、脑血管疾病或血液系统疾病。

8. 便血伴有皮肤、黏膜或其他器官出血者，多见于血液系统疾病及其他全身性疾病，如血小板减少及凝血功能障碍等。

（三）应警惕的临床表现

1. 短时间内连续排出黑便者，由于血红蛋白的丢失，常有头晕、心悸、口渴、少尿、软弱无力、面色苍白、皮肤湿冷、血压下降、晕厥甚至休克等表现。

2. 慢性持续性粪便潜血试验阳性者，伴有食欲缺乏、体重下降、排便习惯改变、腹部包块者应考虑胃、肠道恶性肿瘤。

3. 便血伴发热应考虑肠伤寒、肠结核的可能性。

4. 便血伴皮肤黏膜出血、瘀斑，无腹痛应考虑血液病、尿毒症及急性传染病。

5. 便血伴皮肤紫癜、腹痛者应考虑过敏性紫癜。

6. 便血伴原因不明的肠梗阻、腹部包块者应考虑大肠癌。

7. 便血伴有黄疸、发热、上腹痛者应考虑胆道出血。

（四）特殊年龄段的便血

1. 老年人　有冠心病、心房颤动等病史者，或者重症监护病房的患者出现腹胀痛及便血，需考虑缺血性肠病。长期便秘者需考虑粪块导致的肠溃疡。慢性持续性便血伴食欲缺乏、体重下降者应警惕胃、肠道肿瘤。

2. 儿童及青少年　突发腹痛、发热、便血等症状的患者，要考虑出血坏死性小肠炎。反复的大出血患者（暗红色或鲜红色血便）要考虑 Meckel 憩室出血。有家族性结肠息肉病史者考虑息肉性出血。

3. 中年　有发热、腹痛、黏液脓血便、里急后重等症状应该考虑痢疾、炎症性肠病、结肠血吸虫病和大肠癌。鲜血在排便后滴下，且与粪便不相混合者多见于内痔、肛裂或直肠息肉。伴随全身其他部位出血者，应考虑传染性疾病、血液病等。

四、预后

预后取决于疾病类型，炎症性肠病和胃、肠道恶性肿瘤预后较差。可通过改变生活习惯以改善预后，如避免粪便干燥、忌食辛辣食物、多食富含纤维食物及水果和蔬菜等；对门静脉高压的患者，要避免食用硬食，只能进半流食、软食，细嚼慢咽；对由于药物导致的便血，首先要停用相关药物，在专科医生的指导下改用其他药物或改变用药方式。总而言之，在对症治疗的同时，一定要针对病因进行治疗。

（闫文杰　姚宏伟）

腹部包块

一、定义

腹部包块（abdominal mass）是指腹壁或腹腔内、腹膜后的器官和组织由于各种原因而发生肿大、膨胀、增生、粘连或移位而形成的腹部异常包块。腹部包块多数来自腹腔内病变，少数来自腹壁和腹膜后病变，是一种常见的症状，也可以是一种体征。可由多种病因引起，其病因主要有炎症、肿瘤、梗阻、先天性病变，以及异位脏器和肿瘤器官等。

二、腹部包块常见原因

腹部包块按病变部位可分为右上腹包块，上腹部包块，左上腹包块，左、右腰部包块，右下腹包块，左下腹包块，下腹部包块，广泛性腹部包块。下面按腹部分区分述如下。

（一）右上腹包块

1. 肝大　见于病毒性肝炎、肝硬化早期、原发性和转移性肝癌、多囊肝、肝包虫病、脂肪肝、肝血管瘤等，还可见于白血病、淋巴瘤、心力衰竭与心包积液、缩窄性心包炎等。

2. 胆囊肿大　见于胆囊积水、积血或积脓，胆囊炎，胆石症，胆囊癌，胆道梗阻，先天性胆总管囊肿等。

3. 肝曲部及其附近的结肠巨大息肉、结肠癌。

（二）上腹部包块

1. 胃和十二指肠部肿块　见于穿透性溃疡与周围组织粘连、胃癌、胃 MALT 淋巴瘤、幽门梗阻、胃良性肿瘤、胃扭转、急性胃扩张和其他原发性胃肿瘤等。

2. 胰腺肿块　见于急性胰腺炎、胰腺癌、胰腺囊肿、胰腺脓肿、胰腺假性囊肿、胰腺囊腺瘤、胰腺恶性促胃液素瘤等。

3. 肝左叶肿块　见于肝左叶肝癌、左叶肝脓肿或囊肿、转移性肝癌等。

4. 横结肠肿块　见于横结肠肿瘤和炎症性肠病。

5. 腹主动脉和腹主动脉旁淋巴结肿大　见于腹主动脉瘤、腹主动脉夹层瘤、腹主动脉旁淋巴结转移、淋巴瘤等。

（三）左上腹包块

1. 脾大　见于伤寒、疟疾、血吸虫病、黑热病、败血症、亚急性细菌性心内膜炎、门静脉高压症、慢性充血性心力衰竭、缩窄性心包炎、脾肿瘤、脾囊肿、血液病等。

2. 胰腺尾部肿块　见于胰腺癌、胰腺囊肿、胰腺脓肿、胰腺假性囊肿、胰腺囊腺瘤等。

3. 脾曲部及其附近的结肠巨大息肉、结肠癌等。

4. 游走脾。

（四）左、右腰腹包块

1. 肾肿块　见于肾癌、肾良性肿瘤、肾囊肿及多囊肾、游走肾和肾下垂、肾积水等。

2. 肾上腺肿块　见于肾上腺囊肿、肾上腺嗜铬细胞瘤及其他肾上腺肿瘤等。

3. 腹膜后肿块　见于腹膜后肿瘤。

4. 结肠肿块　见于升结肠与降结肠良性和恶性肿瘤、炎症性肠病、结肠淋巴瘤、结肠结核等。

5. 输尿管肿块　见于输尿管积液、输尿管囊肿及输尿管良、恶性肿瘤等。

（五）中腹部包块

1. 脐部肿块　见于脐疝、脐部转移癌、脐部囊肿等。

2. 肠系膜肿块　见于肠系膜淋巴结核、肠系膜转移癌、肠系膜淋巴瘤等。

3. 小肠肿块　见于小肠癌、小肠淋巴瘤、小肠克罗恩病、小肠平滑肌瘤及肉瘤、小肠套叠和扭转等。

（六）右下腹包块

1. 盲肠与升结肠包块　见于结肠良、恶性肿瘤及炎症性肠病、结肠淋巴瘤、结肠结核等。

2. 阑尾包块　见于阑尾周围脓肿、阑尾类癌、阑尾淋巴瘤、阑尾黏液囊肿等。

3. 回肠末段包块　见于回肠末段良性和恶性肿瘤、结核、炎症性肠病、淋巴瘤等。

4. 卵巢与输卵管包块　见于右侧卵巢与输卵管良性和恶性肿瘤、右侧卵巢与输卵管囊肿等。

5. 输尿管包块　见于输尿管积液、输尿管囊肿及输尿管良、恶性肿瘤等。

6. 大网膜包块　见于大网膜扭转和转移癌等。

（七）下腹部包块

1. 膀胱包块　见于膀胱癌、膀胱憩室、膀胱良性肿瘤等。

2. 子宫及附件包块　见于子宫内膜癌、子宫肌瘤、卵巢良性和恶性肿瘤、卵巢扭转等。

3. 盆腔包块　见于盆腔转移癌、盆腔巧克力囊肿、盆腔结核等。

4. 腹主动脉包块　见于腹主动脉瘤、腹主动脉夹层、腹主动脉旁淋巴结转移和淋巴瘤等。

（八）左下腹部包块

1. 乙状结肠与直肠包块　见于结肠粪块、结肠痉挛、血吸虫病性肉芽肿、乙状结肠与直肠良性和恶性肿瘤、炎症性肠病、结肠淋巴瘤、结肠结核等。

2. 卵巢与输卵管包块　见于左侧卵巢与输卵管良、恶性肿瘤及卵巢与输卵管囊肿等。

3. 输尿管包块　见于输尿管积液、输尿管囊肿及输尿管良、恶性肿瘤等。

（九）广泛性与不定位性腹部包块

1. 腹膜病变　见于结核性腹膜炎、弥漫性腹膜间皮瘤、弥漫性腹膜转移癌、弥漫性腹膜腺瘤样瘤等。

2. 肠系膜肿块和网膜肿块　见于肠系膜结核、肠系膜转移癌、肠系膜肿瘤、肠系膜囊肿、大网膜囊肿、腹腔内腺瘤样瘤等。

3. 肠道病变　见于炎症性肠病、淋巴瘤、肠结核、多原发性大肠癌、肠扭转与肠套叠、蛔虫性肠梗阻等。

4. 腹壁皮下脂肪瘤。

5. 腹部包虫囊肿。

三、临床治疗路径

（一）问诊的重点

1. 年龄、性别与个人史。

2. 腹部肿块的发生、发展过程　短期或突然出现包块，应考虑腹腔内出血、血肿或脓肿的可能。腹部肿块发生前有无感染史，考虑炎性肿块或结核性可能。肿块增长速度生长缓慢常提示良性肿瘤，反之可能提示恶性肿瘤。既往有无手术史、外伤史，考虑肠梗阻可能。

3. 伴随症状　伴随症状有发热、呕吐、腹痛、便血、呕血、腹水、腹腔内出血、膀胱刺激征、血尿、脓尿或尿潴留、闭经或阴道出血、黄疸、多汗、阵发性高血压、体重下降等。

（二）体格检查主要关注点

主要关注腹部肿块位置大小与数目、形态与质地、压痛、活动度、肿块搏动。

（三）基本的检查项目

1. 血、尿、便常规和 ESR。

2. 血生化（肝功能、肾功能、电解质、血清淀粉酶）。

3. 腹部平片。

4. 钡剂造影检查。

5. 有条件的医院可行腹部超声，腹部 CT、MRI，胃镜、肠镜等检查。

四、小贴士

（一）不能漏诊的严重疾病

不能漏诊的严重疾病有肿瘤、梗阻性疾病、损伤性疾病。

（二）容易忽视的问题

容易忽视的问题有结核性腹膜炎、胆囊炎、肝癌、肾癌、肠梗阻、先天性疾病、尿潴留、粪块嵌顿、妊娠子宫。

（三）应警惕的临床表现

腹部包块患者出现以下伴随症状时应警惕：发热、呕吐、腹痛、便血、呕血、腹水、腹腔内出血、膀胱刺激征、血尿、脓尿或尿潴留、闭经或阴道出血、黄疸、多汗、阵发性高血压、体重下降等。

（四）特殊年龄段的腹部包块

1. 婴儿及青少年　婴儿期腹部包块多考虑肠套叠、先天性疾病；儿童的腹部包块多见于蛔虫性肠梗阻、巨结肠、肾母细胞瘤；青少年腹部包块以结核病多见。

2. 老年及女性患者　老年人存在腹部包块要警惕恶性肿瘤；女性应排除妊娠、卵巢囊肿与子宫肌瘤等。另外，牧区患者应注意患包虫病的可能性。

五、预后

若是恶性肿瘤性包块，则一般预后较差；若是内脏破裂出血或严重梗阻所致包块，需紧急处理；若是一般炎性包块或慢性肿块，则需寻找病因后治疗。

（付源伟　姚宏伟）

腹部膨隆

一、定义

腹部膨隆即平卧时前腹壁明显高于肋缘与耻骨联合的平面。可以分为生理性（妊娠、肥胖等）和病理性（腹水、腹内积气）。又可以分为全腹膨隆（肥胖、腹腔积气、腹腔积液、腹内巨大肿块等）和局部膨隆。

全腹膨隆呈球状或蛙腹样。常见于下列情况：

1. 腹腔积液　腹部呈蛙腹状，腹部膨出随体位改变而变化。常见于肝硬化、心功能不全、缩窄性心包炎、肾病综合征和结核性腹膜炎等。结核性腹膜炎因有腹肌紧张，常呈尖腹。

2. 腹内积气　体位改变时腹部外形无明显变化，见于各种原因引起的肠梗阻或肠麻痹。

3. 腹内巨大包块　见于妊娠晚期、巨大卵巢囊肿、畸胎瘤等。

当全腹膨隆时，为观察其变化，常需测量腹围，可让患者排尿后平卧，用一软尺经脐绕腹一周，测得的周长（以厘米计）即为腹围。

局部膨隆为腹部局限性膨隆，见于腹部脏器肿大、炎性包块、肿瘤、胃胀气和肠胀气、腹壁肿物或疝等。应注意局部隆起的部位、外形，是否随体位改变或呼吸运动而移位等。

二、临床治疗路径

（一）问诊的重点

问诊的重点包括腹部膨隆的时间、诱因、速度、缓解方式、伴随症状。

（二）体格检查主要关注点

1. 腹部检查前准备　①嘱患者排尿，保证膀胱空虚；②取仰卧位，置一小枕于头下，膝关节屈曲，双手置于身体两侧，交谈以进一步放松腹肌；③正确暴露腹部，从乳房至耻骨联合。

2. 膨隆视诊要点

（1）部位：多与脏器所在部位相一致，根据腹部脏器解剖部位分析是什么脏器发生病变。右上腹考虑肝病变；左上腹考虑脾病变；中上腹考虑胃、十二指肠病变。

（2）外形：圆形多为囊肿、肿瘤、炎性包块。长形多为肠道病变（梗阻等）。

（3）有无搏动性：搏动性见于动脉瘤。

（4）移动性：无移动性（不随体位改变）见于腹壁或腹膜后脏器的肿物。有移动性见于游走的肿大肾、脾，大网膜、肠系膜上带蒂肿物。随呼吸移动的多为膈下脏器或肿物，腹压增加时更明显的为疝。

3. 鉴别局部肿物在腹壁或腹腔内的方法为腹肌紧张实验。腹肌收缩时包块更明显，显示包块在腹壁上。腹肌收缩时不明显或消失，显示包块在腹腔内。

（三）基本的检查项目

1. 血、尿、便常规和ESR。

2. 血生化（电解质、血糖、血钙、肝功能和肾功能）。

3. 腹部平片。

4. 根据初步检查的结果，决定是否进行其他必要的检查，包括腹部超声（高度怀疑器质性疾病，但未发现异常时可考虑CT）、直肠镜、超声心动图等。

如果初步检查无明显发现，则1～6个月后随访，关注患者饮食情况、心理状态、私下使用的药物、新发症状等。体格检查及初步的辅助检查若无异常，罕见有器质性疾病。

三、小贴士

（一）测量腹围时注意事项

1. 嘱患者排尿，保证膀胱空虚。
2. 取平卧位时，测量腹位。
3. 软尺在脐平面绕腹一周。
4. 腹围的单位为厘米。

（二）不能漏诊的严重疾病

不能漏诊的严重疾病有肠梗阻，门静脉高压，缩窄性心包炎，腹部肿瘤，胃、肝、胰、卵巢等癌灶引起的腹膜转移癌和阑尾脓肿。

（三）容易忽视的问题

容易忽视的问题有尿潴留、肾肿瘤、多囊肾、克罗恩病、麻痹性肠梗阻。

（四）常见特殊表现

由囊肿、肿瘤或炎性包块所致的局部膨隆多呈圆形；而肠道病变如肠梗阻、肠套叠、巨结肠等所致局部膨隆则呈长形；动脉瘤和压在动脉上的肿块或肿大的脏器可使局部膨隆出现搏动性。游走且肿大的肾或脾、带蒂肿块、大网膜或肠系膜上的肿块可随体位变更而明显移位；腹壁或腹膜后脏器的肿块，一般不随体位变更而移位；膈下脏器或其肿块可随呼吸运动而移位；脐疝等在腹压增加时出现，卧位或腹压减低后消失。

（王新　姚宏伟）

消化不良

一、定义

消化不良不是一个症状，而是一组症状，是指上腹部出现的各种疼痛或不适，包括上腹痛、早饱、餐后胀满感、恶心、食欲不振、胃灼热、反胃、嗳气，患者常主诉多个症状同时存在。消化不良可以由食物，药物，胃、肠道疾病或全身性疾病引起，部分患者可以找到器质性疾病的病因，另有一半以上的患者不能找到器质性疾病的病因，被诊断为功能性消化不良。

二、临床治疗路径

（一）问诊的重点

1. 出现症状的诱因、缓解因素。
2. 发生症状有无规律，如与进食、排便的关系。
3. 存在哪种或哪几种消化不良的症状。
4. 症状的持续时间。
5. 患者有无体重下降、黑便的症状。
6. 患者的食欲、食量情况。
7. 用药史，是否服用过阿司匹林、非甾体抗炎药。
8. 精神情绪的变化（焦虑、抑郁相关问题，睡眠情况）。

（二）体格检查主要关注点

1. 营养状态。
2. 有无贫血貌。
3. 有无浅表淋巴结肿大。
4. 有无心脏病、慢性肺病的体征。
5. 腹部体征，包括腹壁紧张度、压痛、腹部包块、腹部血管杂音。

（三）基本的检查项目

1. 血、便常规和 ESR。

2. 血生化（电解质、血糖、肝肾功能、血淀粉酶/脂肪酶）。

3. 腹部超声、上消化道造影。

4. 根据初步结果，决定是否进行其他检查，包括胃镜、腹部 CT。

三、小贴士

（一）应警惕的临床表现

患者存在以下伴随症状时应警惕：明显的体重下降、进行性加重的吞咽困难、持续呕吐、近期出现的贫血和黄疸、便潜血阳性。

（二）不能漏诊的严重疾病

1. 恶性疾病。

2. 慢性感染（如结核）。

3. 其他疾病的消化道表现（如慢性肾功能不全、糖尿病、自身免疫性疾病）

四、预后

消化不良的预后取决于病因，功能性消化不良虽然影响生活质量，但不增加死亡风险；器质性疾病导致的消化不良的预后取决于原发疾病的预后。

（帅晓玮）

胃 灼 热

一、定义

胃灼热是指位于上腹部或下胸部的烧灼样的疼痛感，可以伴有或不伴反酸的症状。胃灼热的产生主要是胃酸及胃蛋白酶反流进入食管，对食管黏膜产生刺激而产生症状；也有部分胃灼热可以是胃黏膜抵抗能力削弱，胃酸刺激胃黏膜引起症状。

二、临床治疗路径

（一）问诊的重点

1. 胃灼热发生、加重、缓解的因素。
2. 症状的持续时间。
3. 胃灼热的发生有无规律（如与进食、体位的关系）。
4. 有无吞咽哽噎感。
5. 是否伴反酸、恶心呕吐、腹痛、后背痛、胸闷和气短。

（二）体格检查主要关注点

主要关注生命体征，心律、心音、心脏是否有杂音，腹壁紧张度，是否存在压痛及腹部包块。

（三）基本的检查项目

1. 血常规。
2. 心电图。
3. 上消化道造影。
4. 胃镜。

（帅晓玮）

腹痛（包括妇科相关腹痛）

一、定义

腹痛是指由于各种原因引起的腹腔内外脏器的病变，而表现为腹部的疼痛。腹痛的原因主要由腹腔内脏器引起，但腹腔外疾病也能引起腹痛，如糖尿病酮症酸中毒、急性下壁心肌梗死等。腹痛的常见病因见表 2-4-1。

表 2-4-1　腹痛常见原因

消化系统疾病

胃、十二指肠疾病

急性胃炎（发病急，呕吐后腹痛可缓解）

消化性溃疡（慢性、周期性、节律性上腹痛）

胃癌（隐痛，疼痛无规律，可以伴有食欲不振、早饱、体重下降）

小肠疾病

小肠梗阻（脐周阵发性绞痛，如绞痛呈持续性，则有绞窄可能）

急性肠系膜动脉栓塞（多由左心房附壁血栓脱落引起，可导致严重急腹症。病情进展快，可以出现大片肠坏死）

肠系膜静脉血栓（疼痛起病隐匿，逐渐加重后为剧烈绞痛，症状与体征可能不符）

结肠疾病

急性阑尾炎、结肠憩室炎

缺血性结肠炎

克罗恩病

结肠癌

肝疾病（腹痛多位于右上腹，为持续性的隐痛或剧烈疼痛，可以伴有肝大、叩痛、黄疸等症状）

急性病毒性肝炎

肝脓肿

肝癌

胆道疾病（腹痛多位于右上腹，呈持续性疼痛伴阵发性加重，也可呈绞痛，疼痛可放射至右肩胛下方）

急性和慢性胆囊炎

急性化脓性胆管炎

胆囊癌

胰腺疾病（疼痛多位于上腹或左上腹，为持续性疼痛阵发性加重，可向后背放射）

急性和慢性胰腺炎

胰腺癌

续表 2-4-1　腹痛常见原因

腹膜疾病

急性胃、肠穿孔（由于胃肠内容物刺激腹膜，导致腹腔渗出液稀释胃肠内容物，继发感染，可以出现腹痛—缓解—加重的规律）

急性胆囊炎穿孔（若胆汁被腹膜吸收，可以很快发生黄疸）

结核性腹膜炎

血腹

肿瘤（包括恶性腹膜间皮瘤和腹膜转移瘤）

妇产科疾病

宫外孕破裂（停经 5～6 周后的突发腹痛，可以为持续或间歇性钝痛，伴有下腹坠胀、腹腔内出血表现）

卵巢囊肿蒂扭转（突发一侧下腹痛，可随体位变化略好转）

其他疾病引起的腹痛

糖尿病酮症酸中毒

铅中毒

血卟啉病

胸部疾病（大叶性肺炎、急性心肌梗死可表现为剑突下疼痛或上腹痛）

二、临床治疗路径

（一）问诊的重点

1. 腹痛发作前有无不洁饮食、暴饮暴食、酗酒。

2. 腹痛发病的缓急、疼痛部位、性质（如绞痛、胀痛、烧灼样痛）、严重程度。

3. 持续性或是阵发性，有无放射痛。

4. 疼痛发生及缓解的因素（包括与呼吸、体位变化的关系）。

5. 是否伴有恶心、呕吐、腹胀、腹泻、便秘、呕血、便血等症状。

6. 有无发热、盗汗，胸闷、气短、心悸，血尿、阴道出血。

7. 有无胆石症、消化性溃疡病史，腹部手术史和糖尿病、甲状腺疾病病史。

8. 是否长期接触有害物质（如铅）或服用某些药物。

9. 育龄妇女应询问月经、婚育史。

（二）体格检查主要关注点

1. 生命体征。

2. 神态、营养状态、体位。

3. 全身有无皮疹、脱水、水肿、黄疸。

4. 心肺情况。

5. 腹部有无胃肠型、蠕动波。观察患者腹壁紧张度，有无压痛、反跳痛。肝浊音区是否消失。肠鸣音有无异常，有无血管杂音。

6. 脊柱有无压痛、叩击痛。

（三）基本的检查项目

1. 血、尿、便常规。

2. 血生化（电解质、血糖、肝功能和肾功能、血淀粉酶、脂肪酶）。

3. 凝血功能检查（凝血酶原时间、纤维蛋白降解产物、D-二聚体）。

4. 肿瘤标记物。

5. 腹部立位平片。

6. 腹部超声、心电图。

7. 根据初步检查结果可进一步考虑是否进行其他检查，包括内镜检查、腹部CT、诊断性腹腔穿刺、腹部血管造影。

三、小贴士

（一）从腹痛特点鉴别病因

1. 体位　疼痛时辗转不安，喜按腹部，见于绞痛（如胆道蛔虫、胃肠痉挛）；疼痛时体位固定，不敢活动，拒按腹部，见于炎症性腹痛（如急性腹膜炎）。

2. 部位转移　初始疼痛位于上腹中部，而后转移至右下腹，见于急性阑尾炎。

3. 夜间痛　见于十二指肠溃疡、胰腺癌、慢性胰腺炎。

4. 呕吐后腹痛减轻　见于急性胃炎、幽门梗阻。

（二）应警惕的急性腹痛

1. 急性心肌梗死。

2. 严重的腹腔内出血（肝破裂、脾破裂、宫外孕破裂）。

3. 腹腔脏器穿孔。

4. 肠系膜血管栓塞。

（帅晓玮）

腹　　泻

一、定义

腹泻是指排便次数增加，粪质稀薄，可有异常成分，如未消化的食物、黏液、脓液、血液等。腹泻按病因和发病机制可以分为渗出性腹泻、渗透性腹泻、分泌性腹泻和肠道运动功能紊乱性腹泻。腹泻常见原因见表 2-4-2。

表 2-4-2　腹泻常见原因

渗出性腹泻（肠道病变部位黏膜、血管通透性增加，蛋白、体液渗出进入肠道）
感染性腹泻：痢疾、伪膜性肠炎、肠结核
非感染性腹泻（炎症性肠病）
渗透性腹泻（肠腔内渗透压升高，影响肠道吸收水分）
服用甘露醇、硫酸镁
乳糖酶缺乏
分泌性腹泻（小肠黏膜分泌细胞受到刺激，分泌大量水分及电解质）
感染性腹泻（霍乱）
非感染性腹泻（Vemer-Morrison 综合征、类癌综合征）
肠道运动功能紊乱性腹泻（肠蠕动过快导致肠道内水分不能被充分吸收而排出体外）
甲状腺功能亢进
肠易激综合征

二、临床治疗路径

（一）问诊的重点

1. 发病前有无不洁饮食史，是否为集体发病。

2. 发病的缓急、病程长短、腹泻为持续性或间歇性。

3. 腹泻次数。

4. 粪便性状、排便量与气味。

5. 有无黏液、脓血便。

6. 有无发热、恶心、呕吐。

7. 是否伴有腹痛，如果伴有腹痛应注意腹痛的部位、性质、程度（参考腹痛部分）；是否伴有里急后重。

8. 腹泻与进食的关系。

9. 有无既往长期用药史，包括使用抗生素。

（二）体格检查主要关注点

1. 生命体征。

2. 营养状态。

3. 有无脱水征、贫血貌。

4. 有无口角炎、舌炎。

5. 甲状腺有无肿大、震颤、杂音。

6. 腹壁是否紧张，腹部是否有压痛、包块，肠鸣音是否正常。

7. 肛门指诊。

（三）基本的检查项目

1. 便常规，粪便培养，粪便涂片观察球菌、杆菌比例、粪便真菌、肌纤维、脂肪滴检查。

2. 血常规。

3. 血生化（电解质、肝功能、二氧化碳结合力）和甲状腺功能检查。

4. 腹部超声、结肠镜、消化道造影。

（帅晓玮）

便　　秘

一、定义

便秘是指排便次数减少，一般每周少于3次，伴排便困难、粪便干结或排便不尽感。正常排便过程需要肠道内容物以正常速度通过各段肠道，及时抵达结肠，并能刺激直肠肛门，引起排便反射；排便过程则需要盆底肌群协调活动，完成排便。便秘按照病因可以分为功能性便秘和继发于器质性疾病的便秘。常见便秘的原因见表2-4-3。

表2-4-3　便秘常见原因

功能性便秘
进食量少或纤维素及水分摄入不足
作息不规律，打乱正常的排便习惯
结肠运动功能紊乱（如肠易激综合征）
滥用泻药导致的药物依赖
结肠冗长
继发性便秘
胃肠道疾病
结肠梗阻（包括结肠良性和恶性肿瘤、克罗恩病、肠结核引起的肠道狭窄、粘连）
肛门直肠病变（如痔、肛裂、肛周脓肿等导致排便疼痛造成惧怕排便）
内分泌代谢疾病
糖尿病
甲状腺功能减退
垂体功能减退
神经系统疾病
脑卒中
脊髓损伤
肌炎及皮肌炎
帕金森病

续表 2-4-3　便秘常见原因

药物及其他
吗啡类、抗胆碱能药物、钙通道阻断药、抗抑郁药及镇静药、含钙或铝的制剂
重金属（如铅、汞）中毒

二、临床治疗路径

（一）问诊的重点

1. 自主排便的频率、粪便性状、粪便量。
2. 有无便血、黑便。
3. 有无肛门下坠感及排便不尽感。
4. 排便时有无肛门、直肠疼痛。
5. 是否伴腹痛。
6. 工作性质，作息是否规律。
7. 是否长期使用药物，如泻药、含铝制剂、吗啡类药物等。
8. 有无糖尿病、甲状腺疾病，脑血管病病史。
9. 女性可询问分娩史，多次阴道分娩可导致直肠前凸。

（二）体格检查主要关注点

1. 体温。
2. 营养状况。
3. 有无贫血貌。
4. 有无心脏病的体征。
5. 腹部体征，包括腹壁紧张度、腹部压痛及异常包块。
6. 直肠指检。

（三）基本的检查项目

1. 血、便常规和 ESR。
2. 血生化（血糖、肝肾功能、电解质）和甲状腺功能。
3. 钡剂灌肠造影或结肠镜。

4. 根据需要可以进行一些功能性检查，包括结肠运输试验、肛管直肠测压、排粪造影。

三、小贴士

（一）容易忽视的问题

神经肌肉疾病，如系统性硬化症、皮肌炎、帕金森病等疾病引起便秘，长期使用抗抑郁药、钙离子拮抗剂、镇静剂、钙剂也可引起便秘。

（二）应警惕的临床表现

1. 体重下降。
2. 营养不良。
3. 贫血。
4. 血便或便潜血阳性。
5. 发热。
6. 腹部包块。

（帅晓玮）

第五章　泌尿系症状

排尿困难

一、定义

排尿困难，是指排尿时须增加腹压才能排出，病情严重时膀胱内有尿而不能排出称尿潴留。排尿困难属于排尿期症状，为下尿路症状（LUTS）之一，也是最常见的泌尿系症状之一。

二、分类

根据排尿困难的原因可将其分类如下：

1. 梗阻性排尿困难　由膀胱颈部以下部位的梗阻性疾病引起的排尿困难。

（1）膀胱颈部病变　膀胱颈部被结石、肿瘤、血块、异物阻塞，或被子宫肌瘤、晚期妊娠压迫，以及膀胱颈部炎症、狭窄等。

（2）后尿道疾患　因前列腺增生、前列腺癌、前列腺急性炎症等压迫后尿道或后尿道本身的炎症、水肿、结石、肿瘤、异物等。

（3）前尿道疾患　见于前尿道狭窄、炎症、结石、肿瘤、异物、先天畸形和包茎等。

2. 动力性排尿困难　包括神经系统功能障碍或膀胱逼尿肌功能障碍引起的排尿困难，见于脊髓疾病（包括畸形、损伤、肿瘤等）、糖尿病引起的植物神经损害、麻醉后等，以及膀胱逼尿肌-括约肌协同失调等。

三、临床治疗路径

（一）问诊的重点

1. 排尿困难的严重程度和病程演变。

2. 有无急性尿潴留发生。

3. 是否同时合并尿频、尿急、尿痛和尿不尽等症状。

4. 有无尿失禁、血尿或脓尿发生。

5. 社会心理压力变化情况。

6. 有无神经系统疾病史、尿道外伤史、尿道手术、盆腔手术及盆腔放疗史，以及已知的泌尿系疾病或其他系统疾病（如糖尿病）及手术史。

7. 有无内科疾病及用药（如 M 受体阻断药：阿托品）。

8. 有无便秘或其他的排便习惯改变。

（二）体格检查主要关注点

1. 生命体征。

2. 腹部查体　腹部有无包块，有无腰部叩击痛、肋脊角压痛，及膀胱是否处于充盈状态。

3. 外生殖器检查　观察男性有无包茎，尿道外口位置有无异常及是否狭窄，尿道外口有无异常分泌物，尿道海绵体有无瘢痕、结节，附睾有无结节，会阴及外生殖器有无窦道；女性有无子宫脱垂。

4. 直肠指诊　注意前列腺大小及质地，有无结节，中央沟是否存在；肛门括约肌是否有肌力改变；球海绵体肌反射是否存在。

（三）基本检查项目

1. 尿流率测定。

2. 泌尿系超声及残余尿量。

3. 血、尿常规，合并发热、血尿及消耗症状者选择。

4. 血生化检查（血肌酐、尿素氮、血糖、电解质）。

5. 血前列腺特异抗原（PSA），及游离前列泉特异抗原（fPSA），一般年龄超过50岁男性患者选用。

根据初步检查结果，可以选择进一步检查项目，包括尿液培养、尿液细胞学检查、尿液脱落细胞FISH检查、记录排尿日记、尿动力学检查、肌电图检查、尿道造影检查、神经系统或泌尿系统CT检查、泌尿系统X线检查（KUB）、前列腺磁共振检查、膀胱镜检查、前列腺穿刺活检。

四、小贴士

（一）不能漏诊的严重疾病

1. 急性尿潴留。

2. 前列腺增生合并上尿路积水，可导致肾后性肾衰竭。

3. 膀胱癌、尿道癌。

4. 前列腺癌，需注意前列腺癌转移灶的相关状况。

5. 尿道结石、异物等。

6. 椎管内肿瘤，尤其对于病因不明的神经源性膀胱患者。

7. 严重的糖尿病。

（二）容易忽视的问题

1. 社会心理状况的改变。

2. 精神状态是否正常。

3. 神经系统有无畸形或异常。

4. 有无先天性泌尿、生殖系统畸形。

5. 既往的外伤、手术及治疗情况。

6. 内科疾病及用药情况。

（三）应警惕的临床表现

1. 合并严重血尿。

2. 合并恶性消耗性疾病症状。

3. 合并消化系统疾病症状及水肿。

4. 合并显著骨痛及腰痛。

5. 合并神经系统症状。

6. 有尿道、盆腔外伤/手术史。

（四）不同年龄阶段的排尿困难

1. 中青年排尿困难　由于患者对排尿困难的体验、理解和表述上的差异，仔细询问病史，了解排尿困难的程度和发展过程尤为重要，采用尿流率等检查有助于明确排尿困难的程度。

需要注意除外神经系统异常所致神经源性膀胱引起的排尿困难，尿动力学检查可帮助诊断。

对于有尿道外伤、感染及侵入性操作的患者需要除外尿道狭窄。

2. 老年排尿困难　该年龄段排尿困难最常见的原因为下尿路梗阻，如前列腺增生、膀胱颈挛缩。除排尿困难外，还存在尿频和尿不尽感。尿流率测定可发现最大尿流率降低，排尿时间延长及尿末滴沥。超声可发现前列腺体积增大，残余尿量增加，还有助于除外上尿路积水。但如梗阻症状明显，而前列腺体积不大，需要除外前列腺癌，可查血 PSA 结合直肠指诊帮助判断，必要时前列腺穿刺活检。对于排尿困难症状严重的患者需警惕急性尿潴留的风险。

对于合并糖尿病、椎间盘突出、椎管狭窄和脑血管病的患者，需要排除神经源性膀胱，除了排尿困难，它还可以导致尿频、尿急的症状，尿动力学检查可资鉴别。

五、预后

排尿困难并非一个独立的疾病，而是不同疾病的临床表现。其预后取决于导致排尿困难的原发病。

（何志嵩）

尿　　频

一、定义

尿频是指排尿次数的增加。正常情况下，成人白天排尿次数为5～6次，夜间不超过2次，每次排尿量约为300 ml。由于在正常排尿次数间存在个体差异，所以尿频也定义为患者自认为日间排尿次数相于对以往，过于频繁。尿频为下尿路症状（LUTS）之一，也是最常见的泌尿系症状之一。

二、分类

由于受到病理生理、神经心理及患者个人经验体验等诸多因素的影响，膀胱通常被认为是一个“不可靠证人”。首先，LUTS并非一个特定的疾病，不同病理、生理改变都可以引起类似的症状；其次，患者所体验的症状，以及患者对这些症状的理解都会对该症状的表述方式产生影响；再次，每位医师对于病史的采集不尽相同，并且会基于个人经验及偏好对其临床意义进行解读。

根据尿频的原因可将其分类如下：

（一）生理性尿频

主要由于水摄入量增加、社会心理压力增加、精神紧张、气候改变等引起。

（二）病理性尿频

1. 排尿次数增加而每次排尿量正常　多为内分泌系统疾病引

起，24小时内总尿量增加，同时表现为多尿。常见疾病包括糖尿病、尿崩症、肾衰竭多尿期等。

2. 排尿次数增加而每次排尿量减少

（1）膀胱容量或顺应性减低：如膀胱肿瘤、膀胱结石等膀胱内占位病变；子宫肌瘤、妊娠期子宫或盆腔肿瘤对膀胱压迫导致容量下降；放射性膀胱炎、间质性膀胱炎、膀胱结核等导致的纤维性挛缩致膀胱扩张能力下降。

（2）膀胱容量相对性减低：包括膀胱结核在内的膀胱长期慢性炎症可引起膀胱挛缩，膀胱容量可减少到50ml以下，也表现为严重的尿频，常伴尿失禁。

（3）膀胱逼尿肌过度活动：泌尿系感染等炎症性疾病可导致逼尿肌不稳定，从而导致尿频，常伴有尿急和尿痛；下尿路梗阻也可导致继发性逼尿肌过度活动产生尿频的症状，伴有排尿困难和尿急；中枢及外周神经系统病变可导致神经源性膀胱，产生尿频和尿急的症状。

三、临床治疗路径

（一）问诊的要点

1. 尿频出现的时间。
2. 每日排尿次数及排尿量是否正常，夜尿是否增多。
3. 是否同时合并尿急、尿痛、排尿困难及尿不尽等症状。
4. 有无尿失禁、血尿或脓尿发生。
5. 饮水量变化情况，体重改变情况。
6. 社会心理压力变化情况。
7. 有无便秘或其他的排便习惯改变。
8. 有无神经系统疾病史、尿道手术、盆腔手术及盆腔放疗史以及已知的泌尿系疾病或其他系统疾病及手术史。

（二）体格检查主要关注点

同排尿困难的检查要点。

（三）基本的检查项目

1. 尿常规。

2. 血常规，合并发热、血尿及消耗症状者选择。

3. 血生化检查（血肌酐、尿素氮、血糖、电解质）。

4. 血 PSA 及 fPSA，一般年龄超过 50 岁男性患者选用。

5. 泌尿系超声及残余尿。

6. 尿流率测定。

7. 记录排尿日记。

8. 根据初步检查结果，可以选择进一步检查项目，包括尿培养、尿涂片找抗酸杆菌、尿细胞学检查、尿液脱落细胞 FISH 检查、尿动力学检查、肌电图检查、神经系统或泌尿系统 CT 检查、前列腺磁共振检查、膀胱镜检查及随机活检、前列腺穿刺活检。

四、小贴士

（一）不能漏诊的严重疾病

1. 泌尿系统结核。

2. 肾衰竭多尿期，导致电解质紊乱。

3. 心功能不全，可以导致夜尿增多，与平卧位组织液吸收有关。

4. 前列腺增生合并上尿路积水，可导致肾后性肾衰竭。

5. 膀胱癌、原位癌、多发癌及特殊部位肿瘤可导致类似症状。

6. 前列腺癌，需注意前列腺癌转移灶的相关状况。

7. 椎管内肿瘤，尤其对于病因不明的神经源性膀胱患者，需考虑此疾病的可能性。

（二）容易忽视的问题

1. 社会心理状况的改变。

2. 精神状态是否正常。

3. 神经系统有无畸形或异常。

4. 女性月经是否正常。

5. 有无先天性泌尿生殖系统畸形。

6. 既往的手术及治疗情况。

（三）应警惕的临床表现

1. 合并严重血尿。

2. 合并恶性消耗性疾病症状。

3. 合并消化系统症状及水肿。

4. 合并显著骨痛及腰痛。

5. 合并神经系统症状。

（四）不同年龄阶段的尿频

1. 中青年尿频　多为心理因素引起，典型症状为排尿次数增加，每次排尿量减少，不伴有尿急症状及夜尿增多，可有尿不尽感。实验室及辅助检查无阳性发现。当转移注意力时，尿频症状消失，排尿日记中清晨第一次排尿量正常有助于判断。但需要注意除外先天性神经系统异常所致神经源性膀胱引起的尿频，其常伴有尿急，排尿日记中单次尿量低于200 ml，尿动力学检查可帮助诊断。

对于已婚女性患者，最常见的致病原因为泌尿系感染，同时合并尿急、尿痛或血尿。如炎症累及上尿路，可有发热、腰痛。尿常规检查可资鉴别。如果女性患者尿频、尿急同时伴有显著的盆腔疼痛，则需要注意间质性膀胱炎的可能。

以尿频症状为主，尿常规中有红、白细胞，抗生素治疗效果不理想，而尿培养阴性，则要注意泌尿系统结核的可能。可行尿涂片找抗酸杆菌及尿结核分枝杆菌培养检查。

2. 老年尿频　该年龄段尿频最常见的原因为下尿路梗阻，如前列腺增生、膀胱颈挛缩。除尿频外，还存在排尿困难和尿不尽感。尿流率测定可发现最大尿流率降低，排尿时间延长及尿末滴沥。超声可发现前列腺体积增大，残余尿量增加，还有助于除外上尿路积水。但如梗阻症状明显，而前列腺体积不大，需要除外前列腺癌，可查血PSA结合直肠指诊帮助判断，必要时前列腺穿刺活检。

对于严重的下尿路症状，药物治疗效果不佳或反复发作者，需要注意膀胱癌的可能，可进行尿液细胞学检查，必要时行膀胱镜检查和随机活检。

对于合并糖尿病、椎间盘突出、椎管狭窄和缺血性脑卒中的患者，需要排除神经源性膀胱，除了排尿困难的常见症状，可以出现尿频、尿急。尿动力学检查可资鉴别。

五、预后

尿频并非一个独立疾病，它是不同疾病的临床表现。其预后如何取决于导致尿频的疾病能否去除。

（何志嵩）

血　尿

一、定义

正常尿的外观为淡黄色透明，其颜色主要来自尿色素。限水后颜色加深，大量饮水后稀释可呈无色透明。血尿是比较常见的泌尿系统症状。正常情况下，尿液中无红细胞或个别情况下有微量红细胞。正常新鲜尿沉渣红细胞个数在0～3个/高倍镜视野。血尿分为肉眼血尿及镜下血尿。镜下血尿指新鲜尿液离心沉淀后，沉渣镜检红细胞＞3个/高倍镜视野。肉眼血尿指肉眼能观察到尿色呈血色或洗肉水色，有时可见血丝、血块。出现肉眼血尿时，一般每1000 ml尿液中含血量超过1 ml。

表 2-5-1　血尿的常见病因

泌尿系统疾病（占引起血尿疾病的 90%）
肾小球肾炎（原发性、继发性）、泌尿系统结石、泌尿系统肿瘤、尿路感染、前列腺增生、尿路损伤、肾动脉栓塞、肾静脉血栓、其他疾病如肾下垂、多囊肾。
全身性疾病
血液病
白血病、血友病、再生障碍性贫血、血小板减少性紫癜、各种病因的凝血功能障碍（包括药物性）等
感染性疾病
流行性脑膜炎、流行性出血热、猩红热等
自身免疫性疾病
心血管疾病
充血性心力衰竭等
尿路邻近器官的疾病
急性阑尾炎
结肠炎
盆腔炎
输卵管炎

需要指出的是，不要单纯依靠尿常规中试纸条法的潜血（或隐血）阳性诊断血尿。因为血尿、血红蛋白尿、肌红蛋白尿等多种病理情况均可出现尿潜血（或隐血）阳性。此外，一些药物、食物等因素可以导致试纸条出现假阳性。应根据尿沉渣镜检红细胞的结果判断血尿。

二、临床治疗路径

（一）在出现红色尿的症状时，应遵循以下流程，进行血尿的鉴别诊断。

1. 第一步为鉴别是否为血尿　尿色发红并非均为血尿。尿色异常有些是由于全身性或泌尿系统的疾病导致，也有些来自药物、食用色素及其代谢产物。在服用利福平、氨基比林，或者进食某些红色蔬果后也可排红色尿，但镜检无红细胞，不属于血尿。在出现溶血等情况时可排出血红蛋白尿，在碱性尿液中呈红葡萄酒色，在酸性尿液中呈酱油色，但镜检无红细胞，也不属于血尿。外观上，肉眼血尿一般略混浊，呈云雾状，如洗肉水样；而非血尿常为透明的红色。肉眼血尿离心后，上清液变为无色或淡黄透明，而非血尿仍为红色。最准确的方法为尿沉渣镜检。

2. 第二步为鉴别是否为真性血尿　女性月经期、尿道附近有伤口、痔出血的患者，应注意鉴别有无月经或邻近部位出血导致尿液污染而造成假性血尿的可能。个别情况下还需排除伪造血尿的情况。

3. 第三步为鉴别血尿的来源　血尿可分为两大类：①由各种肾小球疾病引起，称为肾小球源性血尿。②非小球源性血尿，它是全身性疾病引起的尿路出血，如抗凝药物过量、血液病，以及泌尿系统疾病引起的尿路出血，如结石、肿瘤、尿路感染、尿路损伤、多囊肾、血管畸形等。肾小球源性血尿和非肾小球源性血尿的鉴别如表 2-5-2。

（二）问诊的重点

1. 血尿出现的诱因、持续时间、伴随症状、缓解方式。

表 2-5-2　肾小球源性血尿和非肾小球源性血尿的鉴别

	肾小球源性血尿	非肾小球源性血尿
与排尿的关系	全程血尿*	初始血尿、终末血尿或全程血尿
是否伴有血块	无血丝、血块	常见血块
与尿痛的关系	无尿痛	可伴有尿痛、肾绞痛
尿沉渣中的管型	可见红细胞管型	不伴有红细胞管型
尿沉渣的红细胞形态	尿红细胞以变形红细胞为主	尿红细胞以正常形态红细胞为主
肾病的伴随症状	可伴有肾病的其他表现，如水肿、高血压、蛋白尿等	不伴肾病的其他表现

* 全程血尿可以通过询问肉眼血尿患者排尿时所见，或通过尿三杯试验确定。

2. 血尿的性状，是否伴有其他部位出血。

3. 有无贫血、体重减轻的症状。

4. 既往的健康状况　有无血液系统疾病、泌尿系统疾病，以及邻近器官的疾病如阑尾炎、直肠癌、盆腔炎等，有无外伤史。

5. 药物史，特别是抗栓、抗凝药物、环磷酰胺等导致出血性膀胱炎的药物。

6. 家族史，是否有多囊肾、遗传性肾病的家族史。

（三）体格检查主要关注点

1. 生命体征。

2. 皮肤、黏膜出血情况。

3. 腹部查体　腹部有无压痛、肾区叩击痛、输尿管压痛点压痛、腹部包块。

4. 有无慢性肾小球肾炎的相关体征，如高血压、水肿。

（四）基本的检查项目

1. 血、尿常规、尿沉渣镜检。

2. 血生化（肝功能、肾功能和离子浓度）。

3. 泌尿系统 B 超。

4. 尿相位差镜检尿红细胞。

5. 根据初步检查的结果，决定是否进行其他必要的检查，包括腹部 X 线检查，静脉或逆行肾盂造影，高倍镜下尿液样本中找肿瘤细胞，腹部 CT，膀胱镜检查和随机活检，抗核抗体（ANA）、抗双链 DNA 抗体检测，免疫球蛋白、补体测定，抗链球菌溶血素 O（ASO）、抗中性粒细胞质抗体（ANCA）试验，尿蛋白分析等。

（五）不同年龄血尿的特点

血尿在各个年龄均可发生，但病因有所不同。

1. 小儿血尿　常见肾小球肾炎、先天性尿路畸形、尿路感染、尿路结核、膀胱结石等。

2. 青少年、中青年血尿　常见肾小球肾炎、运动①或直立性血尿②、尿路感染、尿路结核、尿路损伤等。

3. 老年血尿　常见肿瘤、前列腺增生、慢性肾小球肾炎、尿路感染、结石。反复发作的无痛全程肉眼血尿的老年患者应特别注意排查肿瘤。

（王芳）

第六章　肌肉骨骼症状

单关节肿痛

一、定义

单关节肿痛是指单个关节区域的肿胀、疼痛。关节肿痛往往提示关节局部出现炎症反应，病因包括感染、自身免疫反应、晶体沉积、创伤等。关节退行性改变常造成负重关节肿痛。常见单关节肿痛原因见表 2-6-1。

表 2-6-1　单关节肿痛常见原因

感染性关节炎
细菌性
病毒性
结核性
真菌性

① 运动性血尿：一般出现在竞技性剧烈运动后，如长跑、拳击。运动前排空膀胱可减少其发生。

② 直立性血尿：血尿在身体直立时出现，平卧时消失。常见瘦高的青少年。病因是左肾静脉受到腹主动脉和肠系膜上动脉的挤压，使左肾血流回流受阻，肾盂内静脉曲张渗血导致血尿。患者大多预后良好，成年后或瘦长体形改变后血尿可缓解。

续表 2-6-1　单关节肿痛常见原因

感染相关的关节炎
莱姆病
风湿热
晶体性关节炎
痛风
焦磷酸盐沉积症
寡关节型幼年型特发性关节炎
骨关节炎
原发性
继发性
代谢异常（钙晶体沉积、血色病、肢端肥大症）
解剖学因素（先天性髋关节发育不良）
创伤（大关节创伤、慢性关节损伤、关节手术）
炎症后遗症（如强直性脊柱炎、化脓性关节炎）
脊柱关节病
骨髓炎
复发性风湿病
创伤或过度使用
应力骨折
肿瘤相关性
成骨肉瘤
转移性肿瘤
滑膜骨软骨瘤病
滑膜转移瘤
佩吉特病累及关节

二、临床治疗路径

（一）问诊的重点

1. 关节肿痛前有无损伤、感染、饮酒，是否患虹膜炎等。
2. 关节肿痛出现的时间、部位、缓急。

3. 关节肿痛持续的时间，可否自行缓解，缓解后再发的时间间隔。

4. 活动后关节疼痛缓解或加重。

5. 有无其他伴随症状如晨僵、皮疹、腹泻、尿痛、视力改变、发热、腰痛、背痛等。

6. 关节肿痛出现后有无用药及用药后肿痛缓解程度。

7. 关节肿痛出现后一般情况如饮食、睡眠、体重有无改变。

8. 既往的健康状况，用药、烟酒嗜好及家族史。

（二）体格检查主要关注点

1. 生命体征。

2. 淋巴结有无肿大。

3. 心肺状态。

4. 腹部查体。

5. 关节　第一跖趾关节受累多见于痛风，下肢大关节受累多见于脊柱关节病。需注意关节局部及周围情况，如红肿、皮温、有无压痛、关节活动度，还需注意脊柱及椎旁肌肉有无压痛，有无畸形。

（三）基本的检查项目

1. 血、尿、便常规和 ESR，C 反应蛋白。

2. 血生化（电解质、血糖、血钙、肝功能和肾功能、尿酸）。

3. 受累关节 X 线片和超声。

4. 根据初步检查的结果，决定是否进行其他必要的检查，包括检测 HLA-27，阳性提示有脊柱关节炎的可能，但它不是确诊指标，检测类风湿因子（RF）、免疫球蛋白 Ig、补体、ANA、ANCA、ENA 等自身免疫抗体以除外结缔组织病。关节磁共振检查，对诊断软组织病变有优势，可较好地显示疾病早期的滑膜充血、渗出、增生、血管翳形成以及骨髓改变；骶髂关节核磁显示骨水肿是诊断脊柱关节病的重要依据。

5. 关节穿刺、关节液白细胞计数协助区分炎性、非炎性关节病变和化脓性关节炎，在关节液中找到尿酸盐结晶或细菌培养阳性则有助于痛风、化脓性关节炎的确诊，尤其是患者伴有发热时，获取关节液进行涂片和培养除外各种感染性关节炎十分重要；血性关节积液见于血友病关节炎和色素沉着绒毛结节性滑膜炎。关节镜、病理有助于色素沉着绒毛结节性滑膜炎的确诊。

三、小贴士

（一）不能漏诊的严重疾病

1. 恶性肿瘤。
2. 感染。
3. 系统性自身免疫性疾病。

（二）容易忽视的问题

1. 药物，利尿剂的使用与高尿酸血症和痛风发作相关。
2. 酒精与高嘌呤饮食，与痛风发作相关。
3. 职业，有些职业可导致非负重关节的骨关节炎。
4. 先天性髋关节发育不良、自发性骨坏死等少见情况。

（三）应警惕的临床表现

1. 有系统性疾病特征。
2. 体重明显下降。
3. 全身淋巴结肿大。
4. 肝脾大、多浆膜腔积液。

（四）特殊人群的单关节肿痛

1. 青少年需警惕寡关节型幼年特发性关节炎，特征包括：①不明原因的关节肿胀、疼痛病程特续 6 周以上，可有 1～4 个关节受累。②存在两个亚型，持续性关节型在整个病程中受累关节数≤4 个；扩展性关节型在病程 6 个月后受累关节≥5 个。③多见于膝关节，亦可见于踝关节和手指关节。④患者可发生葡萄膜炎。⑤患者的 ESR、C 反应蛋白可升高。⑥应注意除外其他类型的幼年型特发性关节炎，尤其是其中的附着点炎和银屑病关节炎，以及感染性关节炎。

2. 年轻人应关注脊柱关节炎，包括：①有家族聚集现象，与HLA-B27有密切关系。②早期多为腰背晨僵和疼痛，活动后好转，休息后加重，可出现夜间痛，常在起床后好转。③多出现髋关节和外周关节病变，其中膝关节、踝关节和肩关节居多，肘及手关节、足小关节偶有受累。外周关节病变多为非对称性，常只累及少数关节或单关节。④25%的患者在病程中发生葡萄膜炎，单侧或双侧交替，严重者可出现视力障碍。⑤早期体征多为骶髂关节和椎旁肌肉压痛，随病情进展可见腰椎前凸变平，脊柱各个方向的活动受限，胸廓扩展范围缩小，颈椎后突。⑥病程长的患者X线检查显示骶髂关节软骨下骨缘模糊、骨质糜烂、骨密度增高及关节融合。磁共振检查见骶髂关节骨骨髓水肿是早期诊断的重要依据。⑦HLA-B27检测常为阳性，类风湿因子检测多为阴性。

3. 中年男性需考虑痛风，特征包括：①饮酒以及高嘌呤饮食常为诱因，典型发作者常于深夜被关节痛惊醒，疼痛进行性加剧，在12小时左右达到高峰，呈撕裂样、刀割样或咬噬样，难以忍受。受累关节红肿灼热、皮肤紧绷、触痛明显、功能受限。多于数天或2周内自行缓解。②首次发作多侵犯单关节，50%以上发生在第一跖趾关节，在以后的病程中，90%患者累及该部位。足背、足跟、踝、膝等关节也可受累。③急性发作缓解后一般无明显后遗症状，反复发作多年后，关节炎呈慢性化，并可出现皮下痛风石。④关节滑液或痛风石抽吸物中发现特异性单钠尿酸盐晶体，是确诊痛风的金标准。对一些不典型的炎性关节炎，在关节滑液中查找单钠尿酸盐晶体更为必要。对于不能取得关节液的患者，超声见关节软骨表面强回声，即所谓的“双轨征”，常提示关节内有尿酸盐结晶沉积。如果得到关节液，同时应进行革兰氏染色涂片和病原菌培养，以除外感染性关节炎。⑤大约1/3的痛风患者可出现肾病变，慢性高尿酸血症肾病及慢性肾功能不全以及尿酸性尿路结石等。

4. 老年患者应多考虑骨关节炎，特征包括：①好发于膝、髋、手（远端指间关节、第一腕掌关节）、足（第一跖趾关节、足跟）、脊柱（颈椎及腰椎）等负重或活动较多的关节。②常见关节局部的疼痛和压痛，负重关节及双手最易受累，休息时好转，活动后加重。随病情进展可出现持续性疼痛。③伴有滑膜炎的患者可出现C反应蛋白和ESR轻度升高。出现滑膜炎者可有关节积液。一般关节液透明、淡黄色、黏稠度正常或略降低，但黏蛋白凝固良好。可显示轻度白细胞增多，以单个核细胞为主。④X线提示软骨下骨质硬化、软骨下囊性变及骨赘形成、关节间隙变窄等。严重时可出现关节变形及半脱位。

四、预后

单关节肿痛预后随病因不同而各异。早期诊断、早期治疗是改善预后的关键所在。

（张倩茹　周炜）

多关节肿痛

一、定义

多于4个的关节的疼痛、肿胀，由关节、软骨、肌腱、韧带炎症和（或）损伤造成，常见多关节肿痛的病因见表2-6-2。

二、临床诊断路径

（一）问诊的重点

1. 多关节肿痛的诱因，如感染、负重、妊娠、进食高嘌呤食物等。

表 2-6-2　多关节肿痛常见原因

结缔组织病
类风湿关节炎（双手、腕、足的对称性侵蚀性多关节炎，可致残）
系统性红斑狼疮（青年女性多见，双手对称性非侵蚀性关节炎）
干燥综合征（伴有口干、眼干、双手对称性关节肿痛）
幼年型特发性关节炎（幼儿起病，可发展为成人类风湿关节炎）
成人斯蒂尔病（发热、皮疹、关节痛为其三联征）
白塞病
硬皮病（局限性或弥漫性皮肤增厚化纤维化为特征，伴有雷诺现象，可出现腊肠指趾）
脊柱关节痛
脊柱关节痛皮肌炎（出现皮疹，有特异性抗体，可伴有肌电图异常）
血清阴性脊柱关节病
银屑病关节炎（银屑病皮疹并伴有关节和周围软组织疼痛、肿胀、压痛、僵硬和运动障碍，为肌腱附着点炎）
其他疾病
骨关节炎（多见于老年女性，双手远端指节骨质增生，典型病变为 Heberden 和 Bounchard 结节）
代谢性疾病
甲状旁腺功能亢进（发作性、渐进性的四肢多关节肿痛，可有多发性肾结石、广泛性骨质疏松）
晶体性关节炎（慢性痛风）
感染性疾病
风湿热
莱姆病
感染性心内膜炎
败血症
恶性病
白血病

2. 起病方式，急性或慢性。

3. 起病年龄和发作持续时间。

4. 加重及缓解因素，休息、活动、药物治疗后症状是否有改变。

5. 伴随症状　其中全身症状包括发热、乏力、体重减轻、晨僵、皮疹、光敏感、口腔溃疡、雷诺现象、口干、眼干、腮腺肿大、腹泻、腰痛和背痛、水肿。

（二）体格检查主要关注点

1. 生命体征，包括体温、脉搏、呼吸、血压。

2. 一般状况，包括发育、面容、表情、体位、步态、神志。

3. 皮肤黏膜　有无皮疹，包括蝶形红斑、盘状红斑、结节红斑，有无光过敏、口腔溃疡、脱发，有无皮下出血或淤斑，有无水肿，有无雷诺现象、皮肤硬化、指端溃疡，有无网状青斑。

4. 淋巴结　全身浅表淋巴结有无肿大，压痛。

5. 头颈部　是否有虹膜睫状体炎或结膜炎；有无牙齿脱落或义齿，腮腺肿大，牛肉舌；外耳郭有无痛风石或软骨炎。

6. 关节　哪些关节出现肿胀疼痛，有无关节畸形。

7. 肌肉　有无肌无力、肌痛。

8. 心肺　有无 P2＞A2，有无心脏杂音、心包积液、有无胸腔积液、有无 velcro 啰音等。

9. 腹部查体　有无肝脾肿大、移动性浊音、肾区叩击痛。

（三）基本的检查项目

1. 实验室检查　包括血常规，尿常规，血沉（ESR），C 反应蛋白（CRP），血生化（肝功能和肾功能、电解质、血糖、血钙、血尿酸）、甲状旁腺激素（PTH 为建议进一步检查的项目）、HLA-B27 检测。

2. 免疫指标　包括抗环瓜氨酸多肽（CCP）抗体、类风湿因子（RF）、抗核抗体（ANA）、抗 ENA 抗体谱、抗双链 DNA、免疫球蛋白及补体（IgG、IgA、IgM、C3、C4）、ASO。

3. 影像学检查　包括对肿胀关节拍摄 X 线片（双手正位 X 线片）、肿胀关节进行超声（灰阶、能量多普勒）、骶髂关节核磁共振。

4. 关节腔穿刺　对于无穿刺禁忌证的患者，选择积液量较大、容易进行穿刺的部位进行关节腔穿刺，对关节液行常规检查、细胞计数，对脓性关节液应行细菌培养以除外感染性关节炎。

根据初步检查的结果，决定是否进行其他必要的检查，包括关节磁块振检查、胸片、心脏彩超、肺功能检查、腹部超声。若初步检查无阳性结果，进行对症处理，1～3个月后随访。

三、小贴士

（一）不能漏诊的严重疾病

1. 类风湿关节炎。

2. 以关节肿痛起病的弥漫性结缔组织病，如系统性红斑狼疮、多发性肌炎/皮肌炎等。

3. 甲状旁腺疾病，如甲状旁腺功能亢进、甲状旁腺腺瘤。

（二）容易忽视的问题

1. 感染性关节炎多为单关节或者少关节炎，但免疫抑制的患者可以出现多关节炎。

2. 副肿瘤综合征可以出现多关节炎，老年患者需要筛查肿瘤。

（三）常见易导致关节肿痛的疾病

1. 全身型和多关节炎型幼年型特发性关节炎　16岁以下儿童持续6周以上的不明原因关节肿胀，并除外其他疾病时应考虑幼年特发性关节炎。

全身型也称斯蒂尔病，起病急，典型患者有发热、皮疹、关节痛的“三联征”表现。发热常为高热，呈弛张热，抗生素治疗无效，皮疹伴发热出现，通常为圆形充血性丘疹，分布于胸部和四肢近端，关节炎多为游走性，大小关节均可受累。实验室检查可见、细胞明显升高，ESR和C反应蛋白增高，转铁蛋白明显增高。

多关节型常为慢性病程，多关节受累、指（趾）小关节受累为突出表现，女孩多见，反复持续发作数年可出现关节僵直变形、肌肉萎缩。实验室检查，可有抗CCP抗体、RF阳性。

2. 系统性红斑狼疮　一种累及多系统器官并伴有多种自身抗体出现的自身免疫性疾病，多见于育龄期女性。关节肿痛见于95%以上的患者，其中近端指间关节肿痛见于80%的患者，常为多发性、对称性、游走性，骨质破坏很少出现。患者多伴有发热、皮疹、光敏性和雷诺现象。肾为该病最常受累的脏器，血液、心脏、呼吸、消化、神经系统均可受累。实验室查发现多种自身抗体出现，ANA、抗双链 DNA、抗 Sm 抗体等为其特异性抗体，疾病活动期可伴有补体下降。

3. 类风湿关节炎　一种以慢性破坏性关节炎为特征的全身性自身免疫病。近端指间关节、掌指关节或腕关节为常见受累部位，所有滑膜关节均可受累，包括颞颌关节、寰枢关节，关节肿胀明显时呈梭形，病变晚期会出现关节畸形。关节外表现包括发热、贫血、血管炎、类风湿结节和淋巴结肿大等。类风湿关节炎还可造成间质性肺炎。

实验室检查可有血常规出现轻度贫血，疾病活动期 ESR 和 C 反应蛋白增高，患者 RF 和（或）抗 CCP 阳性，其中抗 CCP 是类风湿关节炎的特异性自身抗体。影像学检查有助于诊断，早期患者的 X 线检查只有软组织肿胀和骨质疏松，随着病情的发展出现关节面模糊及囊性病变；发现关节骨质破坏可以确诊类风湿关节炎。超声检查可以看到骨质破坏、滑膜炎等病变；磁共振检查可很好地显示骨髓水肿、滑膜炎等关节炎性病变，也可敏感地发现骨破坏，两者对早期诊断均有很大帮助。

4. 银屑病关节炎　一种慢性炎性关节疾病，除银屑病皮损外，还出现外周关节炎、骶髂关节炎与脊柱炎。临床表现多样，多关节炎型患者出现多关节炎症，累及手足小关节、腕、踝、膝和肘关节，常有远端指间关节受累。关节外表现有眼部炎症（虹膜睫状体炎），极少数患者有心脏、肺部受累。银屑病皮损的典型的皮肤病变为边界清楚、被覆银白色痂皮的红斑，多出现于肘、膝关节的伸侧，头皮、耳朵和骶前区；轻刮患处常出现针尖样出血点。另外，指甲病变也常见于银屑病关节炎患者，包括指甲凹陷、甲松离、甲裂、甲下角化过度等。

5. 甲状旁腺功能亢进　由于甲状旁腺本身病变或因低血钙等原因造成 PTH 合成和分泌增多，通过对骨和肾的作用，导致血钙增高、血磷降低，多见于 20～50 岁的成年人。临床主要表现为高血钙；早期可出现骨痛，主要位于腰部、背部、髋部、肋骨，可出现四肢关节疼痛；后期主要表现为纤维囊性骨炎，出现骨骼畸形与病理骨折。长期高血钙可影响肾小管浓缩功能，亦可发生肾结石、肾钙化。实验室检查可见血清游离钙升高，血钙浓度>1.28 mmol/L；血清磷下降，可出现代谢性酸中毒；尿钙增高；血清 PTH 增高，血 PTH 浓度>10 pmol/L。X线典型表现为广泛的骨质疏松，纤维性囊性骨炎在骨的局部形成大小不等的透亮区，多见于长骨骨干，也可见肾或输尿管结石。

四、预后

多关节肿痛可发生于不同的疾病，类风湿关节炎、银屑病关节炎等以关节受累为主要表现的疾病，随着生物制剂的使用，预后大大改善；而系统性红斑狼疮等疾病的预后取决于有无重要脏器受累。总之，早期诊断、尽早治疗可改善预后。

（郭娟　周炜）

第七章　皮肤症状

斑　　疹

一、定义

斑疹（macule）为皮肤限局性的颜色改变，平齐于皮肤表面，既不隆起也不凹陷，只能通过视诊识别而不能触知。皮肤颜色改变是由血流改变、出血、含铁血黄素、黑色素或外源性色素所致，可呈红色（如药疹）、深红色（如紫癜）、黑色（如色素痣）或白色（如白癜风）。直径超过 2～3 cm 者称为斑片（patch）。可以分为炎症性斑和非炎症性斑。

斑疹可分为炎症性和非炎症性斑疹。炎症性斑疹，可因感染、免疫及理化因素而致血管扩张，血流增加，多为红色，可伴有皮温高，瘙痒或者疼痛，指压可致皮肤褪色。非炎症性斑疹，可有红、黑、褐、白等多种颜色，压之多不褪色，包括发生色素改变，色素增加如色素痣、雀斑及黄褐斑；色素减退或脱失，如无色素痣、白癜风；皮肤血管异常，如鲜红斑痣；皮内出血，如紫癜、淤斑。以斑疹或斑片为主要表现的皮肤疾病，见表2-7-1。

表2-7-1　以斑疹或斑片为表现的疾病概览

	常见	少见
炎症性	丹毒 蜂窝织炎 非特异性病毒疹 多形红斑 药疹 日晒伤 过敏性紫癜 花斑癣（花斑糠疹） 白色糠疹	猩红热 麻疹 环状红斑 红斑狼疮 痛风
非炎症性	鲜红斑痣 色素性紫癜性皮肤病 黄褐斑 色素痣 白癜风 无色素痣	热激红斑 咖啡牛奶斑 贫血痣

二、主要疾病概述及鉴别

（一）炎症性斑疹

1. 丹毒　B型溶血性链球菌感染引起的皮肤浅层淋巴管及周围软组织的急性感染性炎症。好发于单侧下肢、单侧面部，可伴局部疼痛和畏寒、发热及邻近淋巴结肿大和压痛的症状。皮损为水肿性红斑、斑片，界限清楚，表面紧张，其上偶见水疱、大疱。斑疹局部皮温高，有压痛。抗生素治疗2～3周可愈，但可复发。小腿丹毒反复发作后可引起象皮肿。外周血中白细胞及中性粒细胞增高。本病应注意与蜂窝织炎、类丹毒、接触性皮炎、血管性水肿、痛风等相鉴别。

2. 非特异性病毒疹　此病为以躯干为主广泛对称分布的充血性红斑，可由多种病毒感染引发，多见于儿童，可伴发热、淋巴结肿大等，是病毒性疾病的非特异性提示。需要与麻疹、风疹、猩红热等相鉴别。

3. 多形红斑　春秋季好发，女性多见，皮疹呈多形，有水肿性红斑、斑丘疹、水疱等形态，特征性皮损为虹膜样或靶形水肿性红斑，伴瘙痒。可有不同程度的黏膜损害，少数有内脏损害。可能与感染、药物过敏和某些内脏疾病有关，应与多形红斑型药疹、固定性药疹、环状红斑、冻疮、大疱性类天疱疮相鉴别。

4. 药疹　药疹的特征为发疹前近期内（1～3 周）有用药史且起病急。皮疹以红色斑疹为主者主要为发疹型药疹、固定型药疹、多形红斑型药疹。发疹型药疹临床表现为弥漫性鲜红色斑或小米粒大至黄豆大的红色斑或斑丘疹，密集、对称分布，形态如麻疹样或猩红热样，自觉瘙痒，发病突然，可伴有畏寒、发热。固定型药疹，多见于皮肤、黏膜交界处，典型表现为圆形或椭圆形水肿性红斑、斑片，颜色为鲜红或紫红色，表面可有水疱、大疱。皮疹单发或多发，伴瘙痒。愈后可见遗留色素沉着，发作愈频，色素愈深，每次服同样药物后常在同一部位发生。多形红斑型药疹的皮疹类似于多形红斑（见上），但分布更广泛，重症型黏膜损害严重，常伴高热和肝功能、肾功能、造血系统等系统损害的症状。应注意与急性感染性疾病如麻疹和其他非特异性病毒疹、猩红热、传染性单核细胞增多症及中毒性红斑、川崎病、多形红斑相鉴别。

5. 日晒伤　此病为因过量或强烈日照所引起的光毒性反应，主要由 UVB 型紫外线所致。日晒伤有强烈阳光暴露史，水肿性红斑分布于阳光暴露的区域，界限清楚，严重时可有水疱、大疱，伴灼热或灼痛感。约 1 周左右消退，伴随脱屑，常留下明显色素沉着。本病春末夏初多见，好发于儿童、妇女、滑雪者及水面工作者，其反应的强度与光线强弱、照射时间、个体肤色、体质、种族等有关。应与光敏性皮炎、接触性皮炎、光敏性或光毒性药疹、多形性日光疹、慢性光化性皮炎、红斑狼疮、烟酸缺乏症等相鉴别。

6. 过敏性紫癜　此病好发于儿童及青少年，开始时可有发热、头痛、关节痛、全身不适等。过敏性紫癜好发于下肢伸侧的针尖至黄豆大小的瘀点或者瘀斑，压之不褪色；也可为红斑、斑丘疹、水疱甚至血疱、坏死、溃疡。皮损对称分布，成批出现，容易复发。仅有皮肤损害者称为单纯性过敏性紫癜；伴有腹痛、腹泻、便血，甚至胃肠道出血者称为胃肠型过敏性紫癜；伴有关节肿胀、疼痛、甚至关节积液者称为关节型过敏性紫癜；伴血尿、蛋白尿，肾损害者称为肾型过敏性紫癜。全身症状出现于皮肤紫癜之前时，容易误诊为风湿性关节炎或急腹症，临床上需明确不同类型的紫癜，还应和变应性血管炎、其他肾病、系统性红斑狼疮等鉴别。

7. 花斑糠疹（花斑癣）　此病为马拉色菌感染所致，好发于胸部、背部、腋窝为边缘清楚的圆形斑疹，初起呈淡红色，渐变深，可灰色、褐色、棕色并存，表面可见细碎鳞屑，时间久的可为白色色素减退斑。青壮年男性多见，冬轻夏重。临床上需要与白癜风、贫血痣、玫瑰糠疹相鉴别。

8. 白色糠疹　此病为常发生于儿童或少年面部的轻度炎症性皮肤病，表现为圆形或卵圆形淡红色斑，数周后淡红斑逐渐转变为淡白斑，其上覆盖少许糠状鳞屑。疾病为自限性，可由儿时皮肤脂肪酸分泌不足、糠秕马拉色菌感染及定植增加所致，成年后可自愈。主要分布在面部，偶尔见于身体其他部位。患者无自觉症状，或有轻微瘙痒、烧灼感。病程长短不一，夏季加重，但均可自然消退。需与白癜风、花斑糠疹相鉴别。

（二）非炎症性斑疹

1. 鲜红斑痣　此病为皮肤浅表血管丛扩张增生所致的先天性皮肤黏膜的鲜红色或葡萄酒色斑、斑片，压之褪色，多在出生或出生后不久即出现，部分可于 2 岁前全部消失，属于先天性毛细血管畸形。需与草莓状血管瘤、海绵状血管瘤、匐行性血管瘤、热激红斑相鉴别。

2. 色素性紫癜性皮病　此病是一组由淋巴细胞介导的红细胞外渗所致的类似的血管性疾病，包括进行性色素性紫癜性皮肤病、毛细血管扩张性环状紫癜及色素性紫癜性苔藓样皮炎。基本损害为密集的针尖、粟粒大小的红色、紫红色斑，压之不褪色，久之渐呈棕褐或黄褐色，皮损数目不等，最常发生于小腿，亦可累及双股、躯干及上肢。常无自觉症状，有时可有轻度瘙痒。好发于中老年人，病程呈慢性，持续数月或数年可自行缓解。需与过敏性紫癜、淤积性皮炎等相鉴别。

3. 白癜风　此病是一种常见的后天性局限性或泛发性皮肤色素脱失病。由皮肤的黑素细胞功能消失引起，但机制还不清楚，可能与遗传、免疫、神经精神因素等相关。全身各部位可发生，常见于指背、腕、前臂、颜面、颈部及生殖器周围等。皮损为大小不等、形态不一、数目不定的色素脱失白色斑、斑片，界限多清楚，一般无自觉症状。需要与无色素痣、贫血痣、炎症后色素减退斑及花斑糠疹相鉴别。

4. 无色素痣　此病在出生时或出生后不久发病，白斑可随身体发育而按比例扩大，脱色区内色素不会再生，所以不能自然消失。损害为大小不一的苍白色局限性色素减退斑或斑片，周缘无色素沉着现象。若损害发生于三叉神经区域，可伴发神经症状。需与白癜风、贫血痣鉴别。

5. 黄褐斑　此病常见于女性，多为对称、蝶形分布于颧颊部的淡褐色至深褐色斑片，也可累及眶周、前额、上唇和鼻部。它可能与内分泌异常、妊娠、口服避孕药、肝炎、结核及日晒有关。无主观症状和全身不适。精神紧张，熬夜，劳累可加重皮损，需要与黑变病、太田痣、颧部褐青斑相鉴别。

6. 色素痣　根据痣细胞的分布部位，可分为交界痣、皮内痣和混合痣。其中交界痣表现为深浅不一的褐色至黑褐色斑疹，可略突出皮面。数目可不等，可为单个、数个甚至数十个。患者无自觉症状，交界痣多见于掌跖、外阴部。注意需要与恶性黑素瘤、蓝痣、脂溢性角化相鉴别。

7. 咖啡牛奶斑　此病为出生即可发生的淡褐色至深褐色斑色斑。它们可以出现在身体的任何部位，直径大小不等。注意少数有咖啡牛奶斑患者见于神经纤维瘤病（如有6片直径＞1.5 cm的咖啡牛奶斑具有重要的诊断参考价值），还可见于结节性硬化症及其他的神经外胚层综合征患者。

三、临床诊断路径

（一）问诊的重点

1. 斑疹发生的诱因、时间、颜色、性质及分布特点。
2. 皮损自觉症状，有无瘙痒、疼痛。
3. 全身伴随症状，是否伴有发热等。

（二）体格检查主要关注点

皮肤科专科查体主要关注斑疹的大小、颜色、形状、数量、分布部位，压之是否褪色。

（三）主要检查项目

1. 怀疑斑疹与感染相关时可行感染相关检测，如血常规、C反应蛋白、降钙素原、真菌镜检以及培养。
2. 怀疑与斑疹过敏相关时可行过敏原检测，如皮肤点刺试验、斑贴试验、光斑贴试验及血IgE检测。
3. 怀疑斑疹与自身免疫性疾病相关可行血自身抗体初步筛查，如ANA、ENA谱。
4. 怀疑为药疹、过敏性紫癜时需检查有无系统受累，如血、尿、便常规，肝、肾功能，心电图等。
5. 若伴发热，必要时检查血常规、血沉、补体、免疫学指标等或进行血培养。
6. 必要时进行皮肤组织病理学检查。

四、治疗及预后

不同的以斑疹为表现的疾病的治疗及预后见表2-7-2。

表 2-7-2　以斑疹或斑片为表现的疾病治疗及预后

分类	疾病	治疗	预后
炎症性	细菌感染性	选择敏感抗生素外用和（或）系统治疗	多数可治愈
	病毒性感染	对症补液和处理发热，使用外用保护性药物，如炉甘石洗剂	多数可自愈或治愈
	免疫性疾病	外用糖皮质激素类药物，必要时系统激素、免疫抑制性药物	多数可自愈或治愈
	药疹	停用可疑药物，给予支持治疗及对症处理并发症，必要时系统应用激素治疗，甚至冲击治疗	多数可自愈或治愈
	日晒伤	外用炉甘石洗剂、2.5%吲哚美辛酊必要时口服阿司匹林、吲哚美辛或小剂量糖皮质激素	数天内可自愈或可治愈
	过敏性紫癜	积极寻找全身因素及潜在病因并予以治疗，酌情选择口服抗生素、维生素 C、节丁脘、双嘧达莫、抗组胺药物、糖皮质激素类甚至免疫抑制剂等	皮肤型预后较好
	花斑糠疹	抗真菌治疗	可自愈或治愈。夏季易反复
	白色糠疹	外用抗真菌药物	可自愈或治愈
非炎症性	鲜红斑痣	不能自行消退的，可行激光治疗及光动力学法疗	自愈或部分可治愈
	色素性紫癜性皮肤病	口服维生素 C、肾上腺素脘、双嘧达莫等药物，如有瘙痒局部应用糖皮质激素	病程慢性，疗效欠满意
	黄褐斑	尽量避免日晒和外用脱色剂	无特异疗法，疗效欠满意
	色素痣	必要时可行手术切除	可治愈，或不必特殊处理

续表 2-7-2　以斑疹或斑片为表现的疾病治疗及预后

分类	疾病	治疗	预后
	无色素痣	遮盖治疗，必要时自体表皮移植	无特异疗法，疗效欠满意
	白癜风	可给予外用糖皮质激素，他克莫司软膏，可行光疗法或光化学法疗	无特异疗法，疗效欠满意
	热激红斑	避免局部接触温度高的物体，治疗时外用多磺酸粘多糖乳膏等改善局部循环药物	可自愈或治愈
	咖啡牛奶斑	激光治疗或不必治疗	如不伴有神经纤维瘤病，预后好

大多数斑疹是良性轻症的皮肤病，可由全科医师对症处理或不予处理即可。但有些疾病需要予以特殊处理及注意。感染性疾病如细菌性或者病毒性疾病相关的，需要查找可能感染原因及传染源，必要时需要隔离患者。过敏性紫癜及药疹需要积极寻找原因，进行全身检查，酌情进行系统治疗。

（赵作涛　刘玲玲）

丘疹和结节

一、定义

丘疹是局限性、实质性、浅表性皮损，隆起于皮面，直径≤0.5 cm。结节是局限性、实质性、深在性皮损，位置在真皮或皮下（直径为0.5～1.0 cm）。丘疹和结节可由炎症细胞浸润、表皮或真皮细胞增殖或代谢物聚集引起。形状呈圆形、椭圆形、扁平或乳头状，表面光滑或粗糙，颜色为红色、紫红色、黄色、黑褐色等。形态介于斑疹和丘疹之间的稍隆起皮损称斑丘疹；丘疹顶部有小水疱者称丘疱疹；丘疹顶部有小脓疱者称脓丘疱疹。以丘疹及结节为表现的皮肤疾病种类繁多，可见于皮炎湿疹类疾病、红斑鳞屑性疾病、附属器疾病、感染性疾病、代谢性疾病、皮肤肿瘤等。可能出现丘疹/结节皮损的疾病见表2-7-3。

表2-7-3　以丘疹或结节为表现的疾病概览

	分类	常见	不常见
丘疹	皮炎湿疹类	湿疹 接触性皮炎 特应性皮炎 神经性皮炎	
	红斑鳞屑性疾病	点滴状银屑病 扁平苔癣	

续表 2-7-3　以丘疹或结节为表现的疾病概览

	分类	常见	不常见
	附属器疾病	痤疮 毛囊炎 痱子	
	感染性皮肤疾病	疖 寻常疣 扁平疣 尖锐湿疣 传染性软疣 疥疮	
	其他	痒疹 粟丘疹	黑棘皮病
结节	感染性	感染性肉芽肿	
	皮肤肿瘤	色素痣 皮肤纤维瘤 汗管瘤	角化棘皮瘤 基底细胞癌 鳞状细胞癌 恶性黑色素瘤 淋巴瘤 卡波西肉瘤
	代谢性	皮肤淀粉样变 黄瘤病 痛风石	
	附属器疾病	结节囊肿性痤疮	
	其他	结节性痒疹 化脓性肉芽肿	类风湿结节 结节性多动脉炎 结节性硬化症 结节病 环状肉芽肿 面部播散性粟粒性狼疮

二、主要疾病概述及鉴别

（一）皮炎湿疹类疾病

1. 湿疹　此病是一种由内、外多种因素引起的急性或慢性皮肤炎症，皮损为以红斑、丘疹及丘疱疹为主的多形性皮损，有渗出倾向，反复发作，瘙痒剧烈。按皮损特点分为急性、亚急性及慢性湿疹。急性期具有渗出倾向，慢性期的特点为浸润、肥厚呈苔藓样变。有些患者直接表现为慢性湿疹。皮疹密集中央融合明显，周围不断新发皮疹，致使境界不清，可见糜烂、抓痕，结痂及鳞屑。皮疹可是限局性的，也可是对称、弥漫性的。本病需要与银屑病、接触性皮炎、特应性皮炎、神经性皮炎相鉴别。

2. 接触性皮炎　此病为皮肤黏膜接触外界刺激性或变应原性物质后，主要在接触部位所发生的急性或慢性皮肤炎症，出现红斑、丘疹、水疱、甚至大疱。去除接触物后损害很快消退，若再次接触，皮炎可再发。接触性皮炎分为刺激性及变态反应性。引起刺激性接触性皮炎的接触物对皮肤有很强的刺激性，任何人接触后均可发生皮炎，称为原发性刺激。原发性刺激分为两种，一种刺激性很强，接触后短时间内发病；另一种较弱，较长时间接触后发病，如肥皂、有机溶剂等。变态反应性接触性皮炎，患者的接触物基本上是无刺激的，少数人接触该物质致敏后，再次接触该物质，经 12～48 小时在接触部位及其附近发生皮炎。需要与湿疹、特应性皮炎相鉴别。

3. 特应性皮炎　此病是一种以皮肤屏障损伤、皮肤感染倾向为表现的由内、外环境因素导致的皮肤炎症，可表现为红斑、丘疹、结节皮损，反复发作者，伴皮肤干燥、剧烈瘙痒，常出现抓痕、苔癣样变，此病有遗传倾向。本人及家族常有哮喘、过敏性鼻炎等病史，可对异种蛋白过敏，存在血中 IgE 升高，嗜酸性粒细胞增高等表现。典型的特应性皮炎分为婴儿期、儿童期、青少年及成人期三期。需要与湿疹、接触性皮炎、神经性皮炎相鉴别。

4. 神经性皮炎　此病是以皮肤苔癣样变及阵发性剧烈瘙痒为

特征的慢性瘙痒性皮肤病，多见于成人，儿童少见。多与神经、精神因素有明显的关系。好发于颈部、四肢伸侧及骶尾部等，起病时，表现为局部间歇性瘙痒而无明显皮损，经搔抓后出现散在或密集的粟粒大小的扁平丘疹、苔癣样变，可见继发抓痕。需要与慢性湿疹、接触性皮炎及特应性皮炎相鉴别。

5. 银屑病　此病为由遗传及环境因素相互作用的多基因遗传病，与感染、精神、外伤，季节变化等有关。典型皮损为红色斑丘疹，上覆银白色鳞屑，刮去鳞屑可见薄膜，刮去薄膜为点状出血。头皮、躯干及四肢伸侧为主，可见同形反应。分为寻常型、关节型、脓疱型及红皮病型。临床上需要与玫瑰糠疹、副银屑病、慢性湿疹、脂溢性皮炎、神经性皮炎、扁平苔藓相鉴别。

6. 扁平苔癣　扁平苔藓为与精神、神经、内分泌、自身免疫、药物及肝病有关的慢性、自限性、炎症性皮肤病，好发于青年及成人，主要累及皮肤、黏膜、毛发、指（趾）甲。典型皮损为的紫红色多角形丘疹，表面光滑放大镜观察可见白色点状、网状斑，称韦氏纹（Wickham 纹）。好发部位为腕屈侧、前臂、股内侧、胫前和腰臀部。需要与湿疹、药疹、银屑病、白塞病、甲癣、甲真菌病等相鉴别。

7. 痒疹　痒疹是以风团样丘疹、结节为特征，伴剧烈瘙痒的皮肤病，多对称分布于躯干及四肢伸侧。与变态反应、虫咬、病灶感染、胃肠道功能障碍、内分泌失调、神经和精神因素有关。需要与银屑病、神经性皮炎、皮肤淀粉样变、疣状扁平苔癣相鉴别。

（二）附属器疾病

1. 痤疮　此病为青春期好发的毛囊、皮脂腺的慢性炎症，与雄性激素及皮脂腺功能亢进、毛囊皮脂腺导管角化异常、微生物感染、宿主免疫有关。皮疹主要为黑白头粉刺及红色丘疹、丘疹疱疹、结节、脓肿等，好发于颜面部、上胸背部。需要与面部播散性粟粒性狼疮、玫瑰痤疮、皮脂腺瘤等相鉴别。

2. 毛囊炎　此病为毛囊细菌感染引发的化脓性炎症。初起为红色丘疹，逐渐演变成丘脓疱疹，为孤立散在，患者自觉轻度疼痛或压痛。需要与马拉色菌性毛囊炎、须癣、头癣、毛周角化、嗜酸细胞性脓疱性毛囊炎等相鉴别。

3. 痱子 炎热、潮湿的气候使大量的汗液不易蒸发，使角质层浸渍肿胀，汗腺导管变窄或阻塞，导致汗液潴留、汗液外渗周围组织，形成的丘疹、水疱或脓疱为痱子。本病好发于皱襞部位，特征性皮损为圆形针尖至粟粒大小红色丘疹或丘疱疹，周围有红晕，伴瘙痒。根据汗腺导管损伤和汗液溢出部位的不同，可以分为白痱、红痱、脓痱及深在性痱子。需要与夏季皮炎、毛囊炎相鉴别。

（三）感染性疾病

1. 疖 疖为系金黄色葡萄球菌等细菌侵入毛囊深部及毛囊周围引起的急性化脓性感染。多见于炎热季节，皮肤不洁、高温、潮湿、多汗及局部皮肤擦伤等为发病诱因，身体虚弱、贫血、糖尿病、长期使用糖皮质激素及免疫抑制剂等也易诱发此病。疖好发于头、面、颈部及臀部、背部，一般为单发，也可多发。初起为毛囊炎性丘疹，逐渐增大呈红色硬结节或斑块，局部有红、肿、热、痛的表现，之后变软，中央顶端可见白色坏死脓栓。需要与痈、变应性血管炎、脂膜炎、毛囊闭锁四联征等相鉴别。

2. 寻常疣 此病由人类乳头瘤病毒1、2、4亚型感染引起，小孩、女性皮肤柔软者多见，典型的部位包括手和脚。典型损害为针尖大小皮色丘疹，渐增大，呈灰色或淡黄色表面干燥粗糙，角化明显质硬，界限清楚。需要与汗管瘤、鸡眼、疣状皮肤结核、点状掌跖角化病相鉴别。

3. 扁平疣 由人类乳头瘤病毒3、10、14、15等亚型感染引起，好发于青少年颜面部、手背、前臂等处，为米粒大小、皮色或淡褐色扁平丘疹，为散在或密集分布，可自身接种。需要与面部播散性粟粒性狼疮、皮脂腺瘤相鉴别。

4. 尖锐湿疣 由人类乳头瘤病毒6、11、16、18等亚型感染引起，好发于外生殖器、肛门部位，以包皮系带两侧、会阴、阴蒂、阴道口、宫颈等常见。典型损害为淡红、灰白色或褐色丘疹，可呈菜花样、颗粒状、线状、鸡冠状、乳头瘤状等形态，常由性途径传播。需要与扁平湿疣、传染性软疣及假性湿疣等相鉴别。

5. 传染性软疣　此病由传染性软疣病毒感染引起，多见于儿童及中年和青年女性，可直接接触传染和自身接种。典型皮损为米粒大小的半球形丘疹，中央凹陷，有蜡样光泽，可挤出白色乳酪样软疣小体。需要与毛囊炎、粟丘疹、化脓性肉芽肿相鉴别。

6. 疥疮　此病为由疥螨引起的接触性、传染性皮肤病，常见于皮肤柔嫩部位，如手指缝、手腕屈侧、脐周、阴囊等部位，极度瘙痒，尤其在夜间。典型损害为粟粒大小淡红色丘疹、丘疱疹或水疱，可见线状隧道。在阴囊及阴茎部位可见疥疮结节。需要与阴虱病、湿疹、单纯性痒疹、皮肤瘙痒症、丘疹性荨麻疹鉴别。

（四）代谢性疾病

1. 皮肤淀粉样变　淀粉样变是指淀粉样物质沉积于组织或器官导致的疾病，均匀无结构的淀粉样蛋白沉积于组织或器官，并导致所沉积的组织及器官有不同程度的功能障碍的疾患。皮肤淀粉样变多见于中年，常见对称性分布于上臂伸侧、上背及股伸侧和胫前，皮损为粟粒大斑疹或半球形、圆锥形丘疹，质硬，呈棕色、褐色或似正常肤色。有少许鳞屑或抓痕，患者自觉瘙痒。需要与湿疹、痒疹、银屑病相鉴别。

2. 痛风石　此病由尿酸及其代谢产物产生过多和（或）肾排泄减少所致，好发于年轻男性，主要见于手和手指背面，也可见于无血管组织内，表现为1至数厘米不等的不规则、坚硬的结节。表面皮肤变薄，呈橘黄色，并有血管显露。需要与类风湿关节炎、血管炎相鉴别。

3. 类风湿结节　类风湿结节为患有类风湿关节炎的患者皮肤出现的结节，结节中心是纤维素样坏死组织和含有IgG的免疫复合物的无结构物质，周围是成纤维细胞，外周有单核、淋巴及浆细胞浸润，形成典型的肉芽组织。类风湿结节好发于受压部位。需要与痛风石、结节病、血管炎相鉴别。

4. 黄瘤病　此病为脂质代谢障碍性皮肤疾病，常与高脂血症有关。典型部位包括眼睑和四肢伸侧，在皮肤上出现橘黄色斑片、丘疹、结节或肿块等改变。根据发病部位及皮损特点，可分为结节性黄瘤病、扁平黄瘤及发疹型黄瘤病。需要与郎格罕细胞组织细胞增生症、幼年黄色肉芽肿、进行性结节性组织细胞瘤鉴别。

（五）皮肤肿瘤

1. 汗管瘤　汗管瘤是一种附属器肿瘤，为向小汗腺末端导管分化的一种错构瘤。本病多见于女性，于青春期发病或加重。皮损好发于眼睑（尤其是下眼睑）及额部皮肤。皮损为多发性、粟粒至绿豆大的多发性、肤色或淡褐色丘疹，稍稍高出皮肤表面。需要与面部播散性粟粒性狼疮、粟丘疹、扁平疣等鉴别。

2. 皮肤淋巴瘤　此病为原发于皮肤的淋巴细胞肿瘤，早期可为暗红色浸润性斑片、丘疹，进而发展为结节、斑块、甚至肿瘤，可破溃。需要与副银屑病、假性淋巴瘤、环状肉芽肿、皮肤结核、感染性肉芽肿相鉴别。

其他良性和恶性皮肤肿瘤或癌前病变详见本节肿块和肿瘤部分。

（六）其他

1. 结节病　此病为原因不明的系统性肉芽肿性疾病，皮损好发于面、颈、肩、臀，初发为红色、坚韧、高起的丘疹或结节，浸润明显，可发展为斑块。可伴淋巴结肿大及系统损害。需要与淋巴瘤、假性淋巴瘤、皮肤结核鉴别。

2. 结节性多动脉炎　结节性多动脉炎的皮肤结节是潜在血管炎的表现，倾向于沿受累动脉发病。结节表面为鲜红、紫红或正常皮色，有压痛，局部组织可缺血坏死，形成溃疡。需要与血管炎、结节性红斑、硬红斑相鉴别。

3. 黑棘皮病　此病的特征为皮肤有色素沉着、粗糙，伴有乳头状丘疹或者疣状增生，常见于腋窝、肢体弯曲处、手背、背部和颈部。它可与遗传、内分泌、药物及多种内部恶性肿瘤有关。需要与融合性网状乳头瘤样病、毛囊角化病、肾上腺皮质功能不全相鉴别。

4. 化脓性肉芽肿　以单个、发展迅速、亮红色、柔软的结节起病，是一种肉芽组织丰富的新生物，常继发于创伤，容易出血。需要与血管瘤、寻常疣、炎性肉芽肿相鉴别。

三、临床诊断路径

（一）问诊的重点

1. 丘疹和结节发生的时间、部位、性质、分布对称性及变化情况。

2. 伴随症状　是否存在疼痛、瘙痒。

3. 有无伴随全身症状。

4. 有无感染、过敏、外伤等诱因。

5. 患者年龄，既往健康状况，药物、烟酒嗜好。

（二）体格检查主要关注点

1. 皮肤科检查重点为皮损部位、大小、深浅、形状、颜色、表面是否光滑、边界是否清楚、有无融合、有无破溃，以及与周围组织有无粘连。

2. 必要时对生命体征、心、肺、腹的基本情况进行查体。

（三）基本检查项目

1. 怀疑过敏性疾病时可行过敏原检测，如皮肤点刺试验、斑贴试验、光斑贴试验及血 IgE 检测。

2. 皮肤病理　无法判断丘疹、结节性质，或判断病变的良、恶性时，病理学检查是皮肤科最基础的检查手段。

3. 皮肤 B 超　该检查有助于判断淋巴结转移情况。

4. 血、尿、便常规，生化、心电图等　若病变为肿瘤需要手术，转专科做相关术前准备，需要进行这些检查。

四、治疗及预后

根据导致丘疹/结节的不同皮肤疾病及其性质，选择不同治疗手段。见表 2-7-4。当丘疹/结节是全身性疾病的皮肤表现时，应当积极、正确地治疗潜在的疾病。皮肤肿瘤常需要切取皮肤，进行病理学检查，进一步明确诊断及制订相应治疗方案。（详见肿瘤章节）

表 2-7-4　丘疹和结节性疾病的治疗及预后

分类	主要治疗手段	预后
皮炎湿疹类	外用糖皮质激素类药物或钙调磷酸酶抑制剂；物理治疗，如窄波、中波紫外线治疗有效；瘙痒可口服抗组胺药物	可自愈或治愈，易反复发作
红斑鳞屑性疾病	外用糖皮质激素类、钙调磷酸酶抑制剂；物理治疗，如窄波紫外线治疗有效；瘙痒可使用抗组胺药物	可自愈或治愈，易反复发作
附属器疾病	外用抗生素，维 A 酸类乳膏，必要时口服抗生素及维 A 酸类药物	可自愈或治愈
感染性疾病	毛囊炎及疖外用敏感抗生素治疗，必要时系统应用敏感抗生素治疗及外科治疗；疣及扁平疣可行物理治疗或外用腐蚀性药物及免疫调节剂咪喹莫特、α-2b 干扰素凝胶	多数可自愈或可治愈
传染性疾病	要避免传染他人，疥疮可外用硫软膏治疗，尖锐湿疣可冷冻治疗或必要时光动力治疗，外用腐蚀性药物及免疫调节剂咪喹莫特也有效，传染性软疣可挤疣或刮疣治疗	多数可治愈或自愈
代谢性疾病	积极治疗原发疾病，对症治疗	多数可治愈或减轻
皮肤肿瘤	手术或物理治疗，物理治疗包括冷冻治疗、激光治疗、光动力治疗、电解治疗等，必要时需要化学治疗或者放射治疗	多数可愈，恶性皮肤肿瘤少部分预后不佳

大多数丘疹和结节的鉴别诊断及治疗较为复杂，需分析其原因及性质，建议必要时转请皮肤科专科医师处理。皮肤肿瘤最初多可以表现为丘疹、结节，继续增大可形成肿块或肿瘤。需注意鉴别良、恶性皮肤肿瘤及转移性肿瘤。有助于明确诊断的较安全的方法是病理检查皮损活检组织，建议转请皮肤科或其他相关专科医师诊断和处理。系统疾病，需做全身体格检查，影像学检查及血液学检查等，及时转请相关专科医师进一步诊治。

（赵作涛　刘玲玲）

水疱和大疱

一、定义

水疱和大疱（vesicle/ bulla）为局限性、隆起性、内含液体的腔隙性皮损，水疱直径一般小于1cm，大于1cm者称大疱，内容物为血性者称血疱。因水疱在皮肤中发生位置的不同，疱壁可薄可厚。位于角质层下的水疱，疱壁薄，易于干涸脱屑，见于红斑型天疱疮、白痱等；位于棘细胞层的水疱，疱壁略厚不易破溃，见于水痘、带状疱疹等；位于表皮下的水疱，疱壁较厚，见于大疱性类天疱疮等。出现水疱和大疱皮损可能的疾病见表2-7-5。

二、主要疾病概述及鉴别

按水疱和大疱的分布，我们可初步将皮损分为两类，以便确定诊断方向，即局限性和泛发性水疱和大疱。

1. 丘疹性荨麻疹和虫咬皮炎　该病的基本损害为纺锤形的风团样损害，其顶端常有水疱，炎症反应明显者可发展成为半球形隆起的张力性大疱，内容清，周围无红晕。其他详细内容参见风团部分。

2. 接触性皮炎　依据接触物的性质、浓度、接触方式及个体反应的不同，皮炎的形态及严重程度不同。严重情况下皮炎的红斑肿胀明显，在此基础上有丘疹、水疱，炎症剧烈时可发生大疱。水疱破裂则有糜烂、渗液和结痂。其他详细内容参见丘疹部分。需与湿疹、丹毒相鉴别。

表 2-7-5　以水疱和大疱为表现的疾病

局限性大疱

- 常见
  - 丘疹性荨麻疹
  - 虫咬皮炎
  - 接触性皮炎（刺激性、变态反应性）
  - 外伤（物理、化学因素引起）
  - 单纯疱疹
  - 带状疱疹
  - 摩擦性大疱
  - 痱
- 不常见
  - 糖尿病性大疱
  - 水肿性大疱
  - 昏迷性大疱
  - 大疱性蜂窝织炎
  - 大疱性小血管炎
  - 大疱性多形红斑

泛发性大疱

- 常见
  - 儿童易感病毒性疾病（手足口病、水痘）
  - 湿疹（如汗疱疹和其他急性期湿疹）
  - 天疱疮
  - 大疱性类天疱疮
- 不常见
  - 疱疹性皮炎
  - 线状 IgA 皮肤病
  - 中毒性表皮坏死松解症
  - 大疱性药疹
  - 大疱性表皮松解症（EB）/获得性大疱性表皮松解症（EBA）
  - 急性移植物抗宿主病（GVHD）

3. 湿疹 急性湿疹由于在病理上有明显的细胞间和细胞内水肿，海绵水肿以及表皮内水疱形成，临床上常出现丘疹、丘疱疹、水疱，可互相融合形成大疱，基底潮红。由于搔抓，皮疹顶端抓破后呈明显点状糜烂面及渗出，易合并感染。其他详细内容参见丘疹部分。应注意与接触性皮炎、自身敏感性皮炎、传染性湿疹样皮炎、淤积性皮炎、神经性皮炎相鉴别。

4. 水痘 由水痘-带状疱疹病毒（VZV）引起，主要经呼吸道传染，传染性强。多见于儿童，皮疹主要分布在面部、躯干，呈向心性。基本损害为丘疹及水疱，约绿豆大小，水疱数日可干涸结痂，患者常同时存在不同阶段的皮损。患者自觉轻度瘙痒，可伴有低热，病程为2～3周，有自限性。患者需上报传染病卡，被严密隔离，直至全部水疱结痂。应与丘疹性荨麻疹、脓疱病相鉴别。

5. 带状疱疹 此病由潜伏在体内的水痘-带状疱疹病毒（VZV）再次激活所致。好发于成人，好发部位依次为肋间神经、颅神经和腰骶神经支配区域。发疹前患处皮肤自觉灼热或灼痛，触之有明显的痛觉敏感，很快出现粟粒至黄豆大小的丘疹，丘疹呈簇状分布而多不融合，后迅速变为张力性水疱，疱液清亮，外周有红晕。水疱沿某一周围神经呈带状排列，多发生在身体一侧，一般不超过正中线。明显的神经痛为本病特点，老年患者常较为剧烈。病程有自限性，为2～3周。若皮损消退后4周仍存在神经痛，称带状疱疹后遗神经痛；发生在三叉神经的眼带状疱疹可累及角膜形成溃疡性角膜炎；发生在膝状神经节的耳带状疱疹可伴随面瘫、耳聋形成Ramsy-Hunt综合征，病情较重，需联合相应专科治疗。前驱期或无疹型应与肋间神经痛、胸膜炎、坐骨神经痛、尿路结石、偏头痛等进行鉴别，发疹后需与单纯疱疹、脓疱疮相鉴别。

6. 单纯疱疹 此病是由单纯疱疹病毒（HSV）引起的，好发于口鼻周围、外阴等皮肤、黏膜交界处，临床以簇集水疱为特征，疱疹为粟粒至大米粒大小，有轻痒痛或灼热感。疾病为自限性，但易复发。依据病毒蛋白抗原性不同，病原体可分为HSV-1和HSV-2，HSV-1的初发感染多发生于5岁以下幼儿，通过与成人亲吻或其他密切接触被传染，主要引起生殖器以外的皮肤、黏膜及脑部感染；HSV-2型初发感染主要发生于青年人或成人，通过密切性接触传播，引起生殖器部位感染，属于性传播疾病。本病应与带状疱疹、脓疱疮、手足口病等进行鉴别。

7. 天疱疮和大疱性类天疱疮　天疱疮和大疱性类天疱疮是自身免疫性大疱性皮肤病的主要类别，两类疾病都以大疱为基本损害，常需鉴别，其主要鉴别点见表2-7-6。当然，这两类疾病均有多种亚型，各亚型有各自的特点，需要皮肤科专科医生做出判断，在此不作详述。

表2-7-6　天疱疮与大疱性类天疱疮的区别

	天疱疮	大疱性类天疱疮
发病年龄	中、老年人	老年人
临床特点	薄壁、松弛的大疱 糜烂面较大，不易愈合 尼科利斯基征（尼氏征）检查为阳性 常有口腔黏膜损害	厚壁、紧张的大疱 糜烂面较小、较少、易愈合 尼科利斯基征（尼氏征）检查为阴性 很少出现口腔黏膜损害
病理	表皮内疱，可见棘层松解细胞	表皮下疱，疱内及真皮部可见嗜酸性粒细胞浸润
合并症	自身免疫性疾病	多无
治疗	口服糖皮质激素、免疫抑制剂	米诺环素联合烟酰胺治疗，病情重者给予糖皮质激素及免疫抑制剂治疗
预后	病程3～5年或更长，治疗不当时可因并发症死亡	病程多为2～3年

三、临床诊断路径

（一）问诊的重点

1. 水疱和大疱发生的诱因、时间。

2. 水疱和大疱的数目、位置、分布特点。

3. 皮损自觉症状　皮损处有无瘙痒、疼痛。

4. 伴随全身症状　是否伴有发热、头痛等，有无前驱症状。

（二）体格检查主要关注点

1. 皮肤科专科查体　水疱和大疱的大小、数量、分布特点，疱壁松弛或是紧张，有无尼氏征，疱内容物为浑浊或是清亮或是血性，有无破溃、结痂，有无黏膜损害。

2. 基本生命体征、一般状况。

（三）主要检查项目

1. 怀疑疾病为病毒感染引起时，可行相关病毒的 IgM、IgG 检测，血常规。

2. 怀疑疾病为药疹时需检查有无系统受累，如行血、尿、便常规，肝、肾功能，心电图检查。

3. 怀疑疾病为接触性皮炎时，可行斑贴试验确认接触过敏原。

4. 若伴发热，必要时应检查血常规、血沉、补体和进行血培养。

5. 怀疑疾病为自身免疫性大疱性皮肤病时，需做直接、间接免疫荧光检测，完善血、尿、便常规，肝、肾功能检查等系统检查。

6. 必要时做皮肤病理学检查。

7. 有破溃、糜烂面时可用棉拭子做分泌物细菌培养，也可做药敏试验。

四、治疗及预后

大多数水疱大疱是良性轻症的皮肤病，如接触性皮炎、蚊虫叮咬等，由全科医师对症处理即可。如果 3 天未能控制症状，请及时转至皮肤科专科处理。但有些疾病需要予以特殊处理及注意：国家法定传染病需要上报传染病卡，如水痘、手足口，并且需要严密隔离！部分以水疱和大疱为表现的疾病病情严重甚至危及生命，需要及时转至皮肤科专科处理，并进行完善的检查及专业的治疗，如天疱疮、大疱性类天疱疮、中毒性表皮坏死松解症、多形红斑等。由内科疾病引起的水疱、大疱，在病情明确后需转至相应的内科进行处理，控制原发疾病，而不由皮肤科处理，如糖尿病性大疱、水肿性大疱、昏迷性大疱等。

表 2-7-7　以水疱和大疱为表现的疾病治疗及预后

类别	疾病	治疗	预后
皮炎湿疹类皮肤病	湿疹 接触性皮炎 丘疹性荨麻疹/虫咬皮炎	外用糖皮质激素类药物	可自愈或治愈
病毒感染性皮肤病	单纯疱疹 带状疱疹 水痘	口服抗病毒药物，如阿昔洛韦、泛昔洛韦、伐昔洛韦。对症治疗，加强护理，防止继发感染	病程为 2～3 周，有自限性
自身免疫性大疱性皮肤病	天疱疮 大疱性类天疱疮 线状 IgA 大疱性皮病	口服糖皮质激素类药物、免疫抑制剂，需皮肤科专业医师处理	病程达数年，规律治疗后大部分可控制
内科疾病伴发	糖尿病性大疱病 水肿性大疱 昏迷性大疱	按原发病治疗	依据原发病种类不同而不同

（王珊　刘玲玲）

脓　疱

一、定义

脓疱（pustule）为一限局性、隆起性、内含脓液的腔隙性皮损。因脓液的颜色不同，可呈黄色或黄绿色。脓疱大小不一，可呈圆形、球形、圆锥形或中央有脐窝，周围常有红晕。毛囊性脓疱中央常有一毛发。脓疱深浅不一，浅者不留瘢痕，深者可留有瘢痕。脓疱可以是原发皮疹，也可以从丘疹或水疱演变继发而来。

脓液由白细胞组成，可存在或不存在细胞碎屑，可以含有细菌或不含细菌，应对脓液做革兰氏染色及做细菌培养。

一般依据脓液有无细菌将以脓疱为表现的皮肤病分为细菌性脓疱性皮肤病和无菌性脓疱性皮肤病，可能的情况见表 2-7-8。

表 2-7-8　以脓疱为表现的疾病

细菌性脓疱性皮肤病
常见
脓疱疮
毛囊炎
脓痱（继发细菌感染）
无菌性脓疱性皮肤病
常见
泛发性脓疱性银屑病
掌跖脓疱病
脓痱
不常见
急性泛发性发疹性脓疱病
疱疹样脓疱病
连续性肢端皮炎
角层下脓疱性皮肤病
脓疱性细菌疹
嗜酸细胞性脓疱性毛囊炎

二、主要疾病概述及鉴别

1. 脓疱疮　此病是由金黄色葡萄球菌和（或）乙型溶血性链球菌引起的一种皮肤化脓性炎症。最常见的脓疱疮是寻常型脓疱疮，传染性强，常在幼儿园发生流行，面部等暴露部位多发，皮损以脓疱为主，周围有明显红晕，疱壁薄，易破溃、糜烂，脓液干燥后形成特征性蜜黄色结痂。病情严重者有全身中毒症状伴淋巴结炎，甚至引起败血症或急性肾小球肾炎。寻常型脓疱疮需与新生儿脓疱病、丘疹性荨麻疹、水痘、牛痘、羊痘等进行鉴别。

2. 毛囊炎　此病多由皮肤表面金黄色葡萄球菌感染引起，为局限于皮脂腺口的化脓性炎症。好发于头面部、颈部、臀部及外阴。皮损为红色毛囊性丘疹，中央出现脓疱，周围有红晕。脓疱干涸或破溃后形成结痂，痂脱落后一般不留瘢痕。应与须疮、脓痱、粉刺、疖、丘疹性荨麻疹等相鉴别。

3. 泛发性脓疱型银屑病　此病属于银屑病的一种类型，常急性发病，在寻常型银屑病的皮损或无皮损的正常皮肤上迅速出现针尖大至粟粒大小、淡黄色的浅在性无菌性小脓疱，密集分布。可融合形成片状脓湖，可迅速发展至全身，伴有肿胀和疼痛感。常伴有高热和寒战等全身症状，可反复呈周期性发作。应与掌跖脓疱病、急性泛发性发疹性脓疱病（属药疹）、疱疹样脓疱病、连续性肢端皮炎、角层下脓疱性皮肤病等无菌性脓疱病相鉴别。

4. 掌跖脓疱病　此病为局限性脓疱型银屑病的一种，皮损局限于手掌及足跖，呈对称分布，掌部好发于大小鱼际肌，跖部好发于跖中部及内侧。皮损为成批发生在红斑基础上的针尖或粟粒大小脓疱，1～2 周后脓疱干涸、脱屑，新脓疱又可在鳞屑下成批出现，时轻时重，经久不愈。甲常受累，可出现点状凹陷、横沟、纵脊、甲混浊、甲下积脓等。应与手足湿疹、手足癣、连续性肢端皮炎、角层下脓疱性皮肤病等鉴别。

5. 脓痱　痱子为夏季或炎热潮湿环境下常见的一种浅表性、炎症性皮肤病。按照汗管损伤和汗液溢出的部位不同可分为白痱、红痱、脓痱。脓痱多为红痱发展而来，为密集的红色丘疹，顶端有针尖大小浅在脓疱，细菌培养常为阴性，也可为阳性，好发于皮肤皱褶处及小儿头部。有时需与夏季皮炎、毛囊炎相鉴别。

三、临床诊断路径

（一）问诊的重点

1. 脓疱发生的诱因、时间、发生规律。

2. 脓疱的发生、发展情况，是否伴有其他皮肤改变。

3. 皮损自觉症状　有无瘙痒、疼痛。

4. 伴随全身症状　是否伴有发热、寒战、腹痛、恶心、呕吐等。

（二）体格检查主要关注点

1. 皮肤科专科查体　脓疱的数目、大小、分布特点，疱内容物的颜色，疱壁的薄厚，是否伴有脱屑、结痂等，以及有无其他皮损。

2. 对基本生命体征，心、肺、腹基本情况进行查体。

（三）主要检查项目

1. 取疱液分泌物做细菌培养，必要时加做药敏试验。

2. 检查血液中的免疫球蛋白、补体、血沉。

3. 若伴发热，必要时检查血常规、血沉，进行血培养等感染相关检查。

4. 必要时进行皮肤病理学检查、直接免疫荧光、间接免疫荧光检查。

四、治疗及预后

以脓疱为表现的疾病治疗及预后见表 2-7-9。

大多数无菌性脓疱病的鉴别诊断及治疗较为复杂，需皮肤科专科医师处理。若疱液培养为无菌性，建议及时转至皮肤科专科就诊。

表 2-7-9　脓疱为表现的疾病治疗及预后

	疾病种类	治疗	预后
细菌性	脓疱疮	一般以外用药治疗为主，如各种抗生素制剂（莫匹罗星软膏或夫西地酸乳膏等），若脓疱破溃糜烂、结痂，可予 0.5% 聚维酮碘溶液或 1∶5000 高锰酸钾溶液或 1∶2000 盐酸小檗碱溶液湿敷，再外用抗菌药膏，必要时口服抗生素可治愈	
	毛囊炎	一般以外用药治疗为主，如莫匹罗星软膏或夫西地酸乳膏或复方多黏菌素 B 软膏及红霉素软膏等	可治愈
无菌性	泛发性脓疱性银屑病	详见银屑病治疗，口服阿维 A 酸、甲氨碟呤、环孢素 A 或糖皮质激素等，联合外用药物	尚无根除方法，但可控制皮损，病情易反复
	掌跖脓疱病	与脓疱型银屑病类似，外用药物为主，较严重者联合口服米诺环素和（或）雷公藤多苷，重者口服阿维 A 酸	病情易反复
	脓痱	保持通风和散热，保持皮肤干燥清洁，外用炉甘石洗剂加抗菌剂，必要时口服抗生素	可治愈

（王珊　刘玲玲）

风　　团

一、定义

风团（wheal、hive）为一限局的、水肿性平台状隆起性损害，由真皮血管扩张、血清渗出所致。皮损大小不等，形状不一，可呈红色或苍白色，周围常有红晕。时起时消，消退后不留痕迹。数目可仅数个，亦可很多。风团常见于荨麻疹，也可以是使用药物或昆虫叮咬而发生的过敏反应，此外有些人触碰或搔抓皮肤可出现风团，称为皮肤划痕症。偶尔可见于早期的大疱性疾病如大疱性类天疱疮及疱疹样皮炎。可能出现风团或风团样皮损的疾病见表 2-7-10。

表 2-7-10　以风团为表现的疾病

常见
荨麻疹（急性、慢性）
血管性水肿
虫咬皮炎和丘疹性荨麻疹
荨麻疹型药疹
不常见
荨麻疹性血管炎
成人斯蒂尔病
肥大细胞增多症

二、主要疾病概述及鉴别

风团按持续时间可分为两大类

（一）风团持续时间在一日以内（<24 小时）

1. 荨麻疹　根据病程、病因等可将本病分为急性和慢性自发性荨麻疹、可诱导荨麻疹（物理性、非物理性荨麻疹）、其他特殊类型荨麻疹等。本病诊断容易，但确定病因较为困难。

急性自发性荨麻疹起病较急，病程短，风团反复小于 6 周。患者常突然自觉皮肤瘙痒，很快瘙痒部位出现大小不等的红色或苍白色风团，呈圆形、椭圆形或不规则形，可孤立分布或扩大融合成片，表面高度水肿呈橘皮样外观。风团持续时间一般不超过 24 小时，消退后不留痕迹，但风团可此起彼伏。严重者可伴有心慌、烦躁甚至血压降低等过敏性休克症状，胃肠道黏膜受累时可出现恶心、呕吐、腹泻等症状；累及喉头、支气管时可出现呼吸困难甚至窒息。由感染引起的风团患者可出现寒战、高热、脉速等全身症状。

慢性自发性荨麻疹为风团反复 6 周及以上，且每周发作至少两次者。患者全身症状一般较轻，但风团反复发生，严重影响生活质量。常与感染性、免疫性、系统性疾病和药物等因素有关。

可诱导性荨麻疹中最常见的是人工性荨麻疹，也称皮肤划痕症。搔抓或钝器划过皮肤数分钟后沿划痕位置出现条状隆起，伴或不伴瘙痒，约30分钟后可自行消退。人工性荨麻疹平均持续2～3年可自愈或治愈。

临床应注意与荨麻疹型药疹、血管性水肿、丘疹性荨麻疹/虫咬皮炎、荨麻疹性血管炎、成人斯蒂尔病等病相鉴别，人工性荨麻疹应注意与瘙痒症鉴别。

2. 丘疹性荨麻疹和虫咬皮炎　此病为被昆虫叮咬后发生的叮咬处一过性风团，自觉剧痒，若无搔抓则风团可较快消退。之后随着炎症细胞的局部浸润，形成纺锤形的风团样损害，其顶端常有水疱、大疱或丘疹、结节。应与急性自发性荨麻疹、接触性皮炎、水痘、Hebra痒疹等相鉴别。

（二）持续时间在一日以上（>24小时）

1. 荨麻疹型药疹　此病表现为急性荨麻疹或血管性水肿，但与荨麻疹的风团不同之处在于药物引起的风团色泽较红，皮疹更广泛，持续时间较长，消退不完全。如伴有发热、关节痛、淋巴结肿大、蛋白尿等表现时，则为血清病样综合征。需要与急性自发性荨麻疹、荨麻疹性血管炎相鉴别。

2. 血管性水肿　血管性水肿又称巨大荨麻疹，是一种发生于真皮深层及皮下疏松组织或黏膜的局限性水肿，伴或不伴风团。常见于比较松弛的部位如眼睑、口唇及外阴，为深在性风团，其边界不清，表面光亮，偶有轻度肿胀不适，常并发荨麻疹。应注意与虫咬皮炎、遗传性血管性水肿、Melkersson-Rosenthal综合征（复发性巨唇、面神经麻痹、皱襞舌）、上腔静脉综合征（面部发生持久性水肿，伴有眼睑红斑和胸壁静脉怒张）等相鉴别。

3. 荨麻疹性血管炎　此病主要见于中年女性，起病时常伴有不规则发热，皮疹为躯干或四肢近端风团样皮疹，与荨麻疹相似，但风团样皮疹持续时间长，消退往往超过24～72小时，甚至数天不消失。风团消退后遗留色素沉着或脱屑，自觉瘙痒或疼痛。常伴有关节痛及关节炎。应与慢性自发性荨麻疹、荨麻疹型药疹相鉴别。

4. 成人斯蒂尔病　成人斯蒂尔病又称变应性亚败血症，是一种以反复发热、一过性皮疹、关节痛为特征的综合征。发热呈弛张热，为39～40℃以上，体温每日可波动2～3℃，持续1～2周甚至1～2年。皮疹多与发热同时间出现，呈多形性，可呈斑疹或丘疹，也可呈风团样，大小不一，分布不定，持续时间可>24小时。应注意与急性或慢性荨麻疹、荨麻疹性血管炎、败血症、风湿热、系统性红斑狼疮相鉴别。

三、临床诊断路径

（一）问诊的重点

1. 风团发生的诱因、时间、规律性。

2. 风团的数目、分布特点。

3. 风团持续的时间，能否自发消退，消退后有无色素沉着痕迹。

4. 皮损自觉症状　有无瘙痒、疼痛。

5. 伴随全身症状　是否伴有发热、心悸、呼吸困难、胸闷、气促、腹痛、恶心、呕吐等。

（二）体格检查主要关注点

1. 皮肤科专科查体　检查风团的大小、颜色、形状、数量、分布部位，是否有消退后的色素沉着痕迹，并行皮肤划痕征检查。

2. 对基本生命体征（尤其是血压），心、肺、腹基本情况进行查体。

（三）主要检查项目

1. 怀疑疾病为与过敏原相关的荨麻疹时可行过敏原检测，如皮肤点刺试验、血清总IgE、血清特异性IgE。

2. 怀疑疾病为自身免疫性荨麻疹可行自体血清皮肤试验（ASST）初步筛查。

3. 怀疑药疹时需检查有无系统受累，如进行血、尿、便常规，肝、肾功能、心电图检查。

4. 若伴发热，必要时查血常规、血沉、补体、免疫学指标，及进行血培养等。

5. 必要时皮肤病理学检查。

四、治疗及预后

风团是一种皮肤症状，依据所属疾病不同，其预后及治疗不尽相同。详见表 2-7-11。

表 2-7-11　以风团为表现的疾病治疗及预后

风团分类	疾病种类	治疗	预后
持续时间＜24 小时	荨麻疹	去除诱因，使用 H_1 受体拮抗剂和对症治疗 H_1 受体拮抗剂的选择及使用方法详询皮肤科专业医师	急性自发性荨麻疹若无过敏性休克、喉头水肿等，预后较好，可自愈；慢性自发性荨麻疹及人工性荨麻疹等主要影响生活质量，可持续数年
	丘疹性荨麻疹和虫咬皮炎	局部对症止痒治疗，必要时外用糖皮质激素	可痊愈
持续时间 24 小时	荨麻疹性血管炎	早期诊断后及时应用糖皮质激素，必要时加用细胞毒性药物或免疫调节药物	早期治疗预后较好
	血管性水肿	基本处理同荨麻疹	基本同荨麻疹
	荨麻疹型药疹	停用可疑药物，给予抗过敏药物口服，必要时给予糖皮质激素。给予局部外用药治疗	若及时停药、早期进行治疗、无系统受累，预后尚好，可痊愈
	成人斯蒂尔病	系统性应用糖皮质激素，必要时使用抗生素、非甾体抗炎药	预后良好，急性期临床表现严重但经及时治疗大多治愈。少数持续活动者可发展为慢性关节炎，预后较差

有以下情况者需要立刻急诊处理。喉头水肿：荨麻疹患者出现胸闷、呼吸困难时，可能是喉头水肿的表现，可能会出现窒息。需马上急诊处理，立即予肌内注射 0.3～0.5 ml 1∶1000 肾上腺素，必要时气管插管或气管切开。严重过敏反应（旧称过敏性休克）：荨麻疹患者若出现血压收缩压降至 90 mmHg 以下或原有高血压病患者收缩压基础值下降至 30%以上，同时有外周循环衰竭及意识障碍表现，表明患者出现严重过敏反应，需及时抢救，分秒必争。必要时请内科协助抢救。

严重过敏反应的抢救步骤为：①立即肌内注射 1∶1000 肾上腺素 0.3～0.5 ml，必要时 5～15 min 重复；②肌内注射地塞米松 5 mg 或开放静脉，静脉加地塞米松 5 mg 入壶；③肌内注射 20 mg 苯海拉明；④吸氧；⑤密切注意血压改变，如经上述处理血压仍不恢复，可在输液中另加升压药，如多巴胺或间羟胺（阿拉明）。

（王珊　刘玲玲）

肿块或肿瘤

一、定义

肿块（mass）或肿瘤（tumor）为发生于皮内或皮下的增生性损害或大范围浸润团块，可发生于身体的任何部位，通常比结节更大。肿块或肿瘤可呈圆形、蒂形或不规则形，质地或软或硬，可高出皮面或仅能触及。颜色可呈皮肤色；如有炎症变化或出血，肿块则呈红色；如有色素细胞增生，则呈黑色。所有皮肤肿瘤均可以出现肿块，部分为良性的，部分为恶性的。可持续存在，或逐渐扩大，或破溃而形成溃疡，自行消退者罕见。

表现为肿块（肿瘤）的皮损分为良性、恶性和癌前病变，可能出现肿块（肿瘤）皮损的疾病见表 2-7-12。

表 2-7-12　以肿块为表现的疾病

	常见	不常见
良性病变	色素痣	表皮痣
	血管瘤	皮脂腺痣
	脂溢性角化病	角化棘皮瘤
	瘢痕疙瘩	毛母质瘤
	皮肤纤维瘤	
癌前病变	日光角化病	砷角化病
	皮角	
恶性病变	鲍温病	恶性黑色素瘤
	基底细胞癌	转移癌
	鳞状细胞癌	淋巴瘤
	佩吉特病（Paget 病）	

二、主要疾病概述及鉴别

（一）良性疾病

1. 色素痣　此病十分常见。多为扁平或略隆起的斑疹或丘疹，表面光滑，有毛或无毛，可呈棕色、褐色、黑色或蓝黑色。可发生于身体任何部位的皮肤和黏膜，进展缓慢，患者无自觉症状。可分为先天性和后天性，先天性大小不一，小的为数毫米的斑疹或丘疹，大的为肿块，甚至覆盖身体大部分，后天性一般较小。色素痣尤其是先天性色素痣较少恶变，但如果色素痣发生大小、色泽、症状及形态（发生结节或溃疡）的变化，提示有恶变发生的可能。良、恶性鉴别至关重要，有时需与脂溢性角化病、基底细胞癌、良性幼年黑素瘤、恶性黑色素瘤等鉴别。

2. 皮脂腺痣　此病好发于头面部。儿童期为稍隆起的斑块，颜色为黄褐色有蜡样光泽，青春期开始逐渐肥厚呈疣状、结节状肿块。头皮皮损可有部分或完全脱发。有时需与脂溢性角化鉴别，10%～40%患者在本病基础上并发其他肿瘤（如基底细胞癌、皮脂腺瘤、汗管瘤等)，需鉴别。

3. 先天性血管畸形和血管瘤　先天性血管畸形包括鲜红斑痣和海绵状血管瘤，先天性血管瘤即为草莓状血管瘤，出生即存在或生后不久发生，在面、颈部多见，草莓状血管瘤和海绵状血管瘤多为鲜红色或暗红色局限性斑块，质地柔软，具体形态因分类不同而有所不同。

4. 脂溢性角化病　俗称老年斑、老年疣，在老年人中最常见。好发于颜面、手背，亦可见于胸背、四肢。皮损为一个或数个褐色的扁平丘疹或斑，表面油腻，可刮除。皮损随年龄增长而增多扩展肥厚，较大者形成肿块，难以自行消退。需要与日光角化病、色素痣、基底细胞癌等相鉴别。

5. 瘢痕疙瘩　患者多为瘢痕体质。瘢痕疙瘩为大小不一的红色肿块，好发于上胸及胸骨前区，皮损超过原外伤部位，呈蟹足状向外伸展，表面光滑发亮，呈橡皮样硬度，可伴瘙痒或疼痛。需要与肥厚性瘢痕相鉴别。

6. 皮肤纤维瘤　此病好发于成年女性的四肢，多为圆形或卵圆形坚实结节，绿豆至黄豆大小，颜色为棕红、黄褐色至黑褐色，患者无自觉症状。可能是由微小皮肤损伤引发的成纤维细胞反应性增生，而非真正肿瘤。本病大多诊断明确无需鉴别，少数需与色素痣、脂溢性角化病鉴别。

（二）癌前病变

1. 日光角化病　此病在老年人中多见，可由长期日光暴露所引起。多发于光暴露部位，为淡红色或灰白色角化、轻度浸润性斑块或肿块，表面覆盖干燥粘连性鳞屑，周围有红晕。部分患者可发展为鳞状细胞癌，但通常不转移。应与脂溢性角化、盘状红斑狼疮、鲍恩病、扁平苔藓等鉴别。

2. 皮角　此病多累及中、老年，好发于光暴露部位，呈圆锥形或圆柱形角质增生性肿块，可高达数厘米，呈笔直、弯曲或扭曲状，可如羊角状或分支呈鹿角状。表面多为粗糙、淡黄或褐色，质硬。如基底部出现潮红、出血及浸润时，需警惕恶变的可能。需与日光角化病相鉴别。

（三）恶性疾病

1. 鲍恩病　此病又称原位鳞状细胞癌。好发于非光暴露部位，皮损为孤立界清的暗红斑或斑块或肿块，外周呈花瓣状不规则形态，大小为数毫米至十几厘米不等，表面有鳞屑、结痂和渗出，如形成溃疡则提示侵袭性生长。此病有5%的概率演变为鳞状细胞癌。本病应与基底细胞癌、斑块型银屑病、体癣、神经性皮炎等相鉴别。

2. 基底细胞癌　此病为最常见的皮肤恶性肿瘤。好发于老年人光暴露部位，特别是鼻旁沟、面颊部。典型特点是结节、肿块外周珍珠状隆起边缘，中央侵蚀性溃疡。该肿瘤分化较好，生长缓慢，有局部破坏性，但极少转移。需要与鳞状细胞癌、鲍恩病、脂溢性角化病、日光角化病等相鉴别。

3. 鳞状细胞癌　此病多发生于有基础皮肤疾病的部位。病因可能有照射、化学致癌物、病毒感染、癌前期病变进展、慢性皮肤病进展以及遗传因素等。基本损害为结节，境界不清，易演变为疣状或乳头瘤状肿块，中央易发生溃疡，易坏死、出血，可高起呈菜花状，伴恶臭。鳞状细胞癌可发生淋巴结转移。本病应与角化棘皮瘤、基底细胞癌及其他恶性肿瘤相鉴别。

4. 恶性黑色素瘤　此病为恶性度较高，发病率增长较快的皮肤肿瘤，可与过度接受紫外线照射有关。此病可分为四种类型：肢端雀斑样痣样黑素瘤、恶性雀斑痣样黑素瘤、结节性恶性黑素瘤、表浅扩散性黑素瘤。临床甄别恶性黑色素瘤主要依靠ABCDE鉴别诊断体系：A（Asymmetry），皮损不对称；B（Border），边界不规则；C（Color），颜色不均匀；D（Diameter），直径为5 mm或以上；E（Enlarge），扩大或结节状生长，进展迅速。应与很多疾病进行鉴别，谨慎诊断，特别与色素痣、脂溢性角化、基底细胞癌、甲下出血等鉴别。

若有全身多发皮肤肿块（肿瘤）时，可能出现的疾病包括淋巴瘤、转移癌。当有肿瘤病史的老年患者不明原因全身出现多发无痛性结节、肿块时，需警惕皮肤转移癌的发生。此时应留意患者既往肿瘤病史，进行全身体格检查及相关系统检查。

三、临床诊断路径

（一）问诊的重点

1. 肿块发生的时间、增长速度及变化。
2. 有无外伤、长期光照、放射等诱因，以及皮损原发形态。
3. 皮损有无出血、渗液、自发破溃。
4. 伴随症状　如疼痛、瘙痒，有无全身伴随症状。
5. 既往健康状况，药物史、烟酒嗜好。

（二）体格检查主要关注点

1. 皮科检查　重点检查皮损部位、大小、深浅、形状、颜色，表面是否光滑、边界是否清楚，皮损有无浸润、有无破溃及与周围组织有无粘连。
2. 浅表淋巴结尤其是肿块引流区域。
3. 对生命体征，心、肺、腹基本情况进行查体。

（三）基本检查项目

1. 皮肤活检　无法判断肿块性质或判断肿块的良、恶性时，是皮肤肿瘤最基础的检查手段。
2. 皮肤 B 超、CT　有助于判断肿块性质、深浅与周围组织关系等。
3. 血、尿、便常规，血生化　若肿块需要手术，需做相关术前准备，进行这些检查。

四、预后及治疗

皮肤肿块（肿瘤）预后取决于肿块（肿瘤）的性质，良性肿物大多无需处理，恶性肿瘤需要及时切除，术后定期随访。具体治疗可见表 2-7-13。

表 2-7-13　以肿块为表现的疾病治疗及预后

肿块性质	疾病种类	治疗
良性病变	色素痣	一般无需治疗，摩擦部位或有恶变倾向者需手术切除
	皮脂腺痣	青春期前激光或手术，皮损大者可切除后植皮
	血管瘤	转至皮肤科治疗。使用染料激光，口服普萘洛尔
	脂溢性角化病	一般无需治疗，必要时可使用冷冻、激光或电刮除治疗
	瘢痕疙瘩	皮损内注射糖皮质激素封闭治疗，或手术后联合放疗
	皮肤纤维瘤	一般无需治疗，必要时手术切除
癌前病变	日光角化病	可使用冷冻、电灼烧、光动力治疗，外用维 A 酸、咪喹莫特
	皮角	手术切除，如组织病理提示恶变应进一步治疗与观察
恶性病变	鲍恩病	转至皮肤科治疗，使用手术切除，或光动力治疗，亦可联合外用咪喹莫特或 5 -氟尿嘧啶
	基底细胞癌	转至皮肤科治疗，使用手术切除，发生在面部建议应用 Mohs 显微描记手术
	鳞状细胞癌	转至皮肤科治疗，治疗应彻底，以免发生转移。手术切除为佳，也可局部放疗，发生转移可联合化疗
	佩吉特病	转至皮肤科、泌尿科、外科或肿瘤科治疗。可使用手术切除，放射治疗或化疗
	恶性黑色素瘤	转至皮肤科或肿瘤科治疗，依据分期选择手术治疗方案
	淋巴瘤	转至皮肤科或血液科治疗
	转移癌	转至原发疾病相关科室治疗

提示肿块（肿瘤）恶性的线索有短期内体积迅速增大的肿块，肿块可自发破溃、出血的，短期内多发无痛性肿块。出现以上问题需要及时转诊皮肤科或肿瘤科！

（王珊　刘玲玲）

瘙　痒

一、定义

瘙痒是一种让人产生搔抓欲望的不愉悦的主观感觉。瘙痒是最常见的皮肤主观症状，可以由原发性皮肤疾病引起，也可是某种潜在或并发的系统疾病的表现，可根据其疾病来源，分为皮肤疾病源性、药物诱导性、系统疾病源性、神经疾病源性及精神、心理源性。不同基础疾病所导致的瘙痒的表现和治疗也不尽相同，通常根据瘙痒来源将其分为五类，以便确定诊断及治疗方向，具体如表 2-7-14 所示。

表 2-7-14　以瘙痒为表现的疾病概览

种类	疾病
皮肤疾病源性	湿疹 特应性皮炎 荨麻疹/肥大细胞增生症 接触性皮炎 银屑病 真菌感染 玫瑰糠疹 扁平苔癣 疥疮 水痘 痱

续表 2-7-14　以瘙痒为表现的疾病概览

种类	疾病
药物诱导性	药疹（抗生素等） 药物沉积（羟乙基淀粉） 药物肝毒性（对乙酰氨基酚等） 胆汁淤积（氯丙嗪等） 抑制皮脂分泌、干燥症（维 A 酸类等） 光毒性药物反应（8-甲氧沙林） 神经性药物反应（可待因、吗啡等） 特发性药物反应（锂剂等）
系统疾病源性	肝病（尤其伴有黄疸） 肾衰竭 白血病 霍奇金淋巴瘤
神经疾病源性	腰、背部感觉异常 肱、桡部位瘙痒
精神心理源性	精神分裂 妄想症 适应障碍 情感障碍

二、主要疾病概述及鉴别

瘙痒是许多皮肤疾病的特征性症状，导致瘙痒的皮肤疾病常可通过皮损的特征、皮损发生、持续时间及分布来鉴别。

瘙痒是湿疹，特别是特应性皮炎的主要症状，几乎 100% 的患者都会出现瘙痒，部分银屑病患者也可出现瘙痒。剧烈瘙痒，尤其在夜间发病者，则常需考虑疥疮的可能。剧烈瘙痒也是荨麻疹的特征，但是典型的风团和血管性水肿表现具有诊断价值。瘙痒，尤其是无明显皮疹的瘙痒，则可能是系统性疾病的提示，例如肝疾病（伴或不伴黄疸）、肾衰竭、白血病、淋巴瘤和神经疾病。伴或不伴皮疹的瘙痒也可能发生在药物反应。

伴发瘙痒的主要疾病概述及鉴别，见表 2-7-15。

表 2-7-15　伴发瘙痒的疾病概述及鉴别

	诊断	时间及部位	瘙痒特点
皮肤疾病源性	湿疹及特应性皮炎	瘙痒发生于疾病发作期及间隔期	瘙痒，偶有局部刺痛感，搔抓后出现烧灼感、加重瘙痒；痒觉泛化
	银屑病	局限于皮损区	仅为瘙痒
	荨麻疹/肥大细胞增生症	水肿，红斑部位	组胺介导的瘙痒，可由机械刺激诱发，避免搔抓
药物诱导性	药疹	有用药史及既往药敏史	瘙痒于停用敏感药物后可自愈，瘙痒，可伴刺痛
	羟乙基淀粉	输注量大于 200 g 时可诱发，无皮损	机械刺激诱发性瘙痒，可由摩擦等触发，应避免搔抓
	其他药物	时间关系不确定，通常发生于用药后数月，常见于细胞抑制性药物、细胞因子、他汀类药物等	仅为瘙痒
系统疾病源性	肝病（尤其是伴黄疸，胆汁淤积）	泛发瘙痒，四肢远端为重，着紧身服装可促发，少数搔抓等引起的继发性皮疹	纯粹瘙痒，可由机械力诱发，搔抓不能缓解
	肾衰竭	透析开始后 2～3 个月，全身或限局性的，往往伴皮肤干燥，常出现痒疹	纯粹瘙痒，发作性瘙痒或刺痛感偶见于透析过程中或透析之后，瘙痒极剧烈
	白血病（真性红细胞增多症）	泛发瘙痒，可出现痒疹	瘙痒，多为水源性瘙痒，可由淋浴后诱发
	霍奇金淋巴瘤	瘙痒发生于受累淋巴结区域，纵隔部位或全身	仅为瘙痒

续表 2-7-15　伴发瘙痒的疾病概述及鉴别

	诊断	时间及部位	瘙痒特点
神经疾病源性	腰背部感觉异常	肩胛间区，或背部其他区域有色素沉着性斑疹	神经源性瘙痒
	肱桡部位瘙痒	在肱桡区（C6 区域），单侧或者双侧	神经源性瘙痒：瘙痒伴有疼痛、烧灼感、叮咬感、针刺感、刺痛。触发因素有紫外线，可出现痒疹
精神心理源性	精神分裂	瘙痒常起始于头部，可蔓延到躯干上部或全部身体，如有搔抓会导致严重皮损	瘙痒伴有疼痛、烧灼感、叮咬感、针刺感、刺痛
	妄想症		皮肤瘙痒、叮咬感、刺痛、伴寄生虫爬行感常收集颗粒作为证据
	适应障碍		瘙痒，伴抑郁或（和）其他精神心理症状瘙痒，反应性抑郁导致长期瘙痒
	情感障碍		焦虑、疲劳、压力、烧灼症状或人格障碍加重瘙痒，偶有叮咬感

三、临床诊断路径

（一）问诊的重点

1. 发病情况　发病为突发性或是渐进性，瘙痒发作前病史。

2. 时间过程　瘙痒发生是持续性、间断性或是周期性，瘙痒的夜间发作情况。

3. 性质　瘙痒为虫爬感或是烧灼感，是否伴有疼痛、刺痛、扎痛，或叮咬感。

4. 严重程度　瘙痒是否影响日常生活及睡眠。

5. 与活动的关系　瘙痒与职业、爱好的相关性。

6. 刺激因素　包括水、食物、皮肤湿冷、干燥、空气、运动。

7. 患者本人对病因的猜测。

8. 有无伴随的全身症状及疾病。

（二）体格检查主要关注点

1. 皮科检查重点　认真全面地检查患者皮肤、指（趾）甲、头皮、毛发、黏膜、外阴部位。观察原发皮损部位，皮损为泛发或者局限性，单侧或者双侧。注意瘙痒继发损害，如抓痕（表皮剥蚀）、糜烂、结痂、结节、皮肤苔癣样变、背部“蝴蝶征”（上背部手无法搔抓处无皮疹）、有无色素沉着，色素沉着的分布范围等。

2. 全身体格检查　检查淋巴结、肝和脾，可以揭示尚未发现的系统性疾病。

3. 根据可能的瘙痒原因，重点行相关专科检查。

（三）主要检查项目

1. 皮肤微生物学检查　如真菌感染、疥疮寄生虫感染等的时候，必要时行皮肤过敏原检测帮助诊断过敏性皮肤疾病。

2. 皮肤活检病理检查　无法判断皮损性质时，是最基础的检查手段。

3. 合并系统疾病的相关检查，例如肝功能和肾功能检查、血糖测定、甲状腺功能检查、临床血液检测、影像学检查、神经系统检查以及精神心理检查。

四、治疗及预后

去除潜在原因的处理方法在处理瘙痒中非常重要。外用止痒药物及麻醉药物可以减轻瘙痒症状，系统治疗及物理疗法有效，心理治疗及干预可以减轻瘙痒，提高患者生活质量。预后与瘙痒的原因、诱因及原发疾病关系密切。瘙痒治疗与瘙痒原因密切相关，具体见表 2-7-16。

表 2-7-16　瘙痒的治疗

瘙痒种类	治疗	预后
皮肤疾病源性	积极治疗原发皮肤疾病，避免搔抓 使用润肤剂，改善皮肤屏障功能 局部外用炉甘石洗剂、含樟脑的制剂、糖皮质激素、辣椒碱、钙调磷酸酶抑制剂（如他克莫司，匹美莫司）等，封包治疗也可能有效 物理治疗，如补骨脂素联合使用比 A 暴露疗法、UVB 窄波光疗及冷冻治疗也有效 H_1 抗组胺药也有效且被广泛使用 部分镇痛药物、抗抑郁药及镇静催眠类药物也有效 阿片类受体激动剂及拮抗剂	积极治疗原发疾病，多数预后较好
药物诱导性	停止使用可疑药物或者其他结构类似药物 机械诱发性瘙痒，可由摩擦等触发，应尽量避免搔抓 余同上	多数预后较好
肝源性	积极治疗原发肝病（尤其是伴黄疸、胆汁淤积的肝病），改善肝功能 使用润肤剂，改善皮肤屏障功能 外用药物及其他治疗同上 临床对照试验证明考来烯胺、熊去氧胆酸、利福平、纳曲酮、纳洛酮、纳美芬、丙泊酚、沙利度胺治疗有效	依赖于原发疾病的治疗效果

续表 2-7-16　瘙痒的治疗

瘙痒种类	治疗	预后
肾源性	积极治疗原发肾疾病，改善肾功能 使用润肤剂，改善皮肤屏障功能 外用药物及其他治疗同上 临床对照试验证明考来烯胺、纳曲酮、纳洛酮、酮替芬、沙利度胺、利多卡因、促红细胞生成素治疗有效 必要时可行甲状旁腺次全切除术，肾移植手术	依赖于原发疾病的治疗效果
血液疾病源性	积极治疗原发血液病 使用润肤剂，改善皮肤屏障功能 外用药物及其他治疗同上 真性红细胞增多症引起的水源性瘙痒首选阿司匹林治疗，干扰素肌内注射可获得良好效果	依赖于原发疾病的治疗效果
神经疾病源性	积极治疗原发疾病，必要时可行手术治疗及封闭治疗 余同上	依赖于原发疾病的治疗效果
精神、心理源性	积极治疗原发疾病，心理治疗及干预尤为重要 集体心理疗法、行为疗法、有节制的体育锻炼、团队支持和生物反馈疗法有效	依赖于原发疾病的治疗效果

大多数慢性瘙痒的鉴别诊断及治疗较为复杂，需分析其原因及性质。皮肤疾病源性瘙痒，应由皮肤科专科医师处理，必要时需行皮肤科专科检查，例如过敏原检测、皮肤活检及皮肤病理学检查。系统疾病源性瘙痒，应努力寻找瘙痒原因，并进行血液检测，肝功能和肾功能、内分泌功能及影像学检查，明确基础疾病并协同相应专科医师处理。神经疾病源性瘙痒，应行相应的神经学体格检查及影像学检查等，并由神经科及外科协同诊断治疗。精神、心理源性瘙痒，例如出现虫爬感样瘙痒、继发损害严重、臆想瘙痒原因的情况，和（或）伴有其他心理异常，需由精神、心理专科医师指导诊断及治疗。

（赵作涛　刘玲玲）

第八章　眼科症状

视 力 下 降

一、定义

视力下降是眼科最常见的主诉之一。视力包括远视力和近视力。因为每个个体的基础视力不同，因此很难有一个统一的标准对视力下降进行定义。一般来说，视力下降是指患者自觉视力较过去出现减退，包括近视力和远视力的减退。

临床上，将比较严重的视力下降称为低视力，特别严重的视力下降称为盲。低视力的定义是双眼视力中相对较好眼的最佳矫正视力为0.05～0.3。盲的定义是双眼中相对视力好眼最佳矫正视力低于0.05。关于低视力和盲的分级标准见表2-8-1。

表2-8-1　WHO关于低视力和盲的分级标准

类别	级别	最佳矫正视力	
		低于	等于或优于
低视力	1	0.3	0.1
	2	0.1	0.05（3米指数）
盲	3	0.05	0.02（1米指数）
	4	0.02	光感
	5	无光感	

二、临床治疗路径

（一）问诊的重点

1. 起病的时间。

2. 起病的速度　时间是几秒钟、几分钟、几日、几个月还是更长。

3. 视力下降的持续状态　一直看不清或是间歇地看不清。

4. 症状加重的诱因　在日光下、阅读后、劳累后有没有加重或减轻。

5. 眼别　左眼、右眼视力下降还是双眼均累及。

6. 远视力下降还是近视力下降　看远处不清楚或是看书、报不清楚。

7. 是否伴有其他眼部症状　如眼红、眼痛、眼胀、眼前黑影等症状。

（二）主要基本检查项目

1. 视力检查，包括远视力、近视力、矫正视力，裂隙灯检查和眼压检查。

2. 经过初步检查，决定是否需要做其他检查，包括光学相干断层扫描（OCT）、眼底照相、荧光素眼底血管造影、吲哚菁绿眼底血管造影。

三、不同类型的视力下降的概述和病因

（一）视力下降的分类

1. 一过性的视力下降　一过性的视力下降是指 24 小时之内出现并恢复的视力下降，通常特指 1 小时之内出现并恢复的视力下降。依据起病时间的不同还可以分为数秒钟、数分钟和数十分钟的视力下降。持续数秒钟的视力下降通常是双眼的，病因通常为视盘水肿。持续数分钟的视力下降病因有短暂脑缺血发作（TIA）、椎基底动脉供血不足。前者常见为单眼发作，后者常见为双眼。持续数十分钟的视力下降常见原因是偏头痛。

2. 持续的视力下降　此类视力下降指的是视力下降持续超过 24 小时。依据眼部症状可以分为急性无痛性视力下降、渐进性无痛性视力下降和痛性视力下降等。导致急性无痛性视力下降的疾

病有视网膜动脉阻塞、视网膜静脉阻塞、缺血性视神经病变、玻璃体积血、视网膜脱离、视神经炎等。导致渐进性无痛性视力下降的疾病有白内障、屈光不正、开角型青光眼、黄斑变性、糖尿病视网膜病变等。此类疾病的视力下降通常可以历时数周、数月或者数年。导致痛性视力下降的疾病有急性闭角型青光眼、角膜溃疡、视神经炎（眼球运动时可以出现疼痛）、葡萄膜炎、眼内炎等。

3. 继发于外伤后的视力下降　眼部外伤后可以导致眼睑水肿、角膜损伤、前房积血、眼球破裂、外伤性白内障、晶状体脱位、视网膜震荡、视网膜脱离、玻璃体积血、视神经挫伤等等多种并发症，均可不同程度地影响视力。

（二）常见导致视力下降的疾病诊断要点

1. 屈光和调节疾病　因屈光和调节而导致视力下降是最常见的原因之一。

（1）近视：年轻人，表现为远视力下降，而近视力较好。通过验光，可以用凹透镜（通常说的近视眼镜）提高视力。

（2）远视：自幼即已开始，表现为远视力好而视近物疲劳，严重者视近物、视远物均模糊。佩戴凸透镜可以得到矫正。

（3）老视：也俗称为花眼。40～50 岁开始发病，并随着年纪的增长而逐渐加重。表现为视近物模糊，需要佩戴凸透镜进行矫正。

2. 角膜溃疡　角膜是重要的光学通路，角膜中央的溃疡性病灶可严重影响视力。角膜溃疡的病因可有感染、炎症、外伤等多种可能，感染性角膜炎是最常见的原因。患者往往伴有眼红、流泪、分泌物增多等症状，裂隙灯检查可于角膜上发现明显的溃疡灶。

3. 白内障　是视力下降的常见原因之一。最常见的类型是老年性白内障，表现为双眼无痛性渐进性视力下降，检查可见晶状体明显混浊。有严重的全身病或者其他眼部疾病时也可以引起晶状体混浊而导致视力下降，需要用裂隙灯仔细检查。

4. 青光眼　急性闭角型青光眼可以导致视力较快下降，患者伴有明显的眼红、眼胀、头痛、恶心、呕吐等现象。慢性闭角型青光眼、开角型青光眼等疾病可以表现为视力缓慢下降，并且患者由于耐受了高眼压的状态而无明显的眼部不适表现。

5. 前葡萄膜炎　前葡萄膜炎对视力影响较小，一般表现为视力轻微下降，同时伴有眼红、眼部不适。通过裂隙灯检查、前房出现炎症反应即可诊断。

6. 眼底和视神经疾病 很多种眼底和视神经疾病可以导致不同程度的视力下降，需要通过眼底的检查以明确。此类疾病种类众多，本书仅介绍几种有特点的代表性疾病。

（1）视网膜中央动脉阻塞：是眼科急症之一。患者表现为单眼视力的严重下降，多数患者可以降低到数指或光感水平。患者除视力严重下降外，无其他明显不适。一旦怀疑此病，要通过眼底检查进行确诊并立刻抢救视力。

（2）玻璃体积血：通常为单眼，表现为突然的视力下降。根据玻璃体积血的程度不同，可以表现为眼前黑点、蜘蛛网样混浊、云彩样混浊、大片黑影等。视力下降的程度不如视网膜中央动脉阻塞严重。

（3）视网膜脱离：表现为局限性视野丢失，患者通常会描述其为像黑幕遮挡或窗帘拉上一样的感觉。部分患者会主诉在发病前出现闪光的现象。

（4）视神经炎：多发生在18～45岁患者，单眼多见。患者眼球运动时可伴有眼痛。视力下降程度不一，严重者可至光感水平。眼底检查无特殊表现，视野检查可见视野缩小。患者可伴有全身性疾病或邻近组织的感染。

视力下降的诊断流程见图2-8-1。

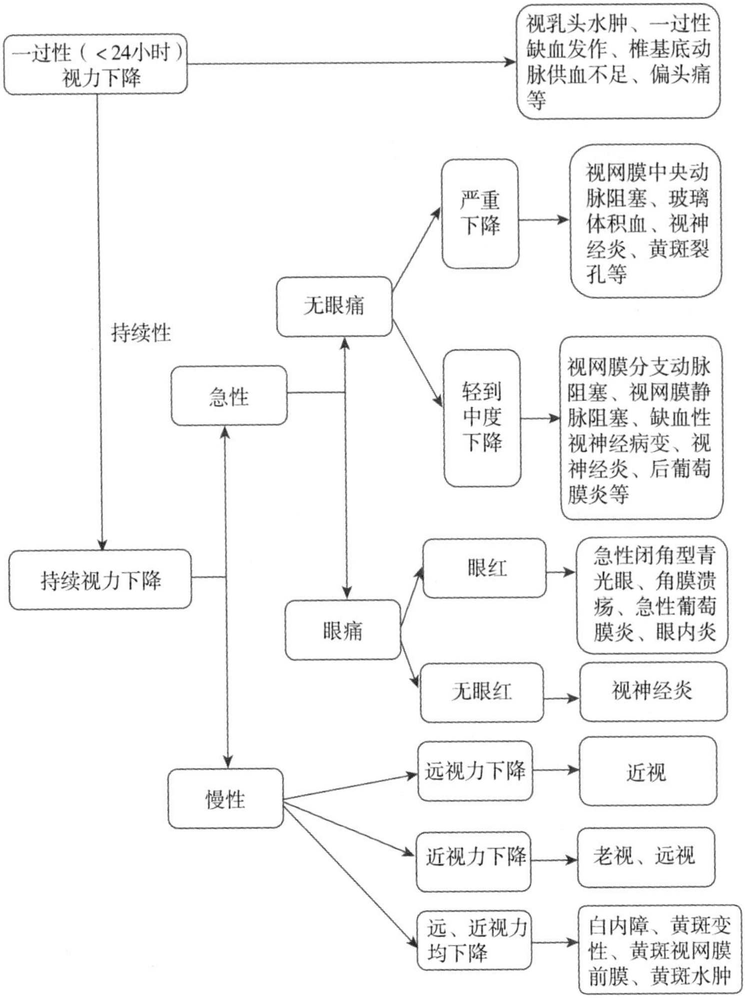

图 2-8-1　视力下降的诊断流程

（吴元　晏晓明）

眼　　红

一、定义

眼红是指外观可见的眼白发红，凡是可以引起球结膜和表层巩膜充血的疾病都可以引起眼红。包括结膜炎、角膜炎、巩膜炎、干眼、前葡萄膜炎、急性闭角型青光眼、翼状胬肉、结膜下出血、角膜和结膜外伤在内的一系列疾病。一般来说，眼睑充血不属于眼红的范畴，但是很多眼睑充血的患者会累及结膜，并伴有眼红。

二、临床治疗路径

（一）问诊的重点

1. 患者的年龄。

2. 起病的诱因　起病前是否有感冒病史、异物进入、情绪激动、长时间阅读等情况。

3. 既往病史　尤其是风湿类疾病的病史。

4. 起病时间　3 日之内突然起病为急性病程，病程为 3 日至 2 周者为亚急性病程，病程超过 2 周为慢性病程。

5. 持续状态　持续出现还是间歇性出现。

6. 眼别　左眼、右眼红或是双眼均累及。

7. 分泌物情况　是否伴有分泌物以及分泌物的性质。

8. 是否伴有眼部不适，包括以下多种情况，异物感、烧灼感、干涩感、刺痛感、眼痒等。

9. 是否伴有视力下降。

10. 是否伴有其他系统的异常，头痛、恶心、呕吐等。

（二）主要检查项目

1. 视力检查、裂隙灯检查、眼压检查。

2. 眼睑触诊、头面部淋巴结触诊（耳前淋巴结、颏下淋巴结）。

3. 必要时进行眼表分泌物培养。

4. 根据进行的检查，判断病因并给予相应的治疗药物。

三、主要疾病概述

（一）不同年龄阶段的导致眼红的主要病因

1. 儿童时期　首先考虑的是急性结膜炎。

2. 年轻人

（1）急性结膜炎仍然是最常见的病因，通常表现为双眼，伴有明显的分泌物。对于分泌物的性质，要进行检查并初步判断，如果是粘脓状分泌物多考虑细菌性感染，如果为浆液性分泌物多考虑病毒性感染。另外，病毒性感染多有感冒病史。

（2）伴有明显的眼痒要考虑为过敏性结膜炎。

（3）单侧眼红且伴有明显眼痛，分泌大量浆液性分泌物，有相关病史时，要考虑到异物进入等造成的角膜损伤，需要在裂隙灯下仔细检查。

（4）被植物成分划伤，尤其是那些从事农业劳动的患者，有真菌感染的可能性，要根据体征进行诊断。

（5）配戴隐形眼镜的患者可以出现隐形眼镜对角膜的损伤，表现为单侧眼红，大量流泪。

（6）急性前葡萄膜炎以年轻患者更多见，表现为单侧眼红伴有视力模糊，很多患者既往有关节炎病史。

3. 中老年人

（1）双眼轻微不适，伴有明显的干涩感、异物感要考虑到干眼。干眼的发病率很高，是眼科门诊第一位的就诊原因。

（2）单侧眼红伴有明显的同侧头痛者，要考虑为急性闭角型青光眼。有的患者会表现为恶心、呕吐和头晕，会导致医生忽略了眼部症状。

（3）各种类型的结膜炎也可以在中、老年人患者出现，应根据前述的表现，通过检查判断病因。

（二）常见导致眼红的疾病的诊断要点

1. 眼附属器疾病

（1）倒睫：有明显眼异物感的主诉，检查可见睫毛生长方向指向角膜，有的患者倒睫的数量较少，甚至只有1根，不仔细检查容易漏诊。

（2）睑内翻：通常发生在下睑，老年人居多，可见睑缘卷入眼内。会同时发生倒睫。也可见于儿童或瘢痕性结膜炎、眼外伤后等。

（3）睑外翻：患者有流泪的症状，检查时要注意睑缘和眼球的位置。

（4）睑缘炎：睑缘充血、肥厚，睑缘可见鳞屑或者脂质堆积，通常还有眼痒、烧灼感、眼痛等症状。

（5）泪囊炎：慢性泪囊炎可以只表现为眼红，一般是鼻侧结膜充血。通过挤压泪囊可见大量分泌物自泪小点涌出。

2. 结膜疾病

（1）细菌性结膜炎：单眼或双眼出现，伴有脓性分泌物，晨起可发生眼睑粘连。结膜囊细菌培养可明确致病菌。

（2）病毒性结膜炎：双眼先后发生，伴有大量浆液性分泌物及耳前淋巴结肿大，多数患者在10日左右出现角膜损害。患者往往有前驱症状，之前可有感冒或其他机体抵抗力下降的疾病。结膜囊细菌培养为阴性。

（3）过敏性结膜炎：眼痒为其最常见主诉。季节性过敏性结膜炎可在春、秋两季集中出现。

（4）沙眼：由沙眼衣原体引起的慢性传染性结膜炎。20世纪50年代曾在我国广泛流行，目前随着卫生水平的提高，发病率已经大大降低。目前临床上偶见的沙眼患者多为农村偏远地区的老年人，为慢性期表现。可有上睑滤泡、上睑结膜瘢痕、角膜缘滤泡和瘢痕（Herbert小凹）、广泛的角膜缘血管翳。

（5）结膜下出血：没有其他症状，常常是照镜子或经别人提醒发现。

（6）睑裂斑：睑裂斑是睑裂区的角膜两侧的结膜成三角形增厚，部分人可有充血表现，充血局限于睑裂斑区域。

（7）结膜异物：患者眼部局限充血，可在对应的位置找到异物。

有的患者就诊时已经没有异物，但充血可能会持续一小段时间。

3. 角膜疾病

(1) 角膜炎：角膜炎是包含了多种病因造成的一组疾病的总称。可以表现为角膜组织出现透明性下降、浸润、溃疡等改变，患者有明显的刺激症状和视力下降。

(2) 翼状胬肉：是睑裂区角膜缘的结膜表面的纤维血管组织增生，跨过角膜缘长入角膜表面。可发生充血，表现为眼红。

(3) 干眼：是由于泪液的量或性质异常或流体动力学异常引起的泪膜不稳定和（或）眼表损害，从而导致眼睛不适症状及视功能障碍的一类疾病，是眼科最常见的疾病。表现为眼红、眼干涩、烧灼、刺激感、视物模糊、视力波动等症状。其危险因素主要有老龄、女性、高海拔、糖尿病、翼状胬肉、空气污染、眼药水滥用、使用视屏终端、角膜屈光手术、过敏性眼病和部分全身性疾病等。

(4) 角膜异物：有异物进入的病史和明显的刺激症状，严重者睁眼困难。因刺激产生大量泪液。

(5) 电光性眼炎：相对少见但症状严重的疾病，患者有紫外线暴露病史，但是有的患者未注意到此病史的存在而否认。患者表现为明显的畏光、流泪症状，可见双眼角膜上皮点状脱落。

4. 其他组织的疾病

(1) 巩膜炎：单眼或双眼均可发生，年轻人多见。表层巩膜炎可出现轻度眼痛，典型表现为眼部有扇形的充血，坏死性巩膜炎则会出现明显的眼痛，并可放射至额部、眉部或者下颌。双眼发病者可能有全身免疫系统疾病，如 Wegener 肉芽肿病、类风湿关节炎等。

(2) 急性闭角型青光眼：该病是因房角关闭，房水排出路径被阻断而使眼压急剧升高的疾病，但小梁网、Schlemm 管等房水排出系统正常等。该病是眼科急症，患者有明显的症状，包括视力下降、虹视、眼胀、眼痛伴同侧头痛。部分患者因有恶心呕吐的症状，易误以为消化道疾病而就诊于内科急诊，如未及时得到眼科治疗，可于短期内失明。

（3）急性前葡萄膜炎：起病较急，患者自觉症状明显，常有眼痛，伴有畏光、流泪或视力下降。检查可见前房闪辉、浮游细胞等。该病容易误诊为结膜炎而耽误治疗，需要进行裂隙灯检查进行仔细鉴别。

眼红的诊断流程见图 2-8-2。

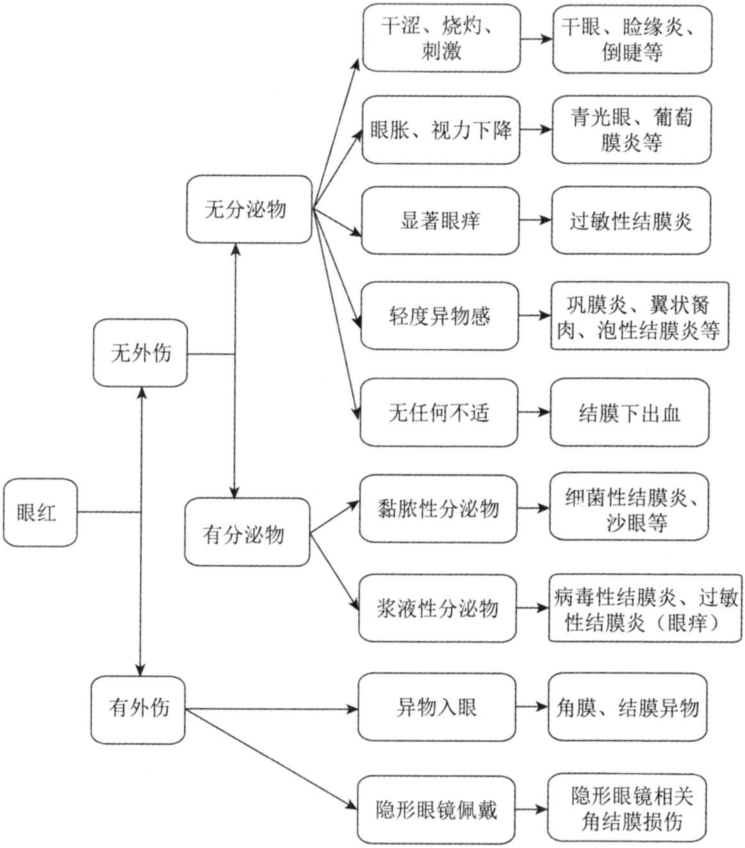

图 2-8-2　眼红的诊断流程

（吴元　晏晓明）

第九章 中枢神经系统症状

头 痛

一、定义

头痛泛指颅内、外因素所致的眼眶至后枕部的疼痛或不适感。头痛的原因是由于病变影响头颈部痛觉敏感结构，例如脑膜、脑血管、神经、肌肉。

头痛是患者寻求就医的最常见的症状之一，在美国门诊患者中排名第五位。头痛是一个综合征，可能是颅内病变的重要信号，临床医生的主要任务是把严重的、可能威胁生命的疾病（如颅内肿瘤、蛛网膜下隙出血、脑炎）和一般性的导致良性疼痛的疾病区别开来。

头痛的常见原因见表 2-9-1 和表 2-9-2。

表 2-9-1 头痛常见原因（按照原因分类）

原发性头痛
偏头痛
紧张性头痛
丛集性头痛
其他原发性头痛
继发性头痛
头颈外伤引起的头痛
头颈血管病变引起的头痛
非血管性颅内病变引起的头痛
由于某种药物使用或减药过程引起的头痛
感染引起的头痛
由于面部原因引起的头痛，例如牙、唇、眼、耳、鼻、鼻旁窦、静脉窦
由心理性疾病引起的头痛
颅神经痛、中枢性或原发性面痛、其他原因引起的头痛

表 2-9-2　头痛常见原因（按照病程分类）

急性发病
常见原因
蛛网膜下隙出血
脑炎或脑膜脑炎
其他脑血管病
眼部疾病，如青光眼、急性虹膜炎
不常见原因
癫痫发作
腰椎穿刺后低颅压头痛
高血压脑病
性交后头痛
亚急性起病的头痛
巨细胞动脉炎
颅内占位性病变，如肿瘤、硬膜下血肿、脓肿
假性脑瘤（良性颅高压）
三叉神经痛
舌咽神经痛
疱疹后神经痛
高血压引起的头痛（包括嗜铬细胞瘤引起的血压升高）
慢性头痛
慢性持续性
紧张性头痛
药物依赖性头痛
慢性发作性
偏头痛
丛集性头痛

二、临床治疗路径

（一）问诊的重点

1. 疼痛的部位　疼痛位于额叶、顶叶、枕叶、颞叶或整个头部，为双侧或是单侧，是否有位置变化。

2. 疼痛类型　疼痛为钝痛、刺痛、搏动样痛、抽痛、紧绷样痛或是混合性的（持续性的伴有搏动感疼痛，需要问清哪一个在前）。

3. 疼痛的持续时间与发生时间　头痛的初次发作时间，多长时间发作一次，每次发作时间，早上或晚上是否加重，进行 Valsalva 动作时（咳嗽、擤鼻涕），是否会加重。是否有与头痛持续相关联因素，包括月经前期、周末、情绪激动、酒精摄入后、季节变化、特殊的食物。

4. 疼痛的严重程度　患者经常从睡眠中痛醒，可能见于颅内压增高、丛集性头痛、脑出血。伴有严重头痛的患者，常常难以入眠。

5. 伴随头痛的相关症状（头痛之前、过程中、之后）　在典型偏头痛症状之前，是否有视觉改变、头晕、或其他感觉异常的先兆。

6. 伴随症状　有无发热；有无呕吐，呕吐为喷射性；有无意识改变和其他神经系统症状。

7. 诱发因素　头痛是否在某些场合或从事某些活动时较易发生与情绪、睡眠、食物和月经周期的相关性。

8. 家族史　患者是否有偏头痛、癫痫、精神疾病家族史。

9. 既往疾病史　患者是否有高血压、感染、过敏、脑外伤史和手术史，有无近日腰椎穿刺病史。

10. 用药病史　患者是否有血管扩张剂、口服避孕药和酒精使用史。

（二）体格检查主要关注点

1. 全身体格检查血压、脉搏、体温。

2. 眼底检查　视盘，眼底动脉、静脉充盈情况，眼底有无出血。

3. 头、颈部体格检查　颞浅动脉有无触痛，颈部肌肉的紧张程度，头皮感觉是否有改变，上部颈椎棘突区有无叩击痛，颅内有无血管杂音，三叉神经区域有无扳机点。

4. 胸部查体　静脉窦区有无叩击痛。

5. 需要进行详细的神经系统检查，是否出现反射不对称或其他阳性病理征。

(三) 基本的检查项目

1. 血、尿、便常规和ESR。

2. 头颅影像学，如头颅CT或MRI。腰椎穿刺检查需要掌握其适应证和禁忌证。

(四) 慢性头痛的主要检查项目

主要检查项目包括ESR、C反应蛋白、血常规、抗核抗体、甲状腺功能、腰椎穿刺检查脑脊液。其他还有神经影像学检查，特别是磁共振检查排除颅内占位性病变、脑积水、脑膜病变，低场强磁共振检查排除静脉窦血栓。

如果怀疑巨细胞动脉炎，进行颞动脉活检。

三、常见的头痛类型及概述

1. 偏头痛　偏头痛是反复发作的周期性头痛发作，通常伴有畏光，自主神经功能紊乱如恶心、呕吐，通常被认为是与血管调节和神经电生理功能障碍有关。可以分为典型偏头痛（伴有先兆）、普通偏头痛（不伴有先兆）、复杂型偏头痛。

2. 丛集性头痛　丛集性头痛是所有头痛中比较严重的一种，因头痛在一段时间内密集发作而得名，典型诊断线索是突然发生的剧烈单侧眼窝刺痛，且反复发作，常伴痛侧流泪或单侧鼻腔充血，一次发作常持续30分钟到数小时，患者一段时间内可以持续反复发作，经常夜间痛醒。

3. 紧张性头痛　紧张性头痛是最常见的头痛类型，为双侧、非搏动性、频繁发作的头痛，常起始于枕叶，向额叶扩展，头皮触痛常见。头痛在下午或晚上加重，常在紧张劳累或失眠后加重，Valsalva试验时疼痛不加重。

4. 鼻窦炎所致疼痛　鼻窦炎所致疼痛主要是位于前额，为非搏动性疼痛，鼻窦附近有叩击痛，叩击鼻窦区，可以使疼痛加重，此病与季节性相关，特别是对于有过敏史的患者。伴有鼻腔充血、流涕、发热、牙痛。疼痛可以为单侧或双侧，取决于受累的鼻窦。

常和鼻窦畸形、过敏等有关，鼻窦影像学检查有助于诊断。

5. 外伤后头痛　外伤后头痛发生于严重的外伤后，有时伴有意识丧失，可伴有眩晕。持续时间可以为 6～12 个月，也可以持续数年，需要和慢性的、反复发作的头痛相鉴别。疼痛可能是颅脑外伤综合征的症状之一，特征是恐惧、焦虑、疲倦、易激惹、难以集中注意力。

6. 腰穿后头痛　最重要的诊断要点是头痛在腰穿之后发生，发生于腰椎穿刺后 1～2 日内，可能和腰椎穿刺点脑脊液漏有关。疼痛在坐或站立时加重，卧位有所缓解，疼痛通常位于额叶、枕叶，常伴有颈部疼痛，持续时间为 1 至数日，引起头痛的原因包括多次腰穿、腰穿针较粗、腰穿技术不达标等。

7. 蛛网膜下隙出血　疼痛为突然发生的、枕叶或整个头颅的疼痛，通常疼痛不是位于局部，如果有明确的局部疼痛可能说明存在潜在的动脉瘤破裂，常伴有颈项强直、头晕、恶心、呕吐、易激惹、不安、抽搐、嗜睡，意识障碍较为常见，可有视盘水肿，可能缺少局灶的神经系统体征。

8. 颞浅动脉炎　疼痛的临床特点为突然发作、持续的颞部疼痛，好发于老人，尤其是大于 55 岁的女性。体格检查发现颞浅动脉触痛、搏动消失，实验室检查发现血沉增高，大于 40 mm/h。风湿性多肌痛常伴发颞浅动脉炎。

9. 中枢神经系统感染　任何头痛伴有发热、颈部抵抗及精神异常，应高度怀疑中枢神经系统感染。疼痛通常急性或亚急性起病，遍及整个头部，枕部较重，可在活动后加重。头痛可伴随颈项强直、恶心、呕吐、易激惹、烦躁，可能出现畏光、复视、上睑下垂、瞳孔不等大和意识状态的变化。另外，中枢神经系统感染也可表现为眼肌麻痹性头痛、三叉神经痛、中毒性头痛、颞下颌关节痛。腰椎穿刺是必做的一项检查，可以进行微生物培养。行腰穿检查之前建议先做头颅影像学检查，如 CT 或磁共振检查。

10. 伴有颅内压力增高的头痛　最重要的诊断线索是头痛为双侧的、非搏动性，夜间明显，可以使患者夜间疼醒。疼痛最初是轻度的，呈间歇性，逐渐缓慢加重，Valsalva 动作时加重，多伴有视乳头水肿和局灶性神经体征，如反射不对称、眼外肌麻痹、瞳孔不对称。患者可伴有呕吐，多为喷射性。

见表2-9-1及2-9-2。

四、小贴士

（一）不能漏诊的严重疾病

1. 颅内肿瘤。
2. 脑出血。
3. 颅内感染。

（二）应警惕的临床表现

1. 新出现的头痛。
2. 头痛症状突然加重。
3. 老年人突然出现的头痛。
4. 头痛突然发生或疼痛性质发生变化，则应该予以重视，需要去急诊，排除威胁性命的疾病例如蛛网膜下隙出血或脑炎。
5. 如果出现脑膜刺激征，伴有发热症状，应该行影像学及腰穿检查，排除颅内感染。
6. 蛛网膜下隙出血主要是由于颅内动脉瘤破裂引起，通常可以行头颅CT检查来协助诊断。但是如果头颅CT检查没有发现出血，建议行腰椎穿刺检查来排除。
7. 为了达到最佳效果，治疗偏头痛的药物应该在症状起始时服用最佳。

（孙永安）

头　　晕

一、定义

头晕（dizziness）与眩晕（vertigo）的概念很容易让人混淆，

头晕是一组非特异的症状，它包括了一组症状。就症状学而言，眩晕是头晕的一个亚型，指的是患者出现运动错觉，表现为反复规律的旋转、倾斜、上下或水平直线运动错觉，可在周围和（或）中枢前庭病变时发生，两侧前庭系统功能不对称易诱发眩晕。眩晕分为中枢性眩晕和周围性眩晕，眩晕的常见病因见表 2-9-3。2008 年出版的西氏内科学将头晕分为四个类型：①眩晕；②晕厥前状态；③平衡障碍；④精神性头晕。2009 年我国头晕诊断流程建议专家组认为，头晕包括眩晕、晕厥前状态、失衡及头重脚轻感。

头晕涉及多个学科，包括耳鼻喉科、神经内科、心内科、骨科、眼科和血液科等等。临床医生要想有效地鉴别头晕症状就必须要做多方面的工作。头晕是患者的一种主观感受，无法通过任何客观检查来诊断，那么医患之间详细的沟通就成为了诊断的关键。在初期诊断时应注意患者症状，与眩晕、晕厥前、失衡等之间进行仔细的鉴别诊断，后期要注意鉴别神经心理因素引起的头晕。临床医生应对患者各方面病史进行仔细的问诊，对患者的各种系统疾病史以及精神状态做到详细了解。

表 2-9-3　眩晕的常见原因

周围性眩晕
良性阵发性位置性眩晕
前庭神经炎
梅尼埃病
迷路缺血或出血
肿瘤
外伤
颞骨骨折
迷路冲击伤
外淋巴漏（漏也可以由胆脂瘤引起）
代谢性疾病
糖尿病

续表 2-9-3 眩晕的常见原因

尿毒症
甲状腺功能低下
畸形性骨炎
急性酒精中毒
服用耳毒性药物
氨基糖甙类
顺铂
内耳自身免疫性疾病
前半规管裂开症
中枢性眩晕
耳部感染引起的神经系统并发症
硬膜外、硬膜下、脑实质内脓肿
脑膜炎
脑干或小脑短暂脑缺血发作
偏头痛
肿瘤
小脑退行性综合征
酒精性
家族性
颅颈连接处异常
扁平颅底
寰枢椎脱位
小脑扁桃体下疝畸形
多发性硬化
癫痫发作

二、临床治疗路径

（一）问诊的重点

临床医生重点是识别常见的头晕的原因，例如鉴别是系统性眩晕还是非系统性眩晕，进行针对性的检查。尽量让患者来描述头晕的症状，避免提示性的提问。

1. 发作形式　急性起病多为前庭周围性病变，慢性或亚急性起病则多为前庭中枢性病变。

2. 持续时间　不同疾病导致的头晕症状持续时间绝非固定，也不是最主要诊断依据，首次发作的持续时间及症状对于诊断最有帮助。良性阵发性位置性眩晕（BPPV）持续时间为数秒，多不超过1分钟；梅尼埃病、短暂脑缺血发作和偏头痛相关眩晕多为数分钟至数小时；前庭神经元炎和中枢性病变多持续数小时至数天；精神障碍多持续数周至数月。

3. 发作频度　单次发作者多为前庭神经元炎或脑血管病，反复发作性眩晕应首先考虑梅尼埃病；伴有神经系统体征的反复发作眩晕应考虑为脑血管病；反复发作的与位置相关的眩晕应首先考虑BPPV。

4. 自主神经症状　周围性眩晕的眩晕程度偏重且多伴明显的恶心、呕吐、大汗等自主神经的症状，中枢性眩晕则偏轻且伴随的自主神经症状轻或无。

5. 伴随症状　注意有无耳憋胀感、听力下降、耳鸣、耳痛、头痛、听力减退、面瘫、失衡、畏光和畏声、眼球震颤、复视等表现及局灶神经体征。

6. 体位对头晕的影响　头晕时体位是否有从卧位或坐位向立位的变化，头晕发作前是否有突然转头的动作，头晕时是否有颈部过伸或转颈的动作。

7. 诱发及缓解因素　头晕是否与心情紧张有关；是否与特定的食物，如低盐或高盐是否相关。头位变化诱发的头晕见于BPPV、肿瘤；自发眩晕见于前庭神经元炎、脑卒中、脑肿瘤、梅尼埃病、多发性硬化；上呼吸道感染后头晕见于前庭神经元炎；应激导致的头晕见于精神因素和偏头痛；耳压、外伤或持续用力后头晕见于周围淋巴漏。

8. 既往病史　应特别注意患者的系统疾病史，如高血压、糖尿病、心脏病、甲状腺疾病贫血和体位是否可导致血压波动，精神状态，如抑郁、焦虑、躯体化障碍等；神经系统疾病如深感觉障碍、共济失调、多系统变性等；有无头颅外伤、病毒感染或精神疾病病史；患者有无用药史，特别重视的是抗生素（尤其是链霉素）、抗惊厥药物、降血压药物或大剂量水杨酸。

（二）体格检查主要关注点

1. 耳镜检查　耳道有无耵聍堵塞，感染等。

2. 神经系统检查　特别要仔细地检查颅神经功能，观察患者的眼球震颤情况。

3. 平衡功能检查　检查患者的小脑功能，如跟-膝-胫实验或指鼻实验。

4. 评估三叉神经的功能　角膜反射是评估三叉神经的敏感指标，如果出现异常，可能提示出现听神经瘤等桥小脑角病变。

5. 评估第八对颅神经——前庭蜗神经的功能　使用电测听检查、韦伯试验、林纳试验、冷热试验。

6. 心血管系统相关的检查　测量双侧肢体的血压，卧、立位血压，脉搏，听诊颈动脉杂音和心脏杂音，检查是否有心律失常。

7. 让患者过度换气，观察能否缓解，让坐位的患者每2秒进行一次深呼吸，持续3～5分钟。结束时，询问患者是否出现相似的临床症状。

（三）主要检查项目

因为头晕的原因很多，涉及广泛，很难给出一个检查的标准方案，所有的实验室检查应在详尽的病史和全面的体格检查后进行有针对性的选择。

实验室检查包括血压、血沉、血常规。有显著听力下降和耳鸣的患者都要行听力检查。如果怀疑有低血糖，应查即刻血糖。眼震电图，可以协助寻找头晕的病因。对所有怀疑有颅内病变如肿瘤、后循环缺血或脑梗死、多发性硬化的患者，检查脑干听觉诱发电位可以协助识别听神经瘤及脑干病变，且较便宜。

（四）特殊的检查项目

良性阵发性位置性眩晕（BPPV）的患者，可以行 Dix-Hallpike 试验，是确定后半规管或上半规管 BPPV 常用的方法。眩晕和眼震的出现具有潜伏期和疲劳性。

三、常见的特殊类型的头晕

（一）周围性头晕或眩晕

1. 前庭神经元炎　此病于病前两周左右多有上呼吸道病毒感染史，眩晕症状可突然发生，持续数日或数月，活动时症状加重。病变发生在前庭神经节或前庭通路的向心部，为末梢神经炎的一种。

2. 良性阵发性位置性眩晕　此病为典型特征是反复发作的眩晕，头的位置变化症状有所加重，在立位或卧位都可能发生，眩晕常伴有恶心，很少出现听力障碍。

3. 梅尼埃病　此病最重要的诊断线索是剧烈的、突发的眩晕，持续数小时至数天，伴有耳鸣、耳憋胀感症状反复发作。此病中年起病，高盐饮食可以加重发病，病程可以持续数年。

此病可导致听力下降，听力下降虽有波动性，但是逐渐加重；当听力下降至丧失时，眩晕症状也逐渐缓解，最终患者全聋，眩晕发作也停止。

4. 药物源性　包括盐酸异丙嗪、盐酸敏克静。

5. 外伤后头晕　颅骨骨折的颞骨岩部的纵向骨折通常会累及中耳的结构，患者通常会伴有耳出血。颞骨岩部的横向骨折会会累及骨迷路和膜迷路，患者会出现面瘫、眩晕、自发性眼球震颤。

（二）中枢前庭病变引起的头晕或眩晕

1. 精神性（心理性）头晕　精神性头晕指由特定的精神因素刺激后发生的平衡失调感。为中枢性头晕所独有，周围性头晕不包括精神性头晕。

2. 过度换气综合征　此病是头晕最常见的原因，有头重脚轻感，可能伴有口周感觉异常、指尖感觉异常、腕足痉挛，伴有这一症状的患者常常很焦虑。当患者过度换气后可以出现类似症状而确诊。

3. 脑血管病　特别是累及后循环系统的缺血发作。

4. 听神经瘤。

5. 多发性硬化。

6. 后颅窝肿瘤。

7. 基底动脉性偏头痛伴头晕。

四、鉴别诊断

中枢性和周围性眩晕的区别见表 2-9-4。

五、小贴士

（一）注意一些典型的主诉

1. 患者主诉为“我早晨起床时候头晕”，提示患者可能是夜间脱水，早晨出现体位性低血压。

2. 患者主诉为“我晚上一个人在家时候头晕”；有可能是在紧张情况下过度换气引起的头晕。

3. 患者主诉为“每次头晕时候我都复视”，这通常是和中脑缺血有关，提示基底动脉供血不足。

4. 患者主诉为“我不能用我的右耳接电话，右侧面部是木的，我走路也不稳”，若有单侧听力下降且不伴有外伤和外耳感染史要主要怀疑听神经瘤。

5. 患者主诉为“我突然变得头晕、恶心、走路不稳，我的左脸及右上肢感觉不灵活”，表示患者出现即交叉性运动障碍，提示脑干梗死可能，可能是小脑后下动脉分支梗死。

6. 患者主诉为“我已经有糖尿病多年，我的双眼因为白内障而看不清东西，我的外孙取笑我一直喝醉酒似的”，老年患者伴有多发性感觉障碍常抱怨头晕。

7. 患者主诉为“我的耳朵近一周胀胀的，然后突然感觉头晕，只能躺下，否则担心会摔倒”，这可能是梅尼埃病。

表 2-9-4　中枢性（假性）和周围性眩晕（真性）的区别

临床特征	分类	
	周围性	中枢性
眩晕程度	较剧烈	程度不定
眩晕类型	突发性旋转性	旋转或非旋转
耳部症状	伴发耳鸣、耳聋、耳胀满感	多无耳部疾病
意识改变	多无意识改变	可以伴有意识改变
自发性眼球震颤	水平旋转或旋转，与眩晕方向一致	粗大，垂直或斜行，方向多变
持续时间	持续数小时或数天，可自行缓解到恢复	持续时间长，数天到数月
头位或体位影响	头位或体位变化会加重	无影响
神经系统症状及体征	无	频繁出现
自主神经症状	较重	较轻
是否伴有头痛或意识障碍	从不会出现	容易出现
听力下降或耳鸣	偶尔	无
共济失调	无或轻度	中到重度

（孙永安）

感觉异常

一、定义

感觉异常是指在无外界刺激的情况下，自觉身体某部位有不舒适或者难以忍受的异样感觉，如蚁走感、麻木感、疼痛感、电击感、针刺感、冷感、热感等，临床上常说的感觉异常主要是指躯体感觉异常。引起感觉异常的常见原因见表 2-9-5。

表 2-9-5　感觉异常的常见原因

常见疾病	病变部位	感觉障碍特征	伴随症状
吉兰-巴雷综合征（AIDP）	周围神经或神经根	感觉异常，可以伴有疼痛或感觉丧失	早期可以伴有腱反射消失，运动障碍相对更显著
遗传性感觉性神经病	主要累及感觉神经	烧灼感，可伴有感觉迟钝或感觉异常	早期可出现远端腱反射异常减弱
腕管综合征	手腕处的正中神经受压	拇指、食指、中指麻木	严重时可以出现手部肌肉萎缩
尺神经病变	尺神经受压，常见于肘部和腕部	第四、五指感觉障碍	严重的患者可以伴有骨间肌萎缩
脊髓空洞症	多见于颈髓或胸髓，属于脊髓内病变	受损节段以下痛温觉感觉障碍，可出现分离性感觉障碍	病变严重时，可以累及运动系统
丘脑梗死	丘脑供血区的小动脉闭塞	对侧肢体感觉障碍及感觉性共济失调	可伴有对侧肢体肌力减弱
丘脑性疼痛	多有丘脑卒中史	烧灼样疼痛位于对侧肢体，多位于远端	可以伴有丘脑损害的其他症状，包括感觉障碍
三叉神经痛	三叉神经感觉根或半月神经节病变	突发的针刺感、电击样疼痛，无其他神经系统症状和体征	多无其他感觉和运动异常

二、临床治疗路径

（一）问诊的重点

1. 症状的性质　包括麻木、疼痛、感觉过敏、痛觉过敏、冷感或温觉障碍。

2. 时间　包括发病时间、持续时间、缓解时间。

3. 症状发生的部位　双侧肢体是否呈对称性，发生在肢体的远端或是近端，感觉异常的部位是否固定。

4. 进展情况　症状是减轻、加重或是有波动。

5. 伴随症状　是否有头晕、瘫痪或其他神经症状。

6. 影响因素　症状是否受失眠、精神紧张等诱发加重。

7. 治疗经过　针对此症状的用药情况，治疗后症状有无变化和其变化情况。

8. 既往病史　有无酗酒史、毒物或化学物质接触史，是否经常接触农药；发病前有无发热、腹泻等病史；有无慢性胃炎、胃肠道手术病史。

（二）体格检查主要关注点

感觉异常的检查是神经系统检查中最复杂的一个部分，因为大部分主诉属于患者的主观感受，差异性较大。对于一些意识障碍或者注意力不集中的患者，感觉检查通常不能提供有意义的信息。

1. 感觉系统检查的原则　检查之前，最好能初步评估患者的精神状态，有无焦虑、抑郁等，以排除心理因素引起的感觉异常。避免提示性的问题，如当检查偏深感觉缺失时，一般应问“是否这侧和另外一侧感觉一样”，如果您问“哪一侧更尖锐”，则很可能得到不一致的答复。当确定感觉障碍的部位时，一般应从病变区向正常区移动检查。注意易疲劳性，感觉检查时，患者很容易出现疲劳，因此尽量避免从头到脚的特别冗长的检查，应该在恰当的位置有针对、有重点地检查。

2. 感觉检查的内容　包括痛觉、轻触觉、温度觉、位置觉、运动觉、震动觉、复合感觉。

（三）基本的检查项目

1. 尿常规、血常规。

2. 血生化检查，如肝功能、血糖、维生素 B_{12} 及叶酸。

3. 甲状腺功能。

4. 免疫筛查相关的检查，如 ANCA、风湿因子筛查。

5. 感染性疾病筛查，如筛查梅毒、艾滋病、乙型肝炎。

6. 肌电图及神经传导功能检查，有助于发现神经、肌肉的损伤。

7. X 线检查，检查颈椎、腰椎等。

8. 头颅及颈动脉血管成像，以发现脑血管病。

9. CT 或磁共振检查有助于发现脊髓病变或压迫、多发性硬化、脑瘤、脊髓空洞症。

10. 腰椎穿刺进行脑脊液检查。

（四）常见的感觉异常的特征

1. 偏身感觉异常，可能为皮层或传导束的损害。

2. 手套、袜套样感觉异常，可能为多发性周围神经病。

3. 脊髓水平或出现布朗-塞卡尔综合征可能为脊髓传导束损害。

4. 节段皮肤的感觉损害可能为神经根疾病。

5. 周围神经支配区感觉损害，与神经走行一致，可能为单神经病。

6. 鞍区感觉障碍，可能为脊髓圆锥或马尾损害。

（五）不同部位感觉障碍的表现

1. 皮层　感觉丧失的部位与损伤皮层的支配区相应，一般为对侧躯体的相应部位。如果损伤范围较大，则可能引起对侧偏身感觉障碍。

2. 内囊　多为对侧偏深感觉障碍，头、面部及肢体受累程度大多一致，多伴有对侧肢体肌力减弱。

3. 丘脑　丘脑损伤引起的感觉障碍多同时累及颜面部。如果偏侧躯体感觉障碍且不伴有肌力减弱，则很可能损伤的是丘脑。

4. 脊髓传导束损伤　感觉障碍在损伤节段或节段以下。

5. 脊髓半切损伤　同侧的深感觉（音叉震动觉、关节位置觉等），对侧的浅感觉（温痛觉等）损伤。

6. 神经根损伤　节段性感觉障碍

7. 神经丛　近的几个神经根支配范围感觉障碍，符合神经丛神经支配范围。

8. 周围神经　感觉障碍范围符合神经解剖分部。

注意心理性感觉异常的鉴别。这类患者主诉为手足、唇周麻木，但是麻木的症状及位置不固定，而且受到情绪的影响很大，患者多伴有失眠、头晕等其他症状，神经系统各种检查均无明显异常。如果遇到这一类患者，应该进行神经心理检查，排除是由于抑郁或焦虑所引起。

（孙永安）

失　　眠

一、定义

失眠是临床最为常见的睡眠障碍类型，长期失眠对于正常生活和工作会产生严重的负面影响，甚至会导致恶性意外事故的发生。中华医学会睡眠障碍学组报道称，2002 年 45.4％的中国人在过去 1 个月中曾经历过不同程度失眠发生，其中约 20.0％的人选择了使用镇静催眠药物来解决失眠问题。

失眠通常指患者对睡眠时间和（或）质量不满足并影响白天社会功能的一种主观体验。临床常见的失眠形式有：①睡眠潜伏期延长，入睡时间超过 30 分钟；②睡眠维持障碍，夜间觉醒次数≥2 次或凌晨早醒；③睡眠质量下降，睡眠浅、多梦；④总睡眠时间缩短，通常少于 6 h；⑤日间残留效应，次晨感到头昏、精神不振、嗜睡、乏力等。常见的失眠有三种方式，包括入睡困难，早醒，睡眠中断、夜间多次觉醒。失眠的常见原因见表 2-9-6。

表 2-9-6　失眠的常见原因

急性失眠
睡眠环境的变化（最常见的短暂失眠的原因，也称为“第一晚效应”）
倒时差
房间内部环境（如温度）不适
急性内科或外科疾病（包括在重症监护病房期间）
使用兴奋性药物（如茶碱类、β受体阻断药、激素、甲状腺激素、气管扩张剂、抑郁治疗的撤药阶段）
慢性失眠
特发性或原发性失眠
神经、心理性失眠
睡眠错觉
睡眠卫生不良
伴有精神心理疾病的失眠
伴有一般躯体疾病的失眠
伴有神经系统疾病的失眠
滥用药物引起的失眠

二、临床治疗路径

（一）问诊的重点

1. 睡眠习惯　睡眠开始和持续时间，睡眠地点。

2. 睡眠开始　入睡是否困难，是否使用帮助睡眠的药物或设备。

3. 睡眠持续　睡眠的过程中是否有觉醒以及持续时间，觉醒后能否再次入眠。

4. 觉醒原因　觉醒是否由运动、做梦、焦虑和疼痛等不适因素引起。

5. 睡眠环境　换床铺是否会导致入睡困难。

6. 睡前是否有物质滥用，如咖啡、尼古丁、酒精。

7. 白天睡眠情况　白天睡眠的频率和持续时间。

8. 是否与配偶睡在同一间卧室，配偶是否打鼾、起夜的情况。

9. 床与睡眠的关系　上床后是立即关灯睡眠，还是有先看电视、阅读、听广播或音乐等不良的睡眠习惯。是否有睡前不安举动，是否在台灯下或电视播放的条件下入睡。

10. 有无明确的诱因如情感打击（如亲人亡故、离异、失恋等），抑郁，以及变换工作、考试、面试、在不熟悉环境休息等原因引起的焦虑。

11. 过去2～4周内睡眠的总体情况　包括睡眠潜伏期，睡眠中觉醒次数、持续时间和总睡眠时间；

12. 白天的活动是否受到影响，例如是否有白日困倦、疲劳感、易怒、全身不适、无精打采、反应迟钝、注意力不集中。

13. 其他精神障碍治疗和药物使用病史　是否有使用镇静剂、兴奋剂、酒精等的历史。

14. 既往是否有癫痫发作、焦虑症、抑郁症、情感障碍、记忆障碍的病史。

15. 是否有需使用会影响睡眠的药物的疾病史，如丛集性头痛、哮喘、心力衰竭、甲状腺功能减退等。

16. 如无上述原因，可以通过系统回顾，明确患者是否存在神经系统、心血管系统、消化系统等疾病，还要排查是否存在其他各种类型的躯体疾病，如皮肤瘙痒和慢性疼痛等。

（二）体格检查关注要点

1. 患者是否肥胖，是否患有高血压、心律不齐。

2. 患者是否存在神经功能缺陷。

3. 患者是否存在内分泌失调的情况，如甲状腺功能亢进或甲状腺功能减退。

4. 肺部查体是否能发现干性和湿性啰音，患者是否患有哮喘。

5. 患者是否存在其他系统的疾病。

（三）主要检查项目

在详细地询问病史和查体后，才能决定下一步具体做哪些检查。

1. 睡眠质量评估　包括匹兹堡睡眠质量指数表、失眠严重程度指数评估（insomina severity index，ISI），日间思睡患者使用 Epworth 嗜睡量表。

2. 其他相关量表检测　包括焦虑抑郁相关的量表检测，如汉密尔顿焦虑和抑郁量表评分；疲劳严重程度量表评分（fatigue severity scale）和生活质量问卷（SF-36）。

3. 若怀疑颅内疾病行 CT、磁共振检查和脑电图。

4. 若怀疑心脏疾病，检查是否存在心律不齐或心脏杂音的情况。

5. 若怀疑肺部疾病，应行胸片、胸部 CT 检查。

6. 可进行代谢相关检查，如检查甲状腺功能。

7. 多导睡眠图是指用视频记录整个晚上的睡眠时段的脑电图、眼电图、肌电图、呼吸情况、心电图和血氧饱和度，适用于持续睡眠障碍的患者，可诊断睡眠呼吸暂停综合症、睡眠肌阵挛、梦魇、梦游症、窒息发作、其他与睡眠相关的疾病，还可用于鉴别夜间发作的癫痫与睡惊症。短暂睡眠障碍的患者不需进行多导睡眠图，因为花费较高。

8. 多次小睡潜伏期实验（MSLT）是指在 8～9 小时的时间段内，患者被允许睡眠 5 次，每次 20 分钟，记录平均的睡眠潜伏期及异相睡眠。可用于记录异相睡眠潜伏期时长和出现次数，多用于白天睡眠过多，特别是发作性睡病的患者。

三、小贴士

1. 注意建立床与睡眠之间的联系　入睡困难的患者，在入睡时常常容易回忆起日常一些不愉快的想法、情绪或感觉，特别是当他们很紧张时，这让他们很难放松和入睡，而失眠会使他们更加焦虑，容易引起反复清醒。如果每天晚上有很相似的经历，睡眠也会陷入恶性循环中。经过一段时间以后，患者会在床和不愉快的睡眠之间形成某种联系，他们常常会感觉在卧室以外的地方睡觉，睡眠会更好。

2. 注意生理性睡眠减少与失眠的鉴别　在评估失眠时应该注意：由于年龄变化而引起的睡眠阶段和周期的变化，谨记在不同个体之间最佳的睡眠过程可以差异很大。有些患者虽然睡眠时间缩短，但是患者的警觉性和日常表现良好，这可能是正常的生理现象。

3. 睡眠日记　睡眠日记在对失眠患者最初评估和治疗效果的评估中经常使用。睡眠日记记录了患者连续 2 周的睡眠情况，包括患者的上床时间，睡觉的准备过程，入睡时间，夜间觉醒的次数、时间和原因，起床时间，是否服用酒精和咖啡因，服用的药物，白天小睡时间和睡眠的主观感受等。睡眠日记是对患者睡眠障碍主观感受的评估指标，这些感受可能同其他客观检查一样可靠，甚至比其他检查更精确。

四、需要注意的几种特殊类型的睡眠障碍

1. 精神、心理性失眠　此病是失眠最常见的原因，伴发于由各种生活压力所引起的焦虑、抑郁，躯体疾病引起的不适也可以引发。常见的例子是不宁腿综合征，常常只在平卧或者静坐时发生症状，常见症状是下肢，特别是小腿背侧深部肌肉感觉异常，有蚁走感。其他的单神经或多神经病也可以引起相似的症状。

2. 睡眠错觉　偶尔患者抱怨无休止的失眠，但是在客观的睡眠研究中却无异常发现，这现象被称为假性失眠。这可能是因为对失眠的感知发生错误，也可能是由于臆病或其他精神紊乱。

3. 睡惊症　主要发生于儿童，也可见于成人。孩子常常在慢波睡眠期间突然惊醒，尖叫，表现为强烈的紧张及自主神经的反应（如瞳孔散大、出汗、心动过速、呼吸急促、汗毛竖立），孩子很难被叫醒或安慰，但是在数分钟后可返回正常睡眠，事后患者常常对梦境遗忘。丙咪嗪或安定可以用于频繁发作的患者。

4. 梦游症或梦呓　梦游或梦呓常和睡惊症相重叠，被认为有

类似的发病机制，这三者在焦虑或精神压力大时容易加重。梦游症包括一组复杂的行为异常，如床上坐起、行走、穿衣服、吃饭、排便，甚至开车。梦游症的患者行走时可以避开障碍物，但是协调性比较差。上述症状可持续几秒钟到几分钟，在儿童时期较为常见。

5. 睡眠时相延迟综合征　一些患者在正常情况下，很难入睡，但是在“不恰当的情况下”易入睡，他们有睡眠－觉醒节律紊乱，典型的就是睡眠时相延迟综合征，这一类患者在床上难以入睡，因此他们凌晨3点或以后才能入睡，然后如果条件允许，他们可以有一个正常的睡眠周期。但是如果因为工作或学习需要他们在早上提前醒来，他们会长时间的瞌睡，特别是在早上。这一类患者常常会在周末的时候睡得很久来补充睡眠。一个替补的方法是每天延迟入睡时间2～3小时，直到睡眠规律适合正常人的作息规律。褪黑素可能对这一类患者有效，但是大部分患者停药之后会复发。

6. 睡眠断裂　睡眠断裂是指睡眠频繁中断，不能完全起到恢复体力的作用。引起此病的常见原因有呼吸睡眠暂停综合征，遗尿症、端坐呼吸、胃食管反流性疾病综合征、内分泌紊乱性疾病或药物治疗（如皮质内固醇和多巴胺能激动剂）也可以引起这一症状。

7. 白天思睡　可由发作性睡病、呼吸睡眠暂停综合征引起。

五、失眠的治疗

1. 药物治疗　目前常用的催眠药物分为苯二氮䓬类和非苯二氮䓬类，非苯二氮䓬类催眠药物唑吡坦可作为原发性失眠的首选药物。长期、顽固性失眠应在专科医生指导下用药。WHO关于安眠药的使用有三条原则：①服用所有的安眠药最好别超过4周，如果症状未改善，可以换用另一种安眠药。②尽量少用或不用苯二氮䓬类（地西泮类）的安眠药，以免引起药物依赖或成瘾。③用药以“小剂量、短期、间断”为宜。

2. 生活方式的干预治疗 大部分神经、心理性失眠的患者可以进行行为干预治疗（同时也要治疗各种影响睡眠的基础疾病），患者应该有固定的作息时间，减少日间睡眠，中午后减少咖啡因的摄入，晚餐后避免锻炼或容易诱发焦虑的活动。卧室应该保持安静、黑暗、舒服，患者也应该在床和睡眠之间建立联系，在床上，只进行睡眠，看电视、阅读，吃东西应该在卧室以外的地方进行。如果在床上后，仍然长时间难以入睡，应该离开床铺，做一些放松舒展性的活动，然后在返回床上睡眠。事实上，限制在床上的总时间可能对良好睡眠有帮助。避免打瞌睡可使睡眠更变为深度睡眠，可使睡眠更容易并增加睡眠的连续性。当这一目标实现以后，睡眠的持续时间将会逐渐延长。

提高睡眠质量的方法有规律作息时间，包括固定时间起床和睡眠，白天规律锻炼（特别是有氧锻炼），避免深夜锻炼。在安静、舒适的环境中睡眠；避免咖啡等兴奋性饮料，避免抽烟，特别在晚上接近睡眠时；在上床前 3 小时内避免饮酒，尽量避免使用睡眠药物。上床前做一些放松性活动。

（孙永安）

第十章　妇科症状

停经和闭经

一、定义

停经是指平素月经规律的育龄女性，出现月经延期的症状。有性生活史的女性，停经 40 日以上，应考虑妊娠的可能性。

闭经分为原发性闭经及继发性闭经。原发性闭经是指年龄＞14 岁，第二性征未发育者或年龄＞16 岁，第二性征已发育，月经还未来潮者。继发性闭经指正常月经周期建立后，月经闭止 6 个月或更长时间，或按自身原有月经周期停止 3 个周期或更长时间。此外，按生殖系统病变和功能失调的部位，闭经又可分为下丘脑性闭经、垂体性闭经、卵巢性闭经、子宫性闭经以及下生殖道发育异常性闭经。闭经的常见原因见表 2-10-1。

表 2-10-1　闭经的常见原因

原发性闭经
生理因素
妊娠或特发性青春期延迟
病理因素
第二性征存在
生殖、泌尿系统畸形，包括处女膜闭锁、阴道横隔、阴道闭锁或子宫缺如等
第二性征消失
卵巢早衰、特纳综合征、下丘脑-垂体功能失调等
继发性闭经
生理因素
处于妊娠期、哺乳期或绝经
医源性因素
长期服用避孕药、含孕激素的宫内缓释系统，暴露于放射线、使用可卡因等
子宫因素
宫颈粘连、子宫腔粘连综合征等
卵巢因素
卵巢早衰、化疗等
下丘脑功能失调
低体重、饮食紊乱、过度锻炼、精神压力较大、抑郁、慢性系统性疾病等
垂体因素
垂体泌乳素瘤、希思综合征等
甲状腺因素
甲状腺功能亢进或减退
内分泌因素
多囊卵巢综合征、库欣综合征、先天性肾上腺皮质增生等
肿瘤
可以分泌雄激素的卵巢或肾上腺肿瘤等

二、临床诊疗路径

（一）问诊的重点

1. 停经问诊要点

（1）月经史，包括初潮年龄、月经周期、经期、经量。

（2）有无停经后出现畏寒、头晕、流涎、乏力、嗜睡、食欲缺乏、喜食酸物，厌恶油腻、恶心、晨起呕吐等类似早孕反应的症状；有无尿频，乳房增大等表现。

2. 闭经问诊要点

（1）有无周期性下腹痛，此症状提示处女膜闭锁或阴道横隔等生殖、泌尿系统畸形。

（2）近期是否压力较大、抑郁、体重下降较为明显、运动量较大或患有慢性、系统性疾病，这些症状提示功能下丘脑失调性闭经。

（3）有无头疼、视野缺损、泌乳等，这些症状提示泌乳素瘤。

（4）性生活史、母亲及姐妹初潮年龄及月经情况，若存在提示家族性月经初潮较晚，则可能为生理因素导致的青春期延迟。

（5）是否存在基因及染色体异常家族史，如雄激素不敏感综合征，其染色体核型为46,XY。

（6）近期服药史（如抗抑郁药、抗精神病药、可卡因等），放射线接触史、化疗史等。

（二）体格检查主要关注点

1. 身高、体重指数（BMI）。

2. 毛发分布情况，颈部及四肢的毛发情况，发际情况。

3. 阴蒂、阴道情况，是否存在溢乳，是否出现第二性征。

4. 腹部触诊。

5. 盆腔检查　双合诊探查盆腔器官发育情况，超声可以探查盆腔器官是否有发育畸形等。

（三）基本检查项目

1. 妊娠试验。

2. 基础体温测定。

3. 血催乳素、促甲状腺激素、尿促卵泡素及黄体生成素、雄激素（若有高雄激素表现）、雌二醇测定。

4. 肥胖、多毛、痤疮患者，应检查胰岛素水平。

5. 功能试验，包括药物撤退实验、雌激素试验和孕激素试验、垂体兴奋试验。

6. 盆腔超声、盆腔磁共振检查。

7. 阴道脱落细胞检查。

8. 染色体核型分析。

三、小贴士

（一）不能漏诊的严重疾病

1. 特纳综合征、Swyer-James 综合征、脆性 X 染色体综合征。

2. 宫颈粘连、子宫腔粘连综合征。

3. 闭经合并不孕症者。

4. 多囊卵巢综合征。

5. 高催乳素血症。

6. 垂体瘤。

7. 与雄激素有关的肿瘤或先天性肾上腺皮质增生、库欣综合征。

（二）容易忽视的问题

1. 既往手术及人流史。

2. 不良生活方式。

3. 消耗性疾病。

4. 剧烈运动。

5. 饮食异常。

6. 心理及精神因素。

（三）应警惕的临床表现

1. 卵泡刺激素、促黄体生成素水平持续性升高且年龄<40岁者。

2. 近期有宫颈、子宫体手术史，如诊断性刮宫、剖宫产、子宫肌瘤剔除术等，或患有严重盆腔炎。

3. 血催乳素>1000 mIU/L，或两次检查血催乳素均在500～1000 mIU/L之间者。

4. 低卵泡刺激素、促黄体生成素者。

5. 饮食异常者。

6. BMI<19 kg/m^2者。

7. 合并不孕症者。

（四）特殊年龄段闭经

1. 青春期患者　原发性闭经，较为少见。分为第二性征存在及第二性征缺乏两类。

（1）第二性征存在：米勒管发育不全综合征，约占青春期原发性闭经的20%。染色体核型正常，异常处为始基子宫或无子宫、无阴道，部分伴有泌尿系统及骨骼畸形。其余病因为雄激素不敏感综合征、对抗性卵巢综合征、生殖道闭锁、真两性畸形等。

（2）第二性征缺乏：包括低促性腺激素性腺功能减退、高促性腺激素性腺功能减退、特纳综合征、46,XX单纯型生殖腺发育不全、46,XY单纯型生殖腺发育不全。

2. 生育期患者　继发性闭经多见，需除外妊娠导致的闭经。非妊娠相关的闭经，以下丘脑性闭经多见，其中又以功能性闭经多见，包括精神应激、体重下降和神经性厌食导致的闭经和运动性闭经等，也有药物性闭经、颅咽管瘤导致的闭经等。

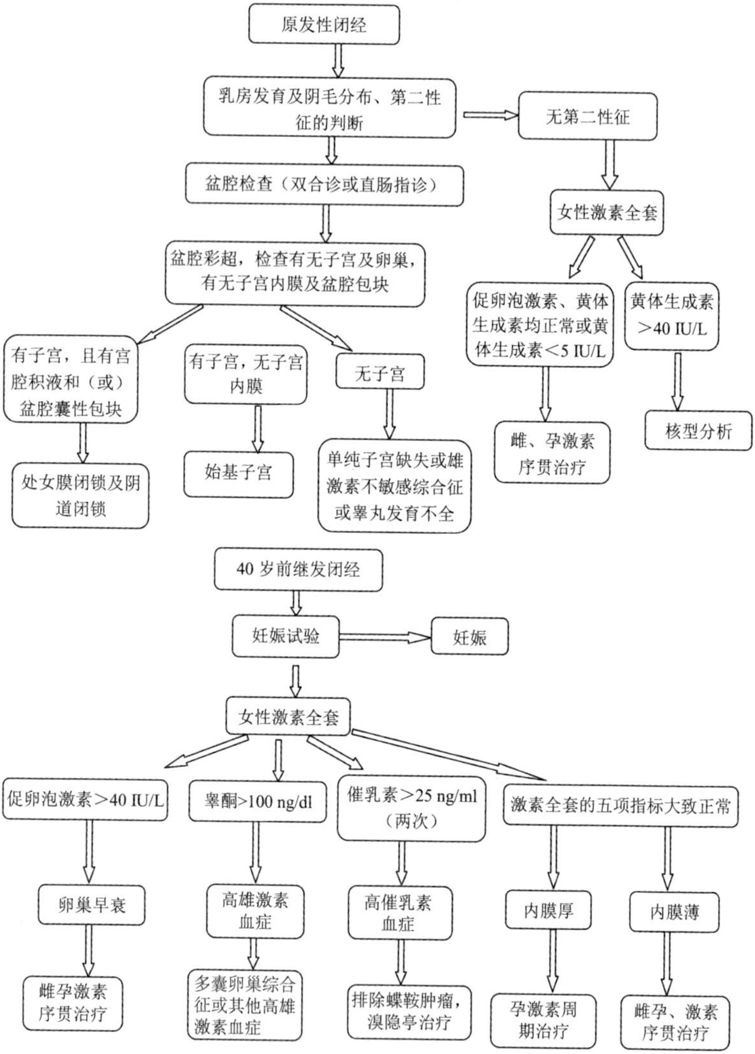

图 2-10-1　闭经诊治流程及思路

（朱灵平　白文佩）

异常阴道出血

一、定义

阴道流血是女性生殖器疾病最常见的一种症状，是指来自生殖道任何部位的出血，如阴道、宫颈、子宫等处。绝大多数出血来自子宫，除正常月经外的出血均称为异常阴道流血。

二、临床治疗路径

（一）问诊的重点

1. 阴道出血的时间，与月经周期的关系，阴道出血量、出血持续时间以及两次出血间隔时间，阴道出血与性生活的关系。近期有无会阴部外伤。

2. 月经史　包括初潮的年龄、月经周期及经期持续时间、经量多少及经期伴随症状，末次月经（LMP）的日期、经量及伴随症状。如流血不同于以往正常月经时，还应追问再前次月经（PMP）日期。绝经患者应询问绝经年龄，绝经后有无阴道出血、白带增多或其他不适。

3. 婚育史　询问性生活史，有无性病史及双方同居情况等，患者的足月产、早产、流产次数及现存子女数，采用何种避孕措施，避孕措施的时间、效果，是否使用宫内节育器。

4. 既往史　患者以往的健康状况，曾患何种疾病，重点询问妇科疾病及与妇科有关的疾病及凝血障碍性疾病，如特发性血小板减少性紫癜、白血病、再生障碍性贫血以及肝功能损害等。

（二）体格检查主要关注点

1. 进行全身检查，观察患者的生命体征。

2. 妇科检查。

3. 对未婚患者应行直肠-腹部双合诊检查。

（三）基本的检查项目

1. 血常规。

2. 尿妊娠试验。

3. 宫颈刮片检查。

4. 妇科超声检查。

5. 必要时进行女性性激素水平检查。

（四）不同年龄段的异常阴道出血

若患者为生育期女性，且性生活正常，则应首先排除与病理性妊娠相关的疾病，如异位妊娠、流产以及滋养细胞疾病等。其次考虑卵巢内分泌功能变化引起的子宫出血，包括无排卵性和排卵性功能失调性子宫出血，以及月经间期卵泡破裂，雌激素水平短暂下降所致的子宫出血。最后考虑内生殖器的炎症，如阴道炎、宫颈炎和子宫内膜炎等，以及生殖器肿瘤，如子宫肌瘤、宫颈癌、子宫内膜癌等。

若患者为绝经过渡期和绝经后期女性，则应首先排除内生殖器肿瘤，如宫颈癌、子宫内膜癌、具有雌激素分泌功能的卵巢肿瘤、子宫肉瘤、阴道癌及子宫肌瘤。其次考虑为生殖器官炎症，如外阴炎、阴道炎、宫颈炎和子宫内膜炎等，以及卵巢内分泌功能变化引起的子宫出血，如无排卵性功能失调性子宫出血。

若患者为青春期女性，则应首先排除卵巢内分泌功能变化引起的子宫出血，包括无排卵性功能失调性子宫出血，以及雌激素水平短暂下降所致的子宫出血。其次考虑为特发性血小板减少性紫癜、白血病、再生障碍性贫血以及肝功能损害等。

若患者为儿童期女性，则应首先排除外伤、异物等因素，其次考虑肿瘤和其他病变的可能。

（五）不同阴道流血特点的异常阴道出血

阴道流血的临床表现不尽相同，主要分为周期规律的阴道流血和无周期规律的阴道流血。

1. 有周期规律的阴道流血

（1）经量增多：主要表现为月经周期正常，但经量多或经期延长。此型流血量多与子宫肌瘤、子宫腺肌病或放置宫内节育器有关。

（2）月经间期出血：发生在两次月经来潮的中期，常历时1～2天，一般出血量少于月经量，偶可伴有下腹部疼痛或不适。此类出血是月经间期卵泡破裂，雌激素水平暂时下降所致，又称排卵期出血。

（3）经前和经后点滴出血：月经来潮前或来潮后数日持续少量阴道流血，常淋漓不尽。可见于排卵性月经失调或放置宫内节育器的副反应。子宫内膜异位症也可出现类似情况。

2. 无周期规律的阴道流血

（1）接触性出血：于性交后或阴道检查后立即出现的阴道流血，色鲜红，血量可多可少，常见于急性宫颈炎、早期宫颈癌、宫颈息肉或子宫黏膜下肌瘤。

（2）停经后阴道出血：若患者为育龄妇女，伴有或不伴有下腹部疼痛、恶心等症状，首先考虑与妊娠相关的疾病，如异位妊娠、流产或滋养细胞疾病等；若伴有青春期无性生活史女性或围绝经期妇女，且不伴有其他症状，应考虑无排卵性功能失调性子宫出血，但需排除生殖系统恶性肿瘤。

（3）绝经后阴道出血：一般出血量较少，可持续不尽或反复出血，偶可伴有下腹部疼痛。首先应考虑子宫内膜癌，也可见于萎缩性阴道炎或子宫内膜炎等。

（4）外伤后阴道出血：常发生在骑跨伤后，流血量可多可少，伴外阴部疼痛。

（李晗　姚宏伟）

乳房疼痛

一、定义

乳房疼痛是指一侧或者双侧的乳房痛，根据疼痛发作的时间、频率、强度及与女性月经周期之间的关联做了区分，分为周期性乳房疼痛和非周期性乳房疼痛。周期性乳房疼痛的病因尚不明了，可能由于体内催乳素含量升高、甲状腺功能障碍和（或）与脂质代谢紊乱有关或者前列腺素含量发生改变所致。周期性乳房疼痛的女性往往会有较为严重的主诉经前期综合征（PMS）的躯体症状（如水潴留，月经痛）以及情感和行为症状。周期性乳房疼痛还可能与乳腺结节和纤维囊性变化有关。该型患者的平均年龄为 34 岁。有 27％的乳房疼痛的女性呈现非周期性，她们一般比周期性疼痛的女性年长（平均大 9 岁），而且不太可能出现结节性变化。非周期疼痛有四种类型：①自发痛，呈间歇性、不规则性或持续性，且呈锐痛、刺痛或灼痛，40 岁左右常见；②与良性乳房疾病有关（囊肿、纤维腺瘤、损伤或硬化性腺病）；③与恶性肿瘤癌有关；④来自乳房以外部位的疼痛，如牵涉痛或由于颈部的神经根疾病或胸部肌肉紧张、痉挛引起的肌痛。

二、临床治疗路径

（一）问诊的重点

1. 患者有无外伤史。

2. 乳房疼痛的部位、时间、频率、强度。

3. 乳房疼痛与月经周期、怀孕、活动的关系。

4. 有无生活习惯、精神状态（压力、焦虑、抑郁相关的问题，包括睡眠障碍）、饮食习惯的变化，有无体重下降。

5. 既往的健康状态、药物、烟酒嗜好，月经和性生活情况，是否已绝经。

6. 有无乳腺疾病家族史。

7. 如果经上述询问仍不能找到乳房疼痛的原因，进行完整的系统回顾十分必要，包括是否存在发热、乏力、头晕、头痛、颈部疼痛、咳嗽、腹痛等症状，以及乳房肿胀、乳头溢乳、乳房红肿、乳房肿块等情况。

（二）体格检查主要关注点

1. 生命体征。

2. 浅表淋巴结的检查。

3. 乳房的检查。

4. 心肺状态。

5. 腹部查体　包括肝的大小、包块、紧张度等，有乳房恶性肿瘤所致的体重下降者，近50%在腹部查体时有阳性发现。

（三）基本的检查项目

1. 血常规、ESR。

2. 乳房X线照相术、乳房超声。

3. 根据初步检查的结果，决定是否进行其他必要的检查，包括肿瘤标注物CA153、CEA、孕激素受体（PR）、雌激素受体（ER），甲状腺功能检查、乳头抽吸检测、活组织检查等。

4. 如果初步检查无明显发现，绝经前女性需下次月经后随访1周，绝经后女性如有包块，需进行进一步检查。需关注患者的饮食情况、心理状态、私下使用的药物、新发症状等。体格检查及初步的辅助检查无异常，仍需考虑疼痛为骨、肌痛，可能为肋软骨炎、颈性乳房胀痛。

三、小贴士

（一）不能漏诊的严重疾病

1. 恶性肿瘤，包括乳腺、卵巢等肿瘤。

2. 甲状腺功能异常。

（二）容易忽视的问题

容易忽视的问题有外伤、药物、流产、哺乳、不和谐的性生活，以及疼痛程度与组织学特征无明显一致性。

（三）应警惕的临床表现

1. 是否为每个月经周期均有乳房疼痛。

2. 乳房疼痛是否合并乳房肿块，肿块大小有无变化。

3. 有无溢乳的现象。

（四）特殊时间段的乳房疼痛

1. 青少年应关注生理性乳房疼痛　正常情况下少女在10岁左右乳晕扩大，乳房开始发育并隆起，乳头下出现硬结，这是由于卵巢开始分泌雌激素，雌激素作用于乳房，刺激乳房腺管的发育和脂肪沉积的结果。在这个过程中，乳房变得敏感，可有轻微胀痛感，如果受到外力的压迫，疼痛感会加重。初潮后，疼痛随青春期乳房的发育成熟会自行消失。

2. 经前期乳房疼痛　有很多妇女在月经来潮前有乳房胀满、发硬、压痛的症状；重者乳房受轻微震动或碰撞即可胀痛，原有的颗粒或结节感更加明显。这是由于月经前，体内雌激素水平增高、乳腺增生、乳腺组织水肿引起的。月经期过后，上述变化消失，乳房亦随之松弛、柔软，胀痛顿然消失，下次经前症状又重复出现。一般不需处理，保持心情开朗、精神放松、清淡饮食即可。

3. 孕期乳房疼痛　一些妇女在怀孕40日左右，由于胎盘、绒毛分泌大量雌激素、孕激素、催乳素，使乳腺增生、乳房增大，而产生乳房疼痛，重者可持续整个孕期。此症状不需治疗，随着乳房的增大，要及时换戴宽大的胸罩，不宜束胸。如胀痛感突然停止，常提示胎儿夭亡，应立即去医院检查。

4. 产后乳房疼痛　产后3～7日常出现双乳胀痛、硬结、疼痛。这主要是乳腺淋巴潴留、静脉充盈和间质水肿及乳腺管流通不畅所致。防治方法为在妊娠晚期，挤去乳房内的少量初乳，防止其潴留于导管内，结成栓子，堵塞乳腺管；尽早哺乳；乳房有硬结时可在哺乳前热敷并按摩硬结；两次哺乳间可冷敷乳房，以减少充血；也可用吸乳器吸引乳汁，促使乳腺管通畅。

5. 人工流产后乳房疼痛　一般停经4周后乳房开始发胀、饱满、增大，乳腺逐渐发育。当妊娠突然中断、激素水平急剧下降时，刚刚发育的乳腺就会突然停止增长，细胞变小，腺泡消失，而这种急剧复原常是不完全、不均匀的，造成乳腺肿块及乳房疼痛。研究表明，乳腺增生症及乳腺癌的发病率与人工流产次数明显相关。

6. 性生活后乳房疼痛　这与性生活时乳房生理变化有关，性欲冷淡或者性生活不和谐者，因达不到性满足，乳房的充血、胀大不易消退，或消退不完全，持续性充血会使乳房疼痛。研究表明，在对性生活不满意的妇女中，乳腺疾病的发病率明显升高。

四、预后

乳房疼痛对死亡率的影响主要取决于病变的性质，良性病变对死亡率的影响较低，但部分良性病变有引发全身不良反应及向恶性病变转化的风险，故及时合理的治疗对于降低死亡率有显著影响；恶性病变的死亡率与病理类型、分期、腋窝淋巴结状况、肿瘤大小、激素受体状况和 *HER*-2 基因是否过度表达等有关。

同时需注意生活习惯及精神状态对乳房疼痛的影响，如饮食习惯（推荐必需脂肪酸、维生素及大豆制品，不推荐咖啡因等），睡眠姿势，情绪如紧张、抑郁、焦虑等。

（李晗　姚宏伟）

乳房包块

一、定义

乳房包块通常是指由于乳房组织的构成不同而使内部长有包块的一种疾病。乳房包块是最常见的乳房疾患，众多的良性疾病也通过乳房包块的形式表现，所以乳房包块的鉴别最重要的是区分良性和恶性。常见乳房包块原因见表 2-10-2。

表 2-10-2　乳房肿块常见原因

乳房良性肿块
感染性疾病
乳腺炎/脓肿
乳腺结核
非感染性疾病
纤维腺瘤
乳腺增生症
乳腺导管内或囊内乳头状瘤
其他良性疾病或肿瘤
乳腺囊肿乳腺、脂肪坏死、乳腺脂肪瘤、乳房错构瘤、乳房平滑肌瘤、乳房神经纤维瘤等
恶性肿瘤
乳腺癌
乳房肉瘤
转移癌

二、主要疾病概述

1. 乳腺炎和乳腺脓肿　此病多发生于哺乳期、手术或创伤后，多伴有明显的疼痛、红肿及皮温升高，可有波动感。需警惕潜在乳腺恶性肿瘤的可能。

2. 乳腺纤维腺瘤　此病为最常见的乳腺良性肿瘤，最常见于20～25岁青年妇女一侧或双侧乳房内，多为单发性，少数为多发性，肿块呈圆形或椭圆形，生长缓慢，表面光滑，质地柔韧，界限明显，肿块易被推动，与皮肤及周围组织无粘连无粘连。可在乳腺内四周推动无阻，多无自发痛及触痛。其发生与雌激素的刺激有密切关系，很少发生在月经来潮前或绝经后妇女。

3. 乳腺增生症　乳管或腺泡的上皮增生及增生上皮处的乳管扩张或形成囊肿。好发于40岁左右的妇女，肿块可为单个、多个或呈结节状，可伴有疼痛或乳头溢液。肿块形状不规则，呈片块状、结节状或条索状，边界不清，与皮肤不粘连，随月经周期增大或缩小，多伴有乳房胀痛或刺痛。

4. 乳腺导管内或囊内乳头状瘤 此病较少见，多为40～50岁妇女，可单发或多发，一般无疼痛，主要症状是乳头溢液和出血，有时可在乳头部摸到小的长圆形肿物，质软与皮肤不粘连，可推动。有6%～8%癌变率。

5. 乳腺癌：最常见的乳腺恶性肿瘤。早期为无痛性单发的肿块，生长速度快，表面多有凹凸不平，质地坚硬，界限不清，生长迅速，不易推动，肿块增大时与皮肤粘连，活组织检查可确诊。可出现皮肤酒窝征和橘皮征，可使乳头内缩，乳房挛缩与胸壁固定，甚至溃破，流脓血水或出血不止，并可发生腋窝、锁骨上淋巴结转移，及远处脏器转移。

6. 乳房肉瘤　此病较少见，活组织检查可确诊。

三、临床治疗路径

（一）问诊的重点

1. 乳房肿块的部位、最初发现的时间、自发现之后大小和形状的变化。

2. 有无伴随症状，如疼痛、发热、乳房皮肤破损、乳头溢液、乏力、体重下降等。

3. 乳房肿块与年龄、月经期、哺乳期、性生活等之间的关系。

4. 精神情绪方面的变化，有无与压力、焦虑、抑郁相关的问题，包括睡眠障碍。

5. 自身对健康状态的评价。

6. 既往的健康状况，目前服用药物、烟酒嗜好、家族史、月经史生育史、个人史。

如果经上述询问仍不能找到乳房肿块的原因，进行完整的系统回顾十分必要，包括是否有发热、食欲不振、乏力等不适，甲状腺功能亢进相关的症状，以及肿瘤性疾病及肿瘤转移相关症状。

（二）体格检查主要关注点

1. 生命体征。

2. 乳房、乳头的外观、弹性、硬度，有无压痛、包块、分泌物等。

3. 乳腺肿块的部位、大小、外形、边界、硬度、质地、活动度，有无压痛及附着物。

4. 乳腺表面及周围皮肤情况。

5. 乳腺周围淋巴结引流情况。

6. 心、肺功能，肝、脾大小。

（三）基本的检查项目

1. 血、尿常规和 ESR。

2. 乳腺分泌物检查。

3. 血生化（电解质、血糖、血钙、肝功能和肾功能、白蛋白数量）和甲状腺功能检查。

4. 胸部 X 线检查。

5. 根据初步检查的结果，决定是否进行其他必要的检查，包括乳腺超声、乳房 X 线照相术、乳腺磁共振检查、乳腺活组织检查。

6. 如果初步检查无明显发现，则 1～6 个月后随访，关注患者的症状变化、饮食情况、心理状态、私自使用的药物、新发症状等。

四、小贴士

（一）不能漏诊的严重疾病

不能漏诊的严重疾病有乳腺增生症、恶性疾病、感染。

（二）容易忽视的问题

容易忽视的问题包括药物、全身性疾病引起的乳房包块。

（三）应警惕的临床表现

应警惕的临床表现包括肿块质硬、边界不规则、肿块连接皮肤表面难以推动、酒窝征（皮肤向内凹陷）、血性溢液、区域淋巴结肿大、近半年内出现体重下降。

五、预后

乳腺良性肿块预后多较好，需警惕部分有癌变可能。乳腺恶性肿瘤预后较差，需要早筛查、早发现、早治疗。

（庞雪芹　姚宏伟）

乳头溢液

一、定义

乳头溢液是乳腺疾病的常见症状，可分为生理性溢液及病理性溢液。包括自主性的溢液，单侧的、双侧的，单个或多个输乳管的溢液，溢液的颜色（乳汁样、奶酪样、脓性、浆液性、绿色、黑色或血性）。感染内分泌紊乱、妊娠或药物（咖啡因、烟草、激素、大麻、雷尼替丁或类似药物）都可引起乳头溢液。其中99%的乳头溢液是良性病变。常见的乳头溢液原因见表2-10-3。

表2-10-3　乳头溢液常见原因

生理性因素
妊娠期、哺乳期乳头溢液（多见于双侧多导管，为浆液性或乳汁样）
经期前后乳头溢液
病理性因素
全身性疾病
下丘脑和垂体病变
内分泌疾病
乳房局部病变
乳腺良性肿瘤
乳腺恶性肿瘤
乳腺导管内乳头状癌、乳腺Paget病等。见于老年女性，可见于各种性质的乳头溢液，伴质硬肿块，不易移动，晚期可触及肿大淋巴结
感染性疾病
急性乳腺炎等，多见于产后哺乳期妇女，以初产妇多见，可伴发热、皮肤红肿、疼痛等
药物

二、主要疾病概述

1. 乳管扩张症和浆细胞性乳腺炎　此病好发于40～60岁非哺乳期或绝经期妇女，多有哺乳障碍史，以一侧常见，为多个导管溢液。溢液多为清水样、黏液性或乳酪样。经乳腺周边向乳头方向用力挤压乳腺时可挤出黏稠液体有如挤牙膏状，乳房多无包块，部分在乳头下方和乳晕区扪及扩张、增粗的大输乳管。乳管内积存物降解可侵蚀导管形成乳晕下肿块、脓肿和导管瘘。

2. 乳腺导管内乳头状瘤　此病多见于40～50岁的中年人，乳头状瘤多位于1～3级、较大的输乳管内。乳头间歇性自然排出陈旧性血水，少数为棕黄色或黄色浆液。在乳晕区可扪及肿块，呈圆形，质地柔软，表面光滑，可活动，直经位0.5～1.0 cm，压之可有较多液体自乳头溢出。

3. 乳腺导管内乳头状癌　此病多见于老年多产妇女，溢液以清水样、浆液性、浆液血性和血性乳头溢液多见。此病病程较长，多可触及肿块，肿块质硬，常与皮肤粘连。

4. 下丘脑和垂体病变导致的乳头溢液　常伴有甲状腺、肾上腺皮质、性腺等功能异常，颅脑CT或磁共振检查可发现病变。

5. 内分泌疾病导致的乳头溢液　常为双侧乳腺多输乳管的乳汁样溢液。多见于垂体瘤、甲状腺疾病、神经胶质瘤、松果体瘤、肝病、肾病等。可测定相关的分泌激素，如雌激素、催乳素、甲状腺素等，了解全身内分泌活动情况；如怀疑脑肿瘤引起还可以做颅脑CT检查。

6. 药物导致的乳头溢液　常为双侧乳头溢液。多见于使用抗结核药、避孕药、安眠药、雌激素。如怀疑药物性溢液，停用相关药物乳头溢液会停止。

三、临床治疗路径

（一）问诊的重点

1. 乳头溢液的时间，溢液的量及性质。

2. 累及单个输乳管或是多个输乳管，单侧乳房或是双侧乳房，有无自主性的溢液。

3. 有无感染相关的因素，包括发热、疼痛、脓性溢液等。

4. 有无妊娠相关因素，包括停经、尿频、早孕反应等。

5. 有无口服避孕药或其他药物，如咖啡因、烟草、激素、大麻、雷尼替丁或类似药物。

6. 有无伴随乳房包块、疼痛、淋巴结肿大等其他症状。

7. 患者既往的健康状况、药物、烟酒嗜好及家族史。

（二）体格检查主要关注点

1. 生命体征。

2. 双侧乳房的症状和体征。

3. 腋窝淋巴结的检查。

（三）基本的检查项目

1. 血常规。

2. 乳头溢液的潜血检查。

3. 血中催乳素测定，甲状腺功能检查。

4. 妊娠试验。

5. 乳房X线照相术。

6. 根据初步检查的结果，决定是否进行其他必要的检查，包括乳腺导管造影术或乳腺超声。溢液的细针抽吸细胞学检查、细针吸取细胞学检查以及乳腺导管灌注或乳管镜检查、输乳管切除活检、乳头中心部位旋切活检，以及颅脑磁共振检查。

四、小贴士

（一）不能漏诊的严重疾病

不能漏诊的严重疾病有乳腺导管内乳头状癌、乳房脓肿、乳房佩吉特病。

（二）容易忽视的问题

容易忽视的问题有药物、妊娠因素和催乳素瘤、乳腺导管扩张症、乳腺增生症、乳管瘘、浆细胞性乳腺炎及机械刺激。

（三）应警惕的临床表现

1. 50 岁以上女性新发的乳头溢液。

2. 血性溢液。

3. 可触及肿块，或按压时持续有溢液流出。

4. 男性乳头溢液。

五、预后

当出现乳头溢液时，应鉴别是生理性因素或病理性因素所致。特别是单侧乳腺的单个输乳管的乳头溢液应进一步检查，明确病因和病变部位。清水样、浆液性、浆液血性和血性乳头溢液常与乳腺癌或乳腺导管内乳头状瘤等癌前病变有关，多需要外科治疗。

（庞雪芹　姚宏伟）

第十一章　儿童常见症状

儿 童 发 热

一、概述

在正常儿童中，当直肠温度>37.8℃、舌下温度>37.5℃、腋下温度>37.4℃时为发热。目前儿科临床多采用腋表测体温，且腋表测体温时间以 5 分钟为准。根据体温高低，发热分为 4 类：腋温<38.0℃为低热、38.1～39℃为中等热、39.1～40.4℃为高热、>40.5℃为超高热。发热时间≥2 周为长期发热。发热是儿童最常见的症状，原因复杂。遇到儿童轻微、短暂发热，首先要除外环境温度过高、衣被过厚、进食、哭闹、运动、测试体温时间过长等影响因素。

引起儿童发热的病因有多种，可以分为感染性和非感染性两大类。在儿科，发热多数由感染性疾病引起，其中以呼吸系统感染占首位。值得注意的是，中耳炎、鼻窦炎、急性泌尿系统感染、中枢神经系统感染、结核病、慢性病灶感染和小脓肿等容易被忽视。若经反复检查和观察仍然找不到感染依据，则考虑非感染因素。在非感染性疾病中，结缔组织病较为多见，其次是肿瘤及血液病。而结缔组织病中以幼年特发性关节炎最常见，肿瘤及血液病中以白血病最常见。儿童发热的常见病因见表 2-11-1。

表 2-11-1　儿童发热的常见病因

感染性疾病
呼吸系统感染
上呼吸道感染
下呼吸道感染
肺结核
中耳炎
鼻窦炎
乳突炎
咽后壁脓肿
消化系统感染
阑尾炎
胆管炎
肝脓肿
膈下脓肿
泌尿系统感染
泌尿系感染
肾周脓肿
神经系统感染
中枢神经系统感染
循环系统感染
心肌炎
感染性心内膜炎

续表 2-11-1　儿童发热的常见病因

骨骼系统感染
骨髓炎
全身性感染
败血症
传染性单核细胞增多症
深部真菌病
急性传染病
感染性腹泻
猩红热
幼儿急疹
风疹
麻疹
梅毒
布氏杆菌病
伤寒
副伤寒
钩端螺旋体病
寄生虫病
疟疾
黑热病
非感染性疾病
结缔组织病
幼年特发性关节炎
系统性红斑狼疮
川崎病
风湿热
皮肌炎
结节性多动脉炎
肿瘤及血液病
白血病
淋巴瘤
朗格罕细胞组织细胞增生症
恶性肿瘤
急性溶血反应
变态反应性疾病

续表 2-11-1　儿童发热的常见病因

药物过敏
输血反应
血清病
热带嗜酸粒细胞增多症
组织破坏与吸收
手术后吸收热
骨折
烧伤
内出血
血管栓塞
体温调节中枢病变或调节失常
暑热症
颅脑损伤
脑瘤
脑发育不全
蛛网膜下隙出血
产热散热失衡
癫痫持续状态
甲状腺功能亢进
先天性外胚层发育不良
鱼鳞病
大面积烧伤后
脱水热

二、临床诊断路径

（一）问诊的重点

1. 年龄　年龄越小，感染性疾病的可能性越大，而结缔组织病和变态反应性疾病则以年长儿相对多见。

2. 起病急缓及热程

（1）急性发热：可由上呼吸道感染、感染性腹泻、泌尿系感染、出疹性传染病、中枢神经系统感染、败血症等引起。

(2) 长期发热：病因较急性发热复杂，但感染仍为主要原因。

3. 热型

(1) 双峰热：可由脊髓灰质炎、革兰氏阴性杆菌败血症引起。

(2) 弛张热：可由脓毒症引起。

(3) 间歇热：可由疟疾引起。

(4) 稽留热：可由腺病毒肺炎、伤寒引起。

(5) 波浪热：可由布鲁氏菌病引起。

4. 伴随症状及体征

(1) 伴流涕、咽痛、咳嗽：提示上呼吸道感染。

(2) 伴咳嗽、胸痛、气促：多为肺炎或胸膜病变。

(3) 伴呕吐、腹痛、腹泻：提示胃肠道疾病。

(4) 伴恶心、厌食、黄疸：提示病毒性肝炎。

(5) 伴心悸、气促、心脏杂音、心脏扩大：提示感染性心内膜炎、风湿热。

(6) 伴贫血、出血、骨痛、肌痛、肝脾大：提示血液系统疾病。

(7) 伴头痛、颈项抵抗、意识障碍、惊厥：提示颅内病变。

(8) 伴腰部疼痛、尿频尿急尿痛：提示泌尿系统感染。

(9) 伴皮疹、淋巴结肿大：提示出疹性疾病、川崎病。

(10) 伴多系统脏器损害、皮疹：提示结缔组织病。

5. 对治疗的反应　可帮助诊断结核病、结缔组织病、药物热等。

6. 其他情况，包括发病季节、地区，既往病史、服药史、预防接种史及传染病接触史。

(二) 体格检查主要关注点

与成人类似。

(三) 辅助检查

1. 基本的初始检查与成人类似。

2. 进一步检查　遵循从简到繁、从一般到特殊、从无创到有创的原则

（1）结核菌素试验（PPD）或结核感染T细胞斑点试验。

（2）各种体液（血、尿、脑脊液、胸腔积液、腹水等）细菌培养。

（3）传染病病原学和血清学检查。

（4）抗链球菌溶血素O试验、类风湿因子、抗核抗体等。

（5）骨髓穿刺。

（6）影像学检查。

（7）肿瘤标记物检测。

三、小贴士

1. 慢性低热首先要除外结核病，同时注意寻找有无慢性病灶感染或小脓肿。

2. 小婴儿的症状常缺乏特异性的诊断价值。

3. 发热伴随以下任何一种情况，需转诊进一步诊治。

（1）精神萎靡、嗜睡、面色苍白等感染中毒症状。

（2）呼吸系统感染不能解释的发热。

（3）长期原因不明的发热。

（4）患急性传染病、寄生虫病。

四、处理

1. 对症治疗　对高热儿童应及时降温处理。

（1）物理降温：降低环境温度至21～22℃，解开患儿的衣被，嘱多饮温水。对于末梢循环良好者，可温水擦浴颈部、腋下及腹股沟等体表大血管处。

（2）药物降温：常用药物有布洛芬，每次按体重5～8 mg/kg口服；对乙酰氨基酚，每次按体重10～15 mg/kg口服，一般在体温超过38.5℃时口服。

2. 一般治疗　注意休息，保持室内空气流通及一定的湿度，食用清淡、易消化的食物，摄入足够的水分。

3. 病因治疗　感染性发热应予以抗感染，非感染性发热可予以肾上腺皮质激素、水杨酸类等药物抗感染治疗，肿瘤采取化疗、放疗或手术治疗等。

（王芳）

儿童咳嗽

一、概述

咳嗽是儿童最常见的呼吸系统症状，也是儿童门诊就诊的主要症状之一。咳嗽可见于正常儿童，也可是严重肺部疾病和肺外疾病的首发症状。临床上引起咳嗽的原因复杂，其中大部分是轻微的和自限性的。但是也有少部分情况，尤其是儿童的慢性咳嗽，其诊断有一定的难度，久治不愈会影响患儿身心健康和学习生活，并给家长和社会带来额外的经济负担。

临床上引起咳嗽的病因有多种，总体可分为以下几大类。

1．呼吸道疾病　各种物理、化学、生物因素，包括刺激性气体和异物吸入、出血、炎症、过敏因素等，刺激呼吸道，均会引起咳嗽。气道先天畸形，如气管软化症、支气管狭窄、先天性肺隔离症、膈疝等，也会导致咳嗽。

2．压迫呼吸道疾病　如腺样体肥大、胸腺肥大、纵隔肿瘤、心脏扩大等压迫气管，可引起咳嗽。

3．胸膜疾病　胸膜受到刺激，如胸膜炎、气胸等，也会引起咳嗽。

4．心血管疾病　左心衰竭会引起肺水肿、肺淤血，也可引起咳嗽。

5．中枢神经因素　脑炎、脑膜炎等疾病引起延髓咳嗽中枢受累时，也可导致咳嗽。

6．其他因素　如服用血管紧张素转化酶抑制剂后咳嗽、胃食管反流所致咳嗽和习惯性及心理性咳嗽等。

根据病程，咳嗽可分成急性咳嗽（＜4 周）和慢性咳嗽（＞4 周）。儿童急性咳嗽最常见的病因是上、下呼吸道感染、支气管哮喘和被动吸烟。慢性咳嗽病因更为复杂。可引起慢性咳嗽的疾病有呼吸道感染后咳嗽、上气道咳嗽综合征、咳嗽变异性哮喘。首先根据是否有特异性病因分为特异性咳嗽和非特异性咳嗽。先天性气管发育异常、先天性肺发育不全、支气管扩张、肺结核、心力衰竭等疾病引起的咳嗽属于特异性咳嗽，咳嗽是这些疾病的症状之一。胸部X线检查正常者属于非特异性咳嗽，包括感染后咳嗽、上气道咳嗽综合征、咳嗽变异性哮喘等，而咳嗽是主要或唯一症状。不同年龄的慢性咳嗽的常见病因见表2-11-2。

表2-11-2　不同年龄慢性咳嗽的常见病因

时期	常见病因
婴儿期	呼吸道感染与感染后咳嗽 先天气道畸形 胃食管反流 肺结核 其他先天心胸异常
幼儿期	呼吸道感染与感染后咳嗽 上气道咳嗽综合征 咳嗽变异性哮喘 气道异物 胃食管反流 肺结核
学龄前期	呼吸道感染与感染后咳嗽 上气道咳嗽综合征 咳嗽变异性哮喘 气道异物 胃食管反流 支气管扩张
学龄期	上气道咳嗽综合征 咳嗽变异性哮喘 呼吸道感染与感染后咳嗽 肺结核 心因性咳嗽 支气管哮喘

二、临床诊断路径

（一）问诊的重点

1. 咳嗽的性质

（1）无痰或痰量极少的干咳或刺激性咳嗽：常见于急性或慢性咽喉炎、急性支气管炎初期、气管受压、支气管异物、胸膜疾病等。

（2）伴咳痰的湿咳：见于肺炎、支气管扩张等。

2. 咳嗽的时间

（1）夜间咳嗽：支气管哮喘、左心衰竭、上气道咳嗽综合征、百日咳。

（2）白天咳嗽：支气管哮喘、支气管炎和肺炎。

3. 咳嗽的音色和伴随症状　与成人类似，见第二节胸部症状，咳嗽。

4. 其他

（1）环境：家中是否有吸烟者，注意被动吸烟引起的咳嗽，密切接触宠物、花粉、特殊气味后咳嗽有哮喘的可能。

（2）家族史：家族中有过敏性鼻炎或支气管哮喘等变态反应性疾病病史者，注意哮喘的可能。

（3）个人史：既往湿疹严重或有其他变态反应性疾病者，慢性咳嗽需注意哮喘的可能。

（二）体格检查主要关注点

与成人类似。

（三）辅助检查

1. 基本的初始检查与成人类似

2. 进一步检查

（1）结核感染 T 细胞斑点试验。

（2）痰培养及其他病原体检查。

（3）肺功能检查。

（4）过敏原检测。

（5）胸部 CT、纤维支气管镜。

三、小贴士

1. 不能漏诊的严重疾病有肺结核、气道异物、气胸、心力衰竭。

2. 容易忽视的问题有先天性气管发育异常、先天性肺发育不全、支气管扩张、心理性咳嗽、胃食管反流、药物诱发性咳嗽。

3. 若存在慢性咳嗽，伴体重减轻和咯血时，应注意肺结核的诊断。

4. 若存在流鼻涕、发热和咽喉炎，且没有下呼吸道的症状如胸痛、胸闷、喘息等，上呼吸道感染可能性最大。

5. 年龄小、吸烟（主动或被动）、已有肺部疾病或者免疫功能低下的患者容易发生下呼吸道感染。呼吸频率增快、呼吸困难提示下呼吸道感染。

6. 喘息是哮喘的典型表现，但是咳嗽也可能是哮喘的唯一症状。怀疑哮喘的患儿注意询问个人和家族中变态反应性疾病病史、有无活动引起的、反复出现的和夜间发生的症状（特别是咳嗽）。

7. 长期暴露在高浓度烟雾环境下的患儿要注意被动吸烟导致的咳嗽。

8. 异物吸入的体征有时和下呼吸道感染很相似，对于儿童、咳嗽无力、易呛咳的患儿需考虑异物吸入的可能，尤其感染征象不明显时。

9. 咳嗽可以是精神源性的。

10. 呼吸道感染后，由于存在气道高反应性，有时咳嗽可持续数周（感染后咳嗽）。

11. 不明原因持续 3 周以上的咳嗽，伴随以下任何一种情况，需转诊进一步诊治。①咯血；②体重下降；③生长发育受到影响；④盗汗；⑤不明原因的胸痛；⑥呼吸困难；⑦长期发热；⑧合理抗生素治疗后咳嗽症状不能改善；⑨HIV、结核、应用免疫抑制剂等免疫受损的患者持续咳嗽；⑩怀疑百日咳或肺结核。

四、处理

1. 原发病的治疗

（1）上呼吸道感染：多饮水，及时退热治疗。大多数上呼吸道感染为病毒感染，不需应用抗生素。如确实为细菌感染，应合理应用抗生素。

（2）下呼吸道感染：合理应用抗生素。如考虑支原体肺炎，需应用大环内酯类药物。

（3）支气管哮喘：咳嗽是哮喘控制不佳的表现，核对治疗方案，检查治疗依从性及吸入装置等。

（4）胃食管反流：试验性的抑酸治疗即可迅速缓解症状。

（5）上气道咳嗽综合征：与治疗过敏性鼻炎类似。

（6）戒烟。

2. 对症治疗　一般不主张镇咳治疗，尤其是婴幼儿。可待因禁用于治疗各种类型的咳嗽。异丙嗪禁用于 2 岁以下儿童，禁止作为镇咳药物。如对于年龄大的儿童，且严重咳嗽影响生活，临床可应用福尔可定、右美沙芬等。

（齐建光）

儿童腹痛

一、概述

腹痛是儿童常见的临床症状之一，也是患儿就诊的主要原因之一，多由腹腔脏器和组织的器质性或功能性病变引起，也可由腹外疾病引起。

腹痛按起病急缓分为急性腹痛和慢性腹痛，按发作性质分为绞痛、钝痛和反射痛。绞痛多为空腔脏器的肌肉痉挛或梗阻引起，如肠管、胆管或输尿管等的痉挛或梗阻，多表现为阵发性绞痛；钝痛是由脏器被膜受牵扯所致，如肝、肾、阑尾或腹膜炎症引起，其被膜被牵拉进而表现出持续性钝痛，疼痛部位多与病变器官组织一致；牵涉性痛是内脏疼痛通过副交感神经传至中枢，沿着相应节段的脊神经传出反射到相应的皮肤区，如肝、胆疾病的疼痛放射到右肩，腹部以外脏器病变放射到腹部等。

引起腹痛的病因非常多，且儿童年龄越小，越不能准确表达腹痛的性质及部位，这会给诊断带来一定的困难，故临床医师必须仔细观察腹痛及其相关症状、体征的演变，及时明确诊断，给予有效治疗。

临床上引起腹痛的病因有多种，总体可分为以下几大类。

1. 感染性　包括胃肠炎、膀胱炎、尿道炎、肺炎、咽炎、中耳炎、腹腔炎、盆腔炎等。

2. 中毒性　包括肠道异物、腐蚀物摄入、中毒、重金属（如铅）摄入、药物（如拟交感神经药物）。

3. 炎症性　包括阑尾炎、过敏性紫癜、胆囊炎、肠炎、肝炎、肠系膜淋巴结炎、坏死性小肠结肠炎、胰腺炎、消化性溃疡、食管炎、十二指肠炎、嗜酸细胞性胃肠炎。

4. 先天性　包括嵌顿疝、肠套叠、肠粘连、肠旋转不良、卵巢扭转、睾丸扭转。

5. 损伤性　包括内脏穿孔、脾破裂。

6. 肿瘤性　包括畸胎瘤、生殖细胞肿瘤、淋巴瘤、肾母细胞瘤、神经母细胞瘤。

7. 功能性　包括功能性腹痛。

8. 其他　包括便秘、痛经、肠梗阻、乳糖不耐受、异位妊娠、子宫内膜异位症、卟啉病、伪病。

儿童腹痛常见原因有胃炎、肠炎、肠系膜淋巴结炎、便秘、肺炎、肠痉挛、阑尾炎、肠梗阻、肠套叠、肠粘连等。

二、临床治疗路径

（一）病史收集

1. 腹痛诱因及缓解因素

（1）急性胰腺炎：暴饮暴食、高脂饮食。

（2）胆道疾病：油腻食物。

（3）消化性溃疡：进食刺激性食物使腹痛加重，服碱性药物使疼痛减轻。

（4）肠粘连：腹部手术史。

（5）肝、脾破裂：腹部外伤。

（6）幽门梗阻：呕吐后腹痛缓解。

（7）结肠、直肠的病变：随排便、排气缓解。

2．疼痛部位　帮助判断疼痛的病因。

（1）食管、胃、十二指肠、肝、胆、胰、脾病变：剑突与脐之间。

（2）小肠、盲肠、阑尾、横结肠病变：脐周部。

（3）升结肠、乙状结肠、直肠、输尿管、膀胱病变：脐与耻骨之间。

（4）肾、卵巢、输卵管、子宫、睾丸、附件病变：患侧腰部下到耻骨上。

3．疼痛持续时间　判断疼痛属于急性腹痛还是慢性腹痛。

4．疼痛的起病与病情变化。

5．疼痛的性质及程度。

（1）胃、十二指肠溃疡穿孔：突发的中上腹部剧烈刀割样、烧灼样疼痛。

（2）急性胰腺炎：中上腹部持续型剧痛或阵发性加剧。

（3）胆道蛔虫症：典型表现为钻顶样疼痛。

（4）胃肠痉挛、胆石症、泌尿及系结石：阵发性绞痛。

6．是否具有牵涉性痛。

7．疼痛与呕吐有关，通常为上消化道疾病。

8．有无排便习惯改变加便秘。

9．有无便血　判断出位为结肠出血或上消化道大量出血。

（二）体格检查

1．一般状况包括年龄、性别、表情、体位、肤色、有无胃肠型、手术瘢痕。

2. 疼痛部位、压痛、反跳痛、肌紧张、包块、肠鸣音。

3. 心、肺、肝、肾检查。

4. 生命体征，包括体温、血压、脉搏、呼吸。

5. 必要时进行直肠检查和其他系统的检查。

（三）实验室及影像学检查

1. 血、尿、便常规和C反应蛋白。

2. 腹部B超和腹部X线检查。

（四）诊断流程

腹痛的诊断流程为：①首先鉴别急性或慢性；②确定腹痛的来源，来源于腹腔内或腹腔外；③确定病变来自哪个器官；④确定腹痛病因是否可能由炎症、梗阻、缺血、出血、穿孔等引起；⑤确定是否为急腹症；⑥确定进一步检查的内容；⑦确定诊断、观察或随访。

（五）治疗流程

腹痛的治疗流程为：①通便；②紧急治疗与非紧急处理；③反复监测生命体征和进行体格检查；④请儿科胃肠道疾病专家、儿童外科专家会诊。

三、小贴士

1. 婴幼儿因不会用语言表述腹痛，所以其腹痛的表现主要是反常哭闹，其次还有面色苍白、出汗、精神差或固定体位。

2. 学龄前期及其以前的儿童不太能准确描述疼痛的部位，需要医生对腹部进行对比法检查。引逗患儿不哭，医生从侧面或背面以温和的手摸肚子，动作要轻柔缓慢，使孩子习惯于这种检查，然后反复比较各部位的反应。

（赵卫红）

儿 童 腹 泻

一、概述

腹泻是一种由多种病原和多种因素引起的以排便次数增多和粪便性状改变为特点的儿科常见病。婴幼儿发病率高，是造成儿童营养不良、发育障碍和死亡的主要原因之一。依据病程长短，该病分为3类，病程≤2周为急性腹泻病，病程2周～2个月为迁延性腹泻病，病程>2个月为慢性腹泻病。

引起腹泻病的病因分为感染性及非感染性两种，其中以感染性多见。而在感染因素所致腹泻的病因中以肠道内感染多见。

1. 感染因素

(1) 肠道内感染

1) 病毒感染：寒冷季节80%的婴幼儿腹泻由病毒感染引起。主要病原为轮状病毒，其次为肠道病毒（包括柯萨奇病毒、埃可病毒、肠道腺病毒）、诺沃克病毒、冠状病毒、星状病毒、杯状病毒等。

2) 细菌感染：引起腹泻的细菌有致腹泻大肠埃希菌、空肠弯曲菌、耶尔森菌、沙门菌、弧菌属、志贺杆菌属、结核分枝杆菌、嗜水气单胞菌、难辨梭状芽孢杆菌、金黄色葡萄球菌、铜绿假单胞菌、变形杆菌等。

3) 真菌：引起腹泻的真菌有念珠菌、曲菌、毛霉菌，儿童以白念珠菌多见。

4) 寄生虫：常见为蓝氏贾第鞭毛虫、阿米巴原虫和隐孢子虫等。

(2) 肠道外感染：常见于中耳炎、上呼吸道感染、肺炎、泌尿系统感染、皮肤感染、急性传染病。

(3) 应用抗生素引起的腹泻：一些抗生素本身或者因降低了糖类转运和乳糖酶水平可以导致腹泻；此外，长期、大量使用广谱抗生素可使肠道菌群紊乱，肠道正常菌群减少，肠道内耐药性金黄色葡萄球菌、变形杆菌、铜绿假单胞菌、难辨梭状芽胞杆菌或白念珠菌等大量繁殖而引起腹泻，又称为抗生素相关性腹泻。

2. 非感染因素

(1) 饮食因素

1) 喂养不当：见于喂养不定时、饮食量不当、突然改变食物品种、过早喂大量淀粉或脂肪类食物或者果汁、摄入肠道刺激物（调料、富含纤维素的食物）。

2) 过敏：如对牛奶、大豆（豆浆）、鸡蛋等食物过敏而引起腹泻，对牛奶过敏者较多见。

3) 原发性或继发性双糖酶缺乏或活性降低：主要为乳糖酶缺乏或活性降低，使得肠道对糖的消化吸收不良而引起腹泻。

(2) 气候因素：气候突然变化、腹部受凉使肠蠕动增加、天气过热使消化液分泌减少等都可诱发消化功能紊乱导致腹泻。

(3) 炎症性肠病：主要指克罗恩病、溃疡性结肠炎。

二、临床诊断路径

(一) 问诊的重点

1. 排便次数及性状，包括大便的颜色、气味，有无黏液、脓血等。

2. 有无伴随的消化道症状，如呕吐、腹痛，脱水和电解质紊乱的症状，有无提示病因的症状如发热等。

3. 有无诱因，如不洁饮食、滥用药物等。

4. 其他因素，如发病季节、发病年龄、流行情况。

(二) 体格检查主要关注点

体格检查主要关注点为生命体征，有无脱水征和电解质紊乱体征。

(三) 辅助检查项目

1. 基本的初始检查与成人类似。

2. 进一步检查

(1) 粪便病原学检查：细菌培养、轮状病毒抗原检测、粪便真菌检查等。

(2) 血气分析及 C 反应蛋白。

(3) 粪便球杆比和粪便 pH 测定。

（4）乳糖耐量试验。

（5）必要时转上级医院行内镜检查。

（四）腹泻诊断流程

1．腹泻病诊断是否成立，有无排便次数增多、性状改变的依据。

2．病因诊断　腹泻为感染性或非感染性，感染的部位是否为肠道内，感染的病原是什么。若为非感染性，具体的病因是什么。

3．病程诊断　病情为腹泻为急性或慢性。

4．病情诊断　轻型腹泻（以消化道症状为主，无脱水及电解质紊乱）或是重型（消化道症状重，全身感染中毒症状重，伴脱水及电解质紊乱）。

5．并发症诊断

（1）脱水

1）脱水性质的判定：脱水为等渗性、低渗性或是高渗性。

2）脱水程度的判定，见表2-11-3。

（2）电解质及酸碱平衡紊乱：低钾血症、低钙血症、低镁血症、酸中毒。

表2-11-3　脱水程度的判断

临床表现	轻度脱水	中度脱水	重度脱水
一般状态	精神稍差	萎靡、烦躁	极度萎靡、嗜睡、昏迷、惊厥
皮肤黏膜	稍干燥、弹性尚好	干燥、弹性差	极度干燥、弹性极差*
前囟、眼窝	稍凹陷	明显凹陷	深凹、眼睑不能闭合
泪水	有	少	无
尿量	略少	明显减少	极少或无尿
循环状态	无明显改变	四肢稍冷、心率增快	四肢厥冷、皮肤发花、心率快、血压下降

注：* 捏起皮肤回复时间≥2秒。

三、小贴士

1. 腹泻患儿须行便常规检查。

2. 急性水样便腹泻多为病毒性或产肠毒素的细菌感染，但需注意排除霍乱。

3. 黏液脓血便多为侵袭性细菌感染。

4. 粪便中含黄白色乳凝块常见于消化不良。

5. 粪便呈黄绿色稀汁样并含有膜状物，考虑假膜性小肠结肠炎。

6. 迁延性或慢性腹泻伴体重减轻，应注意肠结核、吸收不良综合征。

7. 无脱水征和轻度脱水的急性腹泻患儿可在家庭治疗、社区医院随访。

8. 急性腹泻患儿治疗 3 日内病情未好转，或出现下列任何一种症状须及时转诊上级医院。①腹泻剧烈，排便次数多或腹泻量大；②不能正常饮食；③频繁呕吐、无法口服给药；④发热（<3 个月的婴儿体温>38℃，3～36 个月幼儿体温>39℃）；⑤明显口渴，发现脱水体征，如眼窝凹陷、泪少、黏膜干燥或尿量减少等，和神志改变，如易激惹、淡漠、嗜睡等；⑥粪便带血；⑦年龄<6 个月、早产儿，有慢性病史或合并症。

9. 迁延性或慢性腹泻转诊上级医院诊治。

四、处理

（一）脱水的预防与治疗

1. 预防脱水　腹泻一开始就给患儿口服足够的液体以预防脱水。母乳喂养儿应继续母乳喂养，并且增加喂养的频次及延长单次喂养的时间；混合喂养的婴儿，应在母乳喂养基础上给予口服补液盐或其他清洁饮用水；人工喂养儿选择口服补液盐或食物基础的补液如汤汁、米汤水和酸乳饮品或清洁饮用水。在每次稀便后补充一定量的液体（<6 个月者补充 50 ml；6 个月～2 岁者补充 100 ml；2～10 岁者补充 150 ml；10 岁以上的患儿能喝多少给予多少），直到腹泻停止。

2. 轻至中度脱水　口服补液，及时纠正脱水，应用口服补液盐，用量（ml）＝体重（kg）×(50～75)。4 h 内服完；密切观察患儿病情，并辅导家长给患儿服用口服补液盐。如果临近 4 h，患儿仍有脱水表现，要调整补液方案。

3. 重度脱水　①静脉输液，采用糖盐混合溶液（须在医院进行）：首先按体重给予 2∶1 等张液 20 ml/kg，于 30～60 min 内静脉推注或快速滴注；其后根据脱水性质（等渗性脱水选用 2∶3∶1 液，低渗性脱水选用 4∶3∶2 液）按体重 80 ml/kg 继续静滴，先补失水量，婴幼儿 5 h，年龄较大的儿童为 2.5 h；在补液过程中，每 1～2 h 评估 1 次患者脱水情况，如无改善，则加快补液速度；婴儿在补液后 6 h，儿童在补液后 3 h 重新评估脱水情况，选择适当补液的方案继续治疗。一旦患儿可以口服（通常婴儿在静脉补液后 3～4 h，儿童在静脉补液后 1～2 h），即给予口服补液盐。②鼻饲管补液，重度脱水必须及时救治，特别如无静脉输液条件时，应立即转运到就近医院进行静脉补液，转运途中可以用鼻饲点滴方法进行补液。液体采用口服补液盐，按体重以 20 ml/(kg·h) 的速度补充，如患儿反复呕吐或出现腹胀，应放慢鼻饲点滴速度，总量按体重不超过 120 ml/kg。每 1～2 h 评估 1 次患者脱水情况。

（二）继续喂养

1. 调整饮食　母乳喂养患儿继续母乳喂养，小于 6 个月的人工喂养患儿可继续喂配方乳，大于 6 个月的患儿可继续食用已经习惯的日常食物。鼓励患儿进食，如进食量少，可增加喂养餐次。避免给患儿喂食含粗纤维的蔬菜和水果以及高糖食物。病毒性肠炎常有继发性双糖酶（主要是乳糖酶）缺乏，对疑似病例可暂时给予低（去）乳糖配方奶，时间为 1～2 周，腹泻好转后转为原有喂养方式。

2. 营养治疗：①糖源性腹泻，以乳糖不耐受最多见。治疗宜采用去双糖饮食，可采用去（低）乳糖配方奶或豆类蛋白配方奶。②过敏性腹泻，避免食入过敏食物，或采用口服脱敏喂养法，不限制已经耐受的食物。婴儿通常能耐受深度水解酪蛋白配方奶，如仍不耐受，可采用氨基酸为基础的配方奶或全要素饮食。③要素饮食，适用于慢性腹泻、肠黏膜损伤、吸收不良综合征者。④静脉营养，用于少数重症病例，不能耐受口服营养物质，伴有重度营养不良及低蛋白血症者。

（三）补锌治疗

急性腹泻病患儿能进食后即予以补锌治疗，大于 6 个月的患儿，每天补充元素锌 20 mg，小于 6 个月的患儿，每天补充元素锌 10mg，共 10～14 天。元素锌 20 mg 相当于硫酸锌 100 mg，葡萄糖酸锌 140 mg。

（四）合理使用抗生素。

1. 急性水样便腹泻常规不使用抗生素类药，黏液血便须应用抗生素。

2. 应用抗生素 48 h 后，病情未见好转，可考虑更换抗生素；应用抗生素 72 h 需进行随访。

3. 抗生素疗程要足够。

4. 应用抗生素前应首先行粪便标本的细菌培养和病原学检查。

（五）其他治疗方法

1. 应用肠黏膜保护剂，如蒙脱石散。

2. 应用微生态制剂，给予益生菌如双歧杆菌、乳酸杆菌等。

3. 补充维生素 A。

4. 应用抗分泌药物，用于分泌性腹泻。

5. 中医治疗，采用辨证方药、针灸、穴位注射及推拿等方法。

（王芳）

儿童皮疹

一、概述

皮疹是儿科疾病的重要症状和体征，常见的皮疹按形态可分为斑疹、丘疹、疱疹、脓疱及荨麻疹。斑疹是真皮内血管扩张所致，表现为局限性皮肤变红，但无隆起或凹陷，压之褪色；丘疹是表皮或真皮浅层增厚或细胞浸润使皮肤实质性稍凸起；斑丘疹兼有斑疹及丘疹的体征。疱疹为炎性丘疹发展而出现渗出所致；脓疱则是由于或合并感染致疱疹液变浑浊。荨麻疹俗称风团，表现为局部皮肤淡红、水肿，扁平隆起呈不规则状，边缘清晰，周围可有红晕。紫癜为红细胞从血管内渗出到皮内或皮下所形成的红色出血性斑块，压之不退，为出血性皮疹。

（一）感染

儿童皮疹的病因可分以下几种。

1. 病毒感染　麻疹、风疹、幼儿急疹、水痘、手足口病、传染性单核细胞增多症、传染感染性红斑，以及单纯疱疹病毒、柯萨奇病毒、腺病毒、流感病毒、副流感病毒、腮腺炎病毒、呼吸道合胞病毒、埃可病毒。

2. 细菌感染　猩红热、伤寒、流行性脑脊髓膜炎、金黄色葡萄球菌烫伤样皮肤综合征、亚急性细菌性心内膜炎。

3. 其他　斑疹伤寒、梅毒螺旋体、疥疮、念珠菌感染等。

（二）过敏性疾病

1. 湿疹。

2. 血管反应性皮肤病（荨麻疹）。

3. 药疹。

（三）结缔组织病

1. 皮肤黏膜淋巴结综合征。

2. 风湿热。

3. 多形红斑。

4. 系统性红斑狼疮。

5. 皮肌炎。

（四）其他

1. 朗格罕细胞组织细胞增生症。

2. 维生素 A 缺乏。

二、临床诊断路径

（一）诊断要点

儿童常见出疹性疾病的诊断要结合皮疹的疹型、出现的时间、部位、特别是皮疹出现与发热的关系、伴随的其他全身症状综合考虑。常见儿童出疹性疾病的特点及鉴别诊断参考表 2-11-4。

表 2-11-4　儿童常见出疹性疾病的特点及鉴别诊断

疾病	病原	全身症状	皮疹特点	发热与皮疹关系
麻疹	麻疹病毒	呼吸道卡他、结膜炎、科氏斑	斑丘疹，有出疹顺序	发热 3～4 日，出疹期发热更高
风疹	风疹病毒	耳后、枕后淋巴结大	斑丘疹	发热后半日～1 日出疹
幼儿急疹	人单纯疱疹病毒 6 型	高热时可有惊厥，耳后、枕后淋巴结大	斑丘疹	高热 3～4 日，热退疹出
猩红热	溶血性链球菌	中毒症状重，咽峡炎、杨梅舌、口周苍白圈	皮肤弥漫充血，鸡皮疹	发热 1～2 日出疹，出疹时发热更高
手足口病	肠道病毒 柯萨奇病毒	多数轻，少数重症	手、足、口、臀部的疱疹	发热时或热退时出疹
药物疹	原发病	皮疹伴痒感	多种皮疹	用药后

（二）基本的实验室检查项目

1. 血常规、C反应蛋白。

2. 血清总IgE、嗜酸细胞阳离子蛋白浓度，必要时进行各种病毒核酸的检测或病毒抗体（IgM、IgG）的检测。

3. 必要时进行血培养。

4. 必要时皮疹活检，特别是考虑朗格罕细胞组织细胞增多症时。

5. 其他。

三、治疗

1. 一般不需要针对皮疹治疗，主要是针对病因治疗。

2. 如为过敏性疾病所致，可外用抗过敏药物或减轻瘙痒的药膏涂抹。

3. 如为细菌或真菌感染所致皮疹，可外用抗生素或抗真菌的药膏涂抹。

4. 尽量避免或减少儿童抓挠皮疹，以避免并发感染或播散。

（赵卫红）

儿童惊厥

一、概述

惊厥是常见儿科急症，以强直或阵挛等骨骼肌运动性发作为主要表现，常伴意识障碍。儿童惊厥发作的病因见表2-11-5。

儿童惊厥发作有以下特点。

1. 病因繁多，不同类型的惊厥表现相似，病因诊断非常重要。

2. 不同年龄阶段病因不同，需注意年龄分期。

3. 易有频繁或严重发作，甚至呈惊厥持续状态，需要及时、有效的治疗。

4. 新生儿及婴儿常有不典型惊厥发作，需要严密观察避免漏诊、误诊。

表 2-11-5　儿童惊厥发作常见病因

感染性
颅内感染
细菌、病毒、真菌、寄生虫等感染
颅外感染
热性惊厥
中毒性脑病（并发于细菌性痢疾、败血症、重症肺炎、百日咳等严重细菌性感染疾病）
婴幼儿肠炎相关良性惊厥（腹泻时伴发）
非感染性
癫痫（神经元过度同步放电）
电解质紊乱（低钙血症、低镁血症、低钠血症）
代谢性疾病（各种原因引起的低血糖症、苯丙酮尿症等）
缺氧缺血性脑病（缺氧、缺血）
发育畸形（先天异常）
创伤与出血
颅内占位

二、临床治疗路径

（一）问诊的重点

1. 年龄、第几次发作、首次发作的年龄。

2. 发作时是否空腹。

3. 有否有诱因，惊厥表现形式、持续时间、发作后表现。

4. 围生期病史、是否有慢性基础疾病，家族中是否有类似病史。

5. 是否发热，如有发热是否有头痛、意识行为改变，是否有喷射性呕吐，是否有不洁饮食史、腹痛、腹泻、里急后重，是否有呼吸系统重症表现，这些症状与发热的关系。如无发热，是否有呕吐、腹泻，有否有外伤，有否有毒物摄入或接触。

(二) 体格检查主要关注点

1. 有无脑膜刺激征，前囟张力、头围是否正常。

2. 有无深浅反射，病理征。

3. 有无佝偻病及低钙体征。

4. 有无皮肤色素沉着和脱水体征。

(三) 基本的检查项目

1. 血、尿、便常规。

2. 血生化（血糖、电解质、肝功能和肾功能）。

3. 根据病史和初步检查结果决定是否进行以下检查，包括血氨、乳酸、丙酮酸检测，血气分析，血培养，脑电图，脑脊液检查，头颅影像学（CT或磁共振），抗癫痫药物的血药浓度，毒物的血药浓度。

三、小贴士

(一) 应警惕的问题

1. 惊厥发作需与非惊厥性发作（如肌张力不全）相鉴别。

2. 新生儿惊厥需与新生儿颤抖等非惊厥性动作相鉴别。

3. 幼儿惊厥需与屏气发作鉴别。

4. 严重感染中毒情况下，患儿有可能体温不升，而使医生忽略感染迹象。

5. 夏、秋季节突然出现有热惊厥时需高度警惕中毒型细菌性痢疾，且该病可能在出现黏液血便之前即出现惊厥。

6. 中枢神经系统感染可能造成严重神经系统伤残，需要高度警惕，对于有精神状态差、频繁呕吐、前囟张力增高等症状或者体征时，应该积极进行脑脊液检查。

7. 既往健康幼儿突发无热惊厥，需高度警惕中毒（如毒鼠强）。

8. 既往诊断癫痫的患儿频繁惊厥需警惕突然停药或药物过量。

(二) 导致儿童惊厥发作常见的疾病

导致儿童惊厥发作常见的疾病包括热性惊厥、癫痫、低钙血症、低血糖、缺氧缺血性脑病。

1. 最常见的有热惊厥——热性惊厥　热性惊厥是儿童时期最常见的惊厥性疾病，有以下特点：多于体温骤然升高（大多39℃）时出现，多数呈全身强直－阵挛性发作，也可有其他发作形式，惊厥持续数秒至数分钟，发作后如常。

2. 婴幼儿期特有的惊厥——婴幼儿肠炎相关良性惊厥　该病多见于既往健康的儿童，常与呼吸道感染有关，或伴发于发热出疹性疾病等。轻度胃肠炎伴婴幼儿良性惊厥，常发生在秋、冬季急性胃肠炎病程的第1～5日，婴儿既往健康，惊厥发作时不发热，可有轻度脱水，但无明显酸中毒和电解质紊乱。可为单次或多次发作，发作间歇期脑电图正常。血清电解质、血糖、脑脊液检查正常，发作前、后无明显异常神经系统症状、体征，多数预后良好。

（三）常被遗漏的疾病

常被遗漏的疾病包括婴幼儿肠炎相关良性惊厥、低钙血症、低血糖、中毒。

（四）不能忽视的严重疾病

不能忽视的严重疾病包括中枢神经系统感染、中毒性脑病、其他代谢性疾病、创伤与出血、颅内占位、中毒。

四、惊厥的治疗

1. 保持呼吸道通畅，避免误吸，必要时吸氧。

2. 抗惊厥药物首选苯二氮䓬类，其次可以考虑水合氯醛、苯巴比妥等。

3. 新生儿惊厥持续状态应用苯巴比妥。

4. 对症治疗　对于热性惊厥积极控制体温，低血糖症输入葡萄糖，低钙血症迅速纠正低钙等。

5. 积极治疗原发病　中枢神经系统疾病、中毒性脑病、缺氧缺血性脑病、颅内占位等应积极治疗原发病。

（闫辉）

新生儿黄疸

一、定义

新生儿黄疸是早期新生儿的常见症状之一，它可以是正常发育过程中出现的症状，也可以是某些疾病的表现，严重者可致脑损伤。新生儿黄疸分为生理性和病理性。生理性黄疸是新生儿早期，除外各种因素，由于胆红素代谢的特点所致，使血清间接胆红素增高到一定范围内的新生儿黄疸。新生儿黄疸出现下列情况之一时为病理性黄疸：①生后24小时内出现黄疸，血清总胆红素＞102 μmol/L；②足月儿血清总胆红素＞220.6 μmol/L、早产儿＞255 μmol/L；③血清直接胆红素＞34 μmol/L；④血清总胆红素浓度每天上升＞85 μmol/L；⑤黄疸持续时间长，足月儿超过2周、早产儿超过4周；⑥黄疸退而复现。

二、临床治疗路径

（一）问诊的重点

1. 患儿胎龄、日龄、出生体重。

2. 父母血型（包括ABO及Rh），母亲第几次怀孕产下患儿。

3. 父母祖籍，家族中有无不明原因黄疸、反复贫血者，有无不明原因脾切除的病史或不良产史。

4. 母亲有无催产素使用史，围生期有无缺氧、窒息病史和产伤史，围生期有无感染病史。

5. 患儿黄疸出现的时间、高峰及减轻的时间，黄疸进展的快慢，以及高峰时黄疸的程度。

6. 母亲的开奶时间、喂养情况，有无喂养不当、入量不足导致肠肝循环增加。

7. 患儿有无苍白、水肿，有无嗜睡、反应低下、发热、惊厥。

8. 胎便排出的时间和量，有无胎粪排除延迟；就诊时患儿的体重和出生体重，有无体重明显下降，患儿有无尿色加深、粪便色浅。

（二）体格检查主要关注点

1. 生命体征。

2. 皮肤黄染的程度，从颜面-躯干-四肢-手足心，提示皮肤黄染逐渐加重。巩膜有无黄染，有无贫血貌。

3. 有无头颅血肿。

4. 心肺状态。

5. 腹部查体，检查肝、脾的大小、质地等。

6. 有无兴奋易激惹或嗜睡，反应低下，四肢肌张力增高或减低，生理反射能否引出。

（三）基本的检查项目

1. 血、尿、便常规和C反应蛋白。

2. 血生化（血清总胆红素、血清直接和间接胆红素、肝功能和肾功能、电解质）。

3. 根据初步检查的结果，决定是否进行其他必要的检查，包括抗人球蛋白试验和（或）抗体释放试验、患儿及其母亲血型鉴定、网织红细胞计数、外周血血细胞涂片、高铁血红蛋白还原实验、血红蛋白电泳、胆红素神经细胞毒性的评价（听觉诱发电位、脑电图）、凝血功能，怀疑感染者需查血培养。

三、小贴士

（一）不能漏诊的严重疾病

1. 胆红素脑病。

2. 重症感染。

3. 颅内出血。

4. 肠梗阻和先天性巨结肠。

5. 先天性甲状腺功能减退。

（二）容易忽视的问题

容易忽视的问题包括葡萄糖-6-磷酸脱氢酶缺乏症、遗传性球形红细胞增多症、地中海贫血、颅内出血、电解质紊乱（代谢性酸中毒、低血糖等）、家族性暂时性高胆红素血症、遗传性高间接胆红素血症、先天遗传代谢性疾病、胆道畸形。

（三）应警惕的临床表现

应警惕的临床表现有嗜睡、拒乳、反应低下、发热、惊厥、24 h 内未排胎便、腹胀、呕吐、喂养困难、尿色深、粪便色浅、有出血倾向。

四、不同类型的新生儿黄疸

（一）早期新生儿

早期新生儿的黄疸出现时间为生后 1 周内。常见原因为：

（1）生后 24 小时内出现的黄疸，首先考虑母婴血型不合引起的溶血，其次为宫内感染、隐匿性出血或新生儿败血症。

（2）生后 2～3 日出现的黄疸一部分是生理性黄疸，但需警惕早发性、母乳性黄疸（母乳量少，喂养量少，导致胆红素肠肝循环增加，体重下降明显）。

（3）祖籍为广西和广东者要注意有无葡萄糖-6-磷酸脱氢酶缺乏症、地中海贫血。

（4）生后 3 日至 1 周之内的黄疸，需考虑有无细菌性败血症、宫内病毒感染。继发于头颅血肿、红细胞增多症、胎粪排出延迟的黄疸，以生后 4～5 日为著。

（二）晚期新生儿

晚期新生儿的黄疸出现时间为生后 1～4 周。

1. 出生 1 周以后出现的黄疸，注意有无败血症、药物诱发溶血（G6PD）、先天性球形细胞增多症等。

2. 生后 4 周持续不退的黄疸、间接胆红素升高需注意母性乳黄疸、先天性甲状腺功能减低、先天性巨结肠等。直接胆红素升高需注意胆汁淤积、宫内病毒感染、先天性胆道闭锁。

（三）胆红素脑病

胆红素脑病为严重的高间接胆红素血症所致的脑损伤。早期表现：警告期出现嗜睡、肌张力低下、吸吮无力；典型表现是痉挛期出现哭声高尖、角弓反张。

低出生体重儿/早产儿发生胆红素脑病通常缺乏上述典型表现，表现为呼吸暂停，心动过缓，呼吸、循环功能急骤恶化。

五、干预

1. 生理性黄疸不需治疗。

2. 高胆红素血症给予退黄疸治疗。

（1）首选蓝光治疗，治疗期间要适当补充 $VitB_2$，注意皮疹、腹泻等蓝光的副作用（光疗指征见表 2-11-6 和表 2-11-7）；

表 2-11-6　足月新生儿黄疸光疗推荐标准

单位：μmol/L（mg/dl）

时龄	考虑光疗	光疗
～24	≥103（≥6）	≥154（≥9）
～48	≥154（≥9）	≥205（≥12）
～72	≥205（≥12）	≥257（≥15）
>72	≥257（≥15）	≥291（≥17）

（2）诱导肝酶活性：7 日内可加用苯巴比妥，按体重 5mg/kg·d 给药，两次。

（3）严重黄疸需要换血治疗。

3. 针对病因治疗

（1）静脉内注射免疫球蛋白（IVIG）：在家长知情同意下，Rh 溶血或严重 ABO 溶血光疗效果欠佳时，建议早期使用，按体重 1 g/kg 给药，一次即可。注意 1 个月内的预防接种事宜。

（2）增加喂养量，灌肠促进胎便排净。

表 2-11-7 早产儿黄疸光疗推荐标准

单位：μmol/L（mg/dl）

胎龄/出生体重	出生～24 h	24h～48 h	48h～72 h
～28 周/＜1000 g	≥17～86（≥1～5）	≥86～120（≥5～7）	≥120（≥7）
28～31 周/1000～1500 g	≥17～103（≥1～6）	≥103～154（≥6～9）	≥154（≥9）
32～34 周/1500～2000 g	≥17～103（≥1～6）	≥103～171（≥6～10）	≥171～205（≥10～12）
35～36 周/2000～2500 g	≥17～120（≥1～7）	≥120～205（≥7～12）	≥20～239（≥12～14）

4. 预防胆红素脑病

（1）白蛋白：可促进胆红素转运。在家长知情同意下，对于高胆红素血症患儿可按体重每次 1 g/kg 给药，注意输液速度，防止出现心力衰竭；

（2）纠正酸中毒、低氧血症、低白蛋白血症、低血糖等。

5. 肝炎综合征患儿要补充脂溶性维生素，包括 VitA、VitD、VitK、VitE。

（侯新琳）

第十二章 精神心理症状

焦 虑

一、定义

焦虑（anxiety）是对危险的正常反应，但当焦虑的严重程度与危险的威胁不相称或持续时间过长时则为异常。作为一个精神症状，焦虑是痛苦的，也显著妨碍心理或社会功能。焦虑症状主要有主观体验和客观表现两方面：①焦虑心情，患者体验到的是没有明确对象和具体内容的恐惧。患者整天紧张不安、提心吊胆，总感到似乎大难临头或危险迫在眉睫，但患者也知道实际上并不存在真正的危险或威胁，却不知道为什么如此不安。②客观表现分为两种，一是运动性不安，可表现为双手震颤、头部发紧、颈部发僵甚至疼痛，严重者可有坐立不安、来回走动等；二是自主神经功能紊乱，尤其会出现交感神经功能亢进的各种症状，如口干、心慌、出汗、呼吸急促、窒息感、胸闷、腹泻或便秘、腹胀、尿频、尿急、易昏厥等。通常要同时具备以上两个方面的症状，才能确定为焦虑症状。只有焦虑心情而没有任何客观症状，很可能是人格特性或常人在一定处境下出现的反应；单纯根据自主神经功能紊乱而判定为焦虑则是错误的。

二、临床诊疗思路

（一）精神检查的重点

1. 焦虑症状的确定　需同时具备焦虑心情和客观表现两个方面的症状。精神检查时应予以澄清。与“一般的着急”相比，焦虑不仅症状严重而持久，而且它脱离了引起“着急”的生活事件。即焦虑不与任何确定性的生活事件或处境相联系，或者引起焦虑的事件微不足道。

2. 心理和社会因素　焦虑常与患者的心理和社会因素相关。与患者交谈时应注意了解患者的人格特征、生活事件、人际关系、家庭和工作环境等相关信息。

（二）常用的精神检查方法，可以询问下列问题

您是否感到紧张不安或非常担心有什么不好的事情发生？

在您感觉紧张不安时，有没有如心慌、出汗等表现？

在您感觉紧张不安时，有没有手抖、坐立不安或者头部发紧的感觉？

可使用Zung氏焦虑自评量表辅助判断，见表2-12-1。

表 2-12-1　Zung 氏焦虑自评量表（SAS）

请根据最近一星期的实际情况来回答

	无	有时	经常	持续
1. 我觉得比平常容易紧张或着急	1	2	3	4
2. 我无缘无故地感到害怕	1	2	3	4
3. 我容易心里烦乱或觉得惊恐	1	2	3	4
4. 我觉得我可能将要发疯	1	2	3	4
5. 我觉得一切都很好，也不会发生什么不幸	4	3	2	1
6. 我手脚发抖打战	1	2	3	4
7. 我因为头痛、颈痛和背痛而苦恼	1	2	3	4
8. 我感觉容易衰弱和疲乏	1	2	3	4
9. 我觉得心平气和，并且容易安静坐着	4	3	2	1
10. 我觉得心跳得很快	1	2	3	4
11. 我因为一阵阵头晕而苦恼	1	2	3	4
12. 我有晕倒发作，或觉得要晕倒似的	1	2	3	4
13. 我吸气呼气都感到很容易	4	3	2	1
14. 我的手脚麻木和刺痛	1	2	3	4
15. 我因为胃痛和消化不良而苦恼	1	2	3	4
16. 我常常要小便	1	2	3	4
17. 我的手脚常常是干燥温暖的	4	3	2	1
18. 我脸红发热	1	2	3	4
19. 我容易入睡并且一夜睡得很好	4	3	2	1
20. 我做噩梦	1	2	3	4

结果分析：将 20 个项目的各个得分相加，即得粗分。标准分等于粗分乘以 1.25 后的整数部分。低于 50 分者为正常；50～60 分为轻度焦虑；61～70 分为中度焦虑；＞70 分为重度焦虑。

（三）常见的精神障碍

1. 广泛性焦虑障碍　此病是一种慢性焦虑发作，没有特定的焦虑对象，持续时间较长，一般应在 6 个月以上的时间内的多数日子里出现焦虑症状。

2. 惊恐障碍　即急性焦虑发作，是一种突如其来的惊恐体验，常伴有严重的窒息感、濒死感和精神失控感。急性焦虑发作通常起病急速、终止也迅速。一般持续数十分钟便自行缓解。综合医院的急诊经常可以见到这类患者。

3. 恐惧障碍　焦虑有特定的对象，并产生回避行为。如社交恐惧、幽闭恐惧、广场恐惧等。

4. 抑郁障碍　抑郁障碍患者除了有抑郁表现外，常合并有焦虑表现。如果患者既符合抑郁障碍又符合焦虑障碍的诊断，优先诊断为抑郁障碍。

（四）治疗要点

常用的治疗方法有心理治疗、药物治疗。

1. 心理治疗中的放松疗法适用于所有的焦虑发作患者。该方法简单、有效、易于掌握。全科医生可以指导焦虑患者使用该疗法。具体操作方法如下。

（1）平躺在床上或坐于舒适的椅子上，调整到最舒服的姿势。

（2）闭眼，然后深吸气，缓慢呼气。

（3）缓慢呼气时，感受双肩下沉，肩部肌肉放松。

（4）继续深吸气，然后缓慢呼气，感受肩部下沉、放松的同时，肌肉放松逐渐扩展到上肢、指尖、躯干、下肢、脚趾等部位。

（5）继续深吸气、缓慢呼气，感受肩部、躯干、四肢的肌肉放松，颈部和头部也同时得到放松。

（6）继续几个循环的深呼吸，缓慢呼气时感受全身肌肉的放松，感到全身放松、心情平静。

除了放松疗法以外，认知行为治疗、精神分析治疗等心理治疗方法也适用于焦虑发作的患者。

2. 常用抗焦虑药的分类、代表药物及治疗剂量。

（1）苯二氮䓬类抗焦虑药：地西泮（每日 5 mg～40 mg）、奥沙西泮（每日 30 mg～60 mg）、劳拉西泮（每日 2 mg～12 mg）、氯硝西泮（每日2 mg～6 mg）。

（2）非苯二氮䓬类抗焦虑药：丁螺环酮（每日 20 mg～40 mg）、坦度螺酮（每日 30 mg～60 mg）。

（3）有抗焦虑作用的抗抑郁药：如选择性血清素再摄取抑制剂（SSRI）、选择性去甲肾上腺素再吸收抑制剂（SNRI）、三环抗抑郁剂（TCA）、去甲肾上腺素能和 5-羟色胺能抗抑制剂（NaSSA）类，具体见本章第三部分抑郁的治疗要点。

（五）注意事项

苯二氮䓬类药物易产生耐受，长期使用可以导致依赖，包括精神依赖和躯体依赖，骤停可以引起戒断症状。因此该类药物应避免长期使用，亦不能突然断药。停药时应缓慢减量，以免出现严重的戒断症状。

（孙伟）

抑　郁

一、定义

抑郁（depression）是以显著而持久的心境低落为主要表现的一组症状群。其核心症状（A 组）有心境低落、兴趣和愉快感丧失、精力降低。其他症状（B 组）有注意力不集中、自我评价和自信降低，自罪观念和无价值感、认为前途暗淡悲观、自伤或自杀的观念和行为出现，以及睡眠障碍、食欲下降。根据抑郁的严重程度，可以分为轻度抑郁发作（至少具备 A 组和 B 组症状中的各 2 项）、中度抑郁发作（至少具备 A 组症状中的 2 项和 B 组症状中的 3 项）和重度抑郁发作（具备 A 组症状中的所有项目和 B 组症状中至少 4 项）。对于不同严重程度抑郁的诊断均要求至少持续 2 周的时间。

二、临床诊疗思路

（一）精神检查的重点

1. 心境低落的确定　症状显著而持久，至少持续 2 周，几乎每天如此，占一天中的大部分时间，一般不随环境而改变。主要是要与一般的“心情不好”相鉴别。

2. 抑郁的严重程度　明确 A 组症状和 B 组症状的数目。

3. 澄清有无躁狂或轻躁狂发作　既有抑郁发作，又有躁狂或轻躁狂发作，多见于双相情感障碍；仅有抑郁发作，而无躁狂或轻躁狂发作，多见于抑郁障碍。

4. 自杀风险的评估　注意检查有无自杀的想法、计划以及行为。

（二）常用的精神检查方法，可以询问下列问题

1. 您有没有一段时间几乎每天的大部分时间都感到情绪低落？（情况是怎么样的；几乎每天都这样吗；一天到晚都这样吗；这种情况持续了多长时间。）

2. 对于平日所喜欢的事情，您是否失去了兴趣或愉快感？

3. 您的精力如何？（整天都觉得疲倦吗；几乎每天都这样吗。）

4. 您的食欲和睡眠如何？

5. 您有思考或集中注意力方面的问题吗？

6. 您对自己的感觉如何？（有没有无价值感；几乎每天都有这种感觉吗。）

7. 您有过轻生的念头吗？（您曾做过伤害自己的事情吗。）

8. 您是否曾有一段时间感觉异常的高兴、情绪高涨、激动，以致使别人认为你与平时不一样？（用于筛查有无躁狂或轻躁狂发作）。

9. 可以使用Zung氏抑郁自评量表辅助判断，见表2-12-2。

表2-12-2　Zung氏抑郁自评量表（SDS）

请根据最近一星期的感觉进行评分

	无	有时	经常	持续
1. 我感到情绪沮丧，郁闷	1	2	3	4
2. 我感到早晨心情最好	4	3	2	1
3. 我要哭或想哭	1	2	3	4
4. 我夜间睡眠不好	1	2	3	4
5. 我吃饭像平时一样多	4	3	2	1
6. 我的性功能正常	4	3	2	1
7. 我感到体重减轻	1	2	3	4
8. 我为便秘烦恼	1	2	3	4
9. 我的心跳比平时快	1	2	3	4
10. 我无故感到疲劳	1	2	3	4
11. 我的头脑像往常一样清楚	4	3	2	1
12. 我做事情像平时一样不感到困难	4	3	2	1
13. 我坐卧不安，难以保持平静	1	2	3	4
14. 我对未来感到有希望	4	3	2	1
15. 我比平时更容易激怒	1	2	3	4
16. 我觉得决定什么事很容易	4	3	2	1
17. 我感到自己是有用的和不可缺少的人	4	3	2	1
18. 我的生活很有意义	4	3	2	1
19. 假若我死了别人会过得更好	1	2	3	4
20. 我仍旧喜爱自己平时喜爱的东西	4	3	2	1

结果分析：将20个项目的各个得分相加，即得粗分。标准分等于粗分乘以1.25后的整数部分。53～62分为轻度抑郁；63～72分为中度抑郁；＞72分为重度抑郁。

抑郁严重度＝所有项目得分相加/80。0.5以下为无抑郁；0.5

～0.59为轻微至轻度抑郁；0.6～0.69为中至重度抑郁；0.7以上为重度抑郁。

（三）常见的精神障碍

1. 抑郁障碍　仅有抑郁发作，从无躁狂或轻躁狂发作。

2. 双相情感障碍　有过躁狂或轻躁狂发作，以异常而持续的心境高涨或易激惹为主要表现，同时可伴有自我评价过高、睡眠需求减少（比平时少2小时以上）、思维奔逸、随境转移（注意很容易转到无关紧要的外界刺激上去）、比平时更健谈或有一直要讲话的紧迫感、有目的的活动增加（社交、工作学习、性活动等）、过分的参与某些有乐趣的活动（疯狂购物、轻率性行为、不明智的商业投资等）。

3. 酒精依赖　酒精依赖患者常合并抑郁发作。

4. 器质性疾病所致精神障碍，脑卒中、心肌梗死、甲状腺功能减退等疾病常伴有抑郁表现。

（四）治疗要点

常用治疗方法有药物治疗、心理治疗、电休克治疗等。

1. 常用抗抑郁药的分类、代表药物及治疗剂量。

（1）选择性5-HT再摄取抑制剂（SSRIs）：氟西汀（每日20～60 mg）、帕罗西汀（每日20～60 mg）、舍曲林（每日50～200 mg）、氟伏沙明（每日50～300 mg）、西酞普兰（每日20～40 mg）、艾司西酞普兰（每日10～20 mg）。

（2）选择性5-HT及NE再摄取抑制剂（SNRIs）：文拉法辛（每日75～225 mg）、度洛西汀（每日60～120 mg）。

（3）NE及特异性5-HT能抗抑郁剂（NaSSA）：米氮平（每日15～45 mg）。

（4）NE及DA再摄取抑制剂（NDRI）：安非他酮（每日150～450 mg）。

（5）选择性NE再摄取抑制剂（NRI）：瑞波西汀（每日8～12 mg）。

（6）三环类抗抑郁剂（TCAs）：该类药物因为副反应大，现在已经很少使用。代表药物主要有阿米替林（每日50～250 mg）、氯咪帕明（每日 50～250 mg）、多塞平（每日 50～250 mg）、马普替林（每日 50～225 mg）。

2. 心理治疗　常用的心理治疗方法有支持性心理治疗、认知行为治疗、人际心理治疗和婚姻家庭治疗等。

3. 电休克治疗　又称为电痉挛治疗（electric convulsive therapy，ECT），是以一定量的电流通过大脑，引起意识丧失和痉挛发作，从而达到治疗目的的一种方法。6～12 次为一个疗程，其有效率高达 70％～90％。治疗前给予氯化琥珀胆碱等肌肉松弛剂，可以避免在治疗中出现痉挛发作，可以起到同样的疗效。这种改良后的治疗方法称为无抽搐电休克治疗，已被广泛应用于精神科临床治疗。无抽搐电休克治疗的主要不良反应是可逆性的记忆力下降。

（五）注意事项

抑郁患者常有自杀观念和行为。全科医生接诊抑郁患者时应评估其自杀风险。对于自杀风险较高（如有强烈的自杀观念、有具体的自杀计划、实施过自杀行为等）的患者，尽量将其转诊到精神专科医院诊治。高自杀风险的抑郁患者，首选住院治疗。ECT 起效快、疗效肯定，是该类患者的首选治疗方案。

抑郁障碍的抗抑郁药物治疗分为急性期治疗（6～8 周）、巩固期治疗（4～6 月）和维持期治疗（首发患者治疗 6～8 个月，二次复发治疗 2～3 年，多次复发长期维持）三个期。在单次发作的抑郁障碍之后，50％～85％的患者会有第 2 次发作，因此常需要维持治疗以防止复发。

双相情感障碍患者的抑郁发作，常不推荐使用抗抑郁剂治疗，而以丙戊酸盐、碳酸锂等情感稳定剂治疗为主。处于重度抑郁发作期并且自杀风险高的双相情感障碍患者，可以短期使用转躁率（很多抗抑郁药可以诱发躁狂发作，从而加重双相情感障碍患者的病情）低的抗抑郁药，如安非他酮、SSRIs 等。

（孙伟）

谵　　妄

一、定义

谵妄（delirium）是一种严重的病因非特异的脑器质性综合征，以全面的意识损害为特征，同时产生大量的错觉和幻觉。幻觉以幻视多见，内容多为生动而逼真的动物、人物或场面，如见到猛兽、鬼神或被追杀的场景等。在这些感知觉障碍的影响下，患者多伴有紧张、恐惧等情绪反应和相应的兴奋不安、行为紊乱。思维方面则有言语不连贯，常有喃喃自语。谵妄多在夜间加重，在重症监护病房的发生率很高，3个月内的病死率高达25%。

二、临床诊疗思路

（一）精神检查的重点

谵妄的确定，有意识损害（定向力障碍）、认知功能的全面紊乱（幻视、错觉）、精神运动紊乱（活动过多，如兴奋不安、冲动、无目的的动作，或活动过少）、睡眠-觉醒节律紊乱（整日不睡或白天嗜睡而晚上不睡）、情绪紊乱（恐惧、焦虑、易激惹、欣快、淡漠）等症状。

（二）常用的精神检查方法

1. 定向力的检查　询问您叫什么名字；今年多少岁；您现在在什么地方；这个人（家属）是您什么人。

2. 幻觉的检查　询问有没有看到一些东西或者恐怖的场景。

3. 情绪和行为的检查　主要靠医生对患者的观察。

（三）常见的病因

1. 药物因素　酒精中毒、酒精戒断引起的谵妄和震颤谵妄，阿片类药物、镇静催眠药、麻醉剂、地高辛、锂盐、利尿剂、皮质醇、抗胆碱药引起的谵妄。

2. 躯体因素　高热、败血症、器官衰竭（心脏、肾、肝）、低或高血糖、术后缺氧、维生素缺乏、脑出血、脑炎、颅内肿瘤、头部损伤、癫痫发作后。

3. 其他因素　脱水、电解质紊乱、疼痛。

（四）治疗要点

1. 对因治疗　明确谵妄的原因，给予及时的处理。

2. 对症治疗　对于兴奋激越、幻觉等表现，可以给予抗精神病药治疗，其中最常用的是氟哌啶醇注射治疗，通常剂量范围为2～10 mg/d。如果是酒精戒断引起的震颤谵妄，可以给予苯二氮䓬类药物治疗，其中最常用的是地西泮注射治疗，通常剂量范围为5～40 mg/d，并采用递减式给药方法。

（五）注意事项

谵妄是一种严重的脑器质性综合征，病因复杂，死亡率高。全科医生接诊此类患者时应向家属充分告知病情，并尽快将患者转入重症监护病房诊治。

（孙伟）

幻　觉

一、定义

幻觉（hallucination）是一种虚幻的知觉，在客观现实中并不存在某种刺激的情况下，患者却能感知到它的存在。幻觉可以按照不同的感觉器官分为幻听、幻视、幻嗅、幻味、幻触等，其中幻听在临床上最为常见。根据幻听的内容，可以将幻听分为评论性幻听（声音对患者的一举一动进行跟踪评论，像解说员进行实况解说一样）、命令性幻听（声音命令患者做某些事情，常带有威胁性，如声音命令患者跳楼）、争论性幻听（患者听到几个声音互相争论）、思维鸣响（听到自己的思维变成了声音）、机械性幻听（凭空听到非言语性的声音，如钟表声、鸣笛声等，诊断价值不大）等。幻视也较常见，多出现于意识障碍时。意识清晰状态下的幻视也不罕见，可见于精神分裂症。幻嗅、幻味、幻触等症状在临床上比较少见。

二、临床诊疗思路

（一）精神检查的重点

1. 幻觉的性质　幻听、幻视、幻嗅、幻味、幻触。

2. 幻觉的内容　命令性幻听、评论性幻听、争论性幻听、思维鸣响等。

3. 幻觉持续时间、频度。

4. 幻觉的强度　尤其是询问幻觉对患者造成的影响以及患者对幻觉的态度。

（二）常用的精神检查方法，可以询问下列问题

1. 您是否曾听到（看到/闻到/尝到）别人听（看/闻/尝）不到的声音（东西/气味/味道）?

2. 您听到了什么?（有没有命令您的声音；它们是否评论您正在做的事情；它们彼此之间在交谈吗；有没有听到自己的想法变成了声音。）

3. 这种情况每次持续多长时间；多久发生一次?

4. 这种情况对您造成了什么影响；您是怎么看待它的?

（三）常见的精神障碍

1. 精神分裂症　思维鸣响、评论性幻听、争论性幻听和命令性幻听等，对精神分裂症有很高的诊断价值。

2. 脑器质性疾病所致精神障碍　以幻视、幻嗅等症状最为多见，需注意排查脑肿瘤、癫痫、脑卒中、颅内感染等疾病。

3. 精神活性物质所致精神障碍　以幻视、幻触等症状多见，常见于酒精依赖、毒品使用等。

4. 情感障碍　重度抑郁和躁狂发作均可以出现幻觉症状。

（四）治疗要点

1. 对因治疗　精神障碍的病因目前尚不清楚，尚无法对因治

疗。如果幻觉继发于脑器质性疾病或精神活性物质，则以治疗原发病为主。

2. 对症治疗　幻觉多以抗精神病药治疗为主。抗精神病药分为典型抗精神病药和非典型抗精神病药两类。典型抗精神病药的代表药物有氯丙嗪、奋乃静、氟哌啶醇、舒必利等。该类药物疗效肯定、价格便宜，但嗜睡、体重增加、内分泌紊乱、心血管、锥体外系等副反应大，现在已经很少使用。非典型抗精神病药的代表药物有利培酮、喹硫平、奥氮平、阿立哌唑、齐拉西酮、氯氮平等。该类药物疗效好，心血管及锥体外系副反应少，但价格较高。

3. 抗精神病药使用基本原则为小剂量起始，缓慢加量，注意药物副反应，尽量单一用药，足量足疗程治疗。

（五）注意事项

1. 幻觉多见于严重精神障碍患者。全科医生接诊到有幻觉症状的患者时，尽量将患者转诊到精神专科医院诊治。

2. 命令性幻听常突然出现，多带有威胁性质，并且患者对命令性幻听绝对服从。此类患者风险极高，常在幻听支配下出现伤人、伤己行为。建议此类患者住院治疗为宜。

（孙伟）

妄　　想

一、定义

妄想（delusion）是一种个人所独有的与自我有切身利益关系的病态坚信，它不接受事实和理性的纠正。根据妄想的内容，可以分为被害妄想（坚信被下毒、监视、跟踪、谋害等）、关系妄想（把周围与自己本无关的现象认为与自己有关）、物理影响妄想（认为自己的精神活动被外力所控制）、夸大妄想（认为自己有超强的能力或极高的地位）、嫉妒妄想（坚信配偶对自己不忠）、钟情妄想

（坚信别人爱上了自己）、罪恶妄想（认为自己犯了严重的错误和罪行）、被窃妄想（认为自己的东西被人偷走）、特殊意义妄想（认为某现象对自己有特殊的含义）、疑病妄想（坚信自己患上了某种严重疾病）、思维被洞悉妄想（认为自己的想法没有说出来就被人知晓了）等。

二、临床诊疗思路

（一）精神检查的重点

1. 妄想的确定　符合妄想三要素，即病态坚信（确信无疑，不能被事实和理性纠正）、自我卷入（与自我有切身利益关系）、个人独有（想法不能被他人接受）。

2. 妄想的内容　被害妄想、关系妄想、物理影响妄想、夸大妄想、嫉妒妄想、钟情妄想、罪恶妄想、被窃妄想、特殊意义妄想、疑病妄想、思维被洞悉妄想等。

3. 妄想持续时间。

4. 妄想的强度　询问妄想对患者造成的影响以及患者对妄想的态度。

（二）常用的精神检查方法，可以询问下列问题

1. 您是否觉得有人故意针对您或者想要伤害您；您能具体说说吗？

2. 您确信××情况吗？

3. 您是否曾感觉到其他人或外界的东西在控制您的思想和行为？

4. 您是否觉得您有某些特殊力量，可以去做别人做不到的事情？

5. 您是否曾坚信您的配偶不忠？

6. 对于××情况，您有什么打算？

（三）常见的精神障碍

1. 精神分裂症　常有被害妄想、关系妄想、物理影响妄想、钟情妄想、特殊意义妄想、思维被洞悉妄想等。

2. 躁狂发作　以夸大妄想多见。

3. 重度抑郁　以罪恶妄想、疑病妄想多见。

4. 酒精依赖　以嫉妒妄想多见。

5. 痴呆　以被窃妄想多见。

6. 偏执性精神病　可以出现任何一种妄想。

（四）治疗要点

1. 对因治疗　精神障碍的病因目前尚不清楚，尚无法对因治疗。如果妄想继发于酒精依赖、痴呆等，应首先治疗原发病。

2. 对症治疗　妄想以抗精神病药治疗为主。抗精神病药分类、代表药物以及抗精神病药使用基本原则，见“幻觉”部分相关内容。

3. 常用抗精神病药的治疗剂量　氯丙嗪（每日 200～600 mg)、奋乃静（每日 20～60 mg)、氟哌啶醇（每日 6～20 mg)、舒必利（每日 600～1200 mg)、利培酮（每日 2～6 mg)、喹硫平（每日 300～750 mg)、奥氮平（每日 5～20 mg)、阿立哌唑（每日 10～30 mg)、齐拉西酮（每日 80～160 mg)、氯氮平（每日 200～600 mg)。

（五）注意事项

妄想多见于严重精神障碍患者。此类患者常有较高风险，有时在妄想影响下出现伤人、自杀等行为。全科医生接诊到有妄想症状的患者时，尽量将患者转诊到精神专科医院诊治。

（孙伟）

第十三章　急性突发症状

急 性 胸 痛

一、定义

急性胸痛是指突发性胸痛，是急诊科和心内科常见的就诊原因。急性胸痛的病因涉及多个器官和系统，常见的有心血管疾病（如急性冠脉综合征、主动脉夹层等)、呼吸系统疾病（如肺栓塞、张力性气胸等)、胸壁疾病（如急性皮炎、肋骨骨折等)、纵隔疾病（如纵隔气肿、纵隔肿瘤等)、消化系统疾病（如反流性食管炎、食道裂孔疝等)、神经系统疾病（如带状疱疹，颈椎、胸椎疾病等)、精神性因素（如心脏神经官能症、过度换气综合征）等。急性胸痛又可根据是否危及生命分为致命性胸痛和非致命性胸痛。对致命性胸痛（急性冠脉综合征、肺栓塞、主动脉夹层、张力性气胸）的快速、准确的鉴别诊断与处理是急性胸痛诊治中的关键。常见急性胸痛原因见表 2-13-1。

表 2-13-1　急性胸痛常见原因

胸腔脏器疾病（主要包括心脏、肺，大血管、纵隔及食道病变，其中一些可危及生命，快速、准确的诊治尤为主要）
心血管系统疾病
冠心病：心绞痛、急性心肌梗死
肥厚性心肌病
急性心肌炎
心脏瓣膜病：二尖瓣病变、主动脉瓣病变
急性心包炎
主动脉夹层
肺动脉疾病：肺栓塞、肺动脉高压
呼吸系统疾病
胸膜疾病：胸膜炎、胸膜肿瘤
气管及支气管疾病：支气管炎、支气管肿瘤
肺部疾病：肺炎，肺癌，自发性气胸、血胸、血气胸
食管疾病
胃食管反流
食管炎
食管癌
食管裂孔疝
食管破裂
纵隔疾病
纵隔炎

续表 2-13-1 急性胸痛常见原因

纵隔气肿
纵隔肿瘤
胸壁病变（胸壁组织的炎症、损伤或肿瘤均可引起胸痛，其共同特点是病变局部常有明显触痛或压痛）
皮肤及皮下组织病变
急性皮炎
皮下蜂窝织炎
带状疱疹
神经系统病变
肋间神经炎
神经根痛
肌肉病变
外伤
流行性胸痛
肌炎及皮肌炎
骨骼及关节病变
肋软骨炎
肋骨骨折
脊椎炎
骨髓炎
骨肿瘤
急性白血病
多发性骨髓瘤
腹腔脏器疾病（多表现为腹痛或胸腹痛，少数仅有胸痛，注意腹部查体及相关检查，避免误诊、漏诊）
消化性溃疡
急性胆囊炎
急性胆管炎
急性胰腺炎
肝脓肿
膈下脓肿
脾梗死
功能性胸痛（常见于年轻人及更年期妇女，需首先除外器质性病变）
过度换气综合征
心脏神经官能症

二、临床治疗路径

（一）问诊的重点

问诊的重点为疼痛的部位及放射部位、疼痛的性质及程度、疼痛的持续时间、疼痛的诱发因素及缓解因素、疼痛的伴随症状、患者的既往史（有无类似胸痛发作史或其他系统的病史）。

（二）体格检查主要关注点

1. 一般状况 面色是否苍白，有无大汗。

2. 生命体征 包括四肢血压、脉搏、呼吸及体温。

3. 颈部查体 颈部动脉有无异常搏动，颈静脉充盈情况，气管位置。

4. 胸壁望诊及触诊 胸廓是否对称，胸部有无皮肤病灶、局部压痛与骨折。

5. 心肺听诊 有无双侧呼吸音、啰音及胸膜摩擦音、心脏杂音、心包摩擦音以及心音强弱。

6. 腹部查体 上腹部有无压痛。

7. 脊柱和四肢 颈椎与胸椎有无压痛，双下肢有无静脉曲张及水肿，有无新发轻度偏瘫。

（三）基本的检查项目

1. 血常规、便常规。

2. 血生化（电解质、血糖、血钙、肝功能和肾功能）。

3. 心肌酶谱检查包括肌钙蛋白。

4. D-二聚体检测。

5. 血气分析。

6. 心电图、胸片、腹部超声。

7. 根据初步检查的结果，决定是否进行其他必要的检查，包括冠状动脉 CT 及造影、肺动脉 CT、主动脉 CT、超声心动图、肺部 CT、胃镜或钡餐、脊柱 X 线检查。

8. 对于急性胸痛的患者，首先应立即评估病情的严重程度，识别致命性疾病。如患者存在危及生命的症状及体征，应立即建立静脉通路及吸氧等，稳定生命体征，再尽快完善病史、体格检查及相关实验室、影像学检查，明确诊断，给予相应治疗。

三、小贴士

（一）不能漏诊的致命性疾病

1. 急性冠脉综合征，特征为常见于40岁以上成年人，有冠心病危险因素者。胸痛多为胸骨后压榨性疼痛，界限不清，常向左肩上部及左手臂放射。心绞痛持续时间多在1～5分钟，舌下含服硝酸甘油能在几分钟内缓解，急性心肌梗塞持续时间延长，可达数小时或更长，舌下含服硝酸甘油效果不佳，可伴有恶心、呕吐、心功能不全、心律失常、休克等症状。心电图示心肌缺血或坏死表现（急性心肌梗塞），心肌酶学在心绞痛时多正常，在急性心肌梗塞时升高且有特异性演变。

2. 肺栓塞，特征为常见于长期卧床、心脏病、新近手术或外伤、长期服用避孕药者。起病急骤，胸痛与病情成正比，吸气时加重，可伴有咯血、突发呼吸困难、晕厥、紫绀、休克及大汗，可有血压升高或降低、颈静脉充盈、肺动脉第二音增强、双肺哮鸣音、胸骨左缘可闻及奔马律等体征。血气分析示低氧血症；心电图可有特征性改变（S1、Q3、T3，V_1～V_4导联的ST-T改变）；D-二聚体检测可以帮助初步筛查，肺动脉CT有助于诊断。

3. 主动脉夹层，特征为常见于40岁以上男性，多有高血压病史或马凡综合征。起病急骤，呈向固定方向放射的撕裂样或刀割样剧痛，范围逐渐向上或向下扩展，伴有烦躁不安、面色苍白、大汗，四肢湿冷等休克征象；大部分患者血压不低或反而增高，双上肢血压不对等，个别患者以低血压为首发表现；可闻及主动脉瓣区收缩期杂音等体征。超声心动图、主动脉CT及主动脉造影有助于诊断。

4. 张力性气胸，特征为多有外伤病史，起病突然，疼痛较剧烈，呈刀割样，随呼吸加剧，部位较局限，伴有严重呼吸困难，恐惧感。会出现血压大幅波动，气管偏移，患侧胸廓饱满、叩诊呈鼓音、听诊呼吸音减弱或消失等体征。胸部X线检查及B超检查可明确诊断。

（二）容易忽视的问题

1. 老年人和糖尿病患者的急性心肌梗死，症状常不典型。

2. 食管破裂，可在饱餐后出现剧烈呕吐，影像学检查有助于诊断。

3. 带状疱疹，发病初期可无皮疹，产生剧烈疼痛，多位于身体一侧，沿神经分布。

4. 腹腔脏器疾病，如消化性溃疡，胆囊炎。

5. 心脏神经官能症。常见于年轻及更年期女性，首先要除外器质性病变。

（三）应警惕的临床表现

应警惕的临床表现有持续性、进行性胸痛，胸痛伴有大汗，面色苍白，发绀，呼吸困难，血压下降，四肢湿冷，颈静脉怒张，心率增快（>100次/分）或减慢（<40次/分），神经系统改变如神志淡漠、焦虑、烦躁不安，甚至意识丧失。

四、预后

急性胸痛的病因多样，病情和危险性也存在着较大的区别，因而预后各异。对于致命性急性胸痛，诊断越早，治疗越及时，预后越好。

（田亚男）

急性腹痛

一、定义

急性腹痛是指患者自觉腹部突发性疼痛，它可涉及多科疾病。

急性腹痛发病急，变化快，病情重且复杂，可由腹壁、腹膜、腹腔内器官功能失常或器质性疾病及全身性疾病所致。由腹腔内器官疾病引起的腹痛称为内脏性腹痛，常为阵发性，并伴有恶心、呕吐及出汗等一系列相关症状，腹痛由内脏神经传导；由腹腔外器官疾病引起的腹痛称为躯体性腹痛，由躯体神经传导，常为持续性，多不伴有恶心、呕吐症状。

二、临床治疗路径

（一）问诊的重点

1. 发病危急、疼痛程度　疼痛是突然发生还是逐渐出现，在过程中疼痛是逐渐加重还是减轻。

2. 腹痛部位　腹痛部位常为病变所在部位。胃痛位于中上腹部，肝胆疾患疼痛位于右上腹，急性阑尾炎疼痛常位于麦氏点，小肠绞痛位于脐周，结肠绞痛和急性盆腔炎症常位于下腹部，膀胱痛位于耻骨上部。

3. 腹痛性质　可有隐痛、胀痛、闷痛、烧灼痛、钝痛、绞痛、撕裂痛，刀割样、钻顶样疼痛；疼痛可为阵发性、持续性、间歇性，或持续性疼痛阵发性加重。

4. 诱发加剧或缓解疼痛的因素　因素可能包括体位改变，腹壁加压，进餐，排便。注意腹痛与咳嗽、呼吸运动及体位的关系。

5. 腹痛是否伴有恶心、呕吐、发热、黄疸、出汗、胸闷、胸痛、心悸、呼吸困难、休克、贫血等。若伴有呕吐则呕吐物是什么性质。

6. 腹痛是否伴有腹胀、腹泻、便秘、便血、黑便、便蛔虫以及肛门停止排气情况和尿频、尿急、尿痛、尿血及排尿困难等情况。

7. 应询问饮食情况，有无不洁饮食史、暴饮暴食史和酗酒史，既往有无类似发作，有何流行病史，有无服药史、药物过敏史，所用药物的种类。女性患者应询问月经情况。

8. 有无溃疡病史、肝胆疾患史、胰腺炎史、糖尿病史、肾疾患史，以及心脏疾病史等。有消化性溃疡病史需要考虑胃肠道穿孔，有胆结石病史需要考虑胆绞痛、胆囊炎、胰腺炎等，有肾结石病史需要考虑肾绞痛，有高血压动脉硬化病史需要考虑肠系膜上动脉栓塞、夹层主动脉瘤等，有胸腔疾病患者需要考虑腹痛可能为牵涉痛的情况，糖尿病患者要考虑酮症酸中毒等。

（二）体格检查主要关注点

一般体格检查见第四节腹痛部分。

腹部查体主要注意腹部外形，皮肤，腹部压痛、反跳痛与肌紧张，叩痛，移动性浊音，肠鸣音。

1. 视诊

(1) 腹式呼吸消失见于消化系统器官穿孔、腹膜炎、肠麻痹、腹水；如在右上腹见梨形块物且随呼吸运动而移动者为肿大的胆囊。

(2) 皮肤：有手术切口疤痕可能提示肠粘连、肠梗阻，有疱疹样改变提示带状疱疹。

(3) 腹外形：平坦或是凹陷或是膨隆，如全腹性膨隆见于肠梗阻、肠麻痹，局限性膨隆见于肿瘤、脓肿、肠扭转、急性胃扩张，凹陷呈舟状腹见于肿瘤晚期、急性胃或十二指肠溃疡穿孔早期，板状腹见于胃、十二指肠溃疡穿孔。腹壁静脉曲张提示门静脉高压；胃型或蠕动波提示幽门梗阻，肠型或蠕动波提示肠梗阻。脐部凸出为腹水、脐疝等，也应注意嵌顿疝。

2. 触诊

(1) 腹壁紧张度：全腹肌紧张可见于腹水、胀气、炎症；局限性肌紧张可见于炎症，板状腹可见于消化性溃疡穿孔。在细菌性腹膜炎时肌紧张明显，阿米巴性腹膜炎次之，腹腔内出血者最轻。

(2) 压痛与部位有关：压痛明显部位大部分为病损部位，如压痛在麦氏点为急性阑尾炎，在右上腹为肝胆疾患，在中左上腹为急性胰腺炎，墨菲征阳性为急性胆囊炎。还应注意压痛与咳嗽的关系。

(3) 局限性反跳痛出现于病损部位，如阑尾炎；全腹性反跳痛则为弥漫性腹膜炎。

(4) 应注意肿块的部位、大小、性质、移动度、压痛、搏动感，以及与脏器关系。与此同时应触诊腹内各脏器，如肝、胆、脾、胰、双肾及膀胱等，了解其性质、大小、压痛等。

3. 叩诊　如肝浊音界缩小或消失为腹腔内脏器穿孔，因在膈下有游离气体所致；叩及移动性浊音为腹水、出血等。

4. 听诊　肠鸣音活跃、亢进为肠蠕动增强，可见于肠炎；肠鸣音减弱或消失可见于肠麻痹、肠梗阻、腹膜炎等；有气过水声可见于肠梗阻；血管杂音提示动脉瘤、动脉狭窄等。

5. 需要时，做特殊体征检查　闭孔肌试验阳性表示炎症累及闭孔内肌，如阑尾炎、盆腔炎、憩室炎；腹直肌试验阳性提示腹壁软组织疾病；髂腰肌征阳性提示炎症累及腰大肌；叩击征阳性提示炎症累及横膈和肝之间的间隙，或为脾和胃的间隙。

6. 直肠指检　指检了解污染指套前端物质的性质，做潜血或镜检等有助诊断。

7. 对女性患者必要时做盆腔检查。

8. 必要时进行生理、病理反射。

(三) 基本的检查项目

1. 血常规、尿常规、尿淀粉酶、便常规检查。

2. 血生化（肝功能、肾功能、血糖、电解质）。

3. 血淀粉酶和心肌酶。

4. 凝血功能、必须查 D-二聚体。

5. 心电图、胸部 X 线检查、腹部平片、腹部 B 超，必要时行腹部 CT。

6. 必要时需要查免疫球蛋白、免疫指标等。育龄妇女必要时进行尿妊娠检查。

7. 经过上述检查往往能够找到腹痛原因，如果没有找到原因，可间隔几个小时复查血常规、尿常规、血生化、血淀粉酶、心肌酶、心电图等。

三、小贴士

（一）不能漏诊的严重疾病

1. 化脓性胆管炎。

2. 主动脉夹层。

3. 异位妊娠破裂。

4. 肠系膜动脉栓塞。

5. 急性心肌梗死。

（二）容易忽视的问题

1. 胸部疾病导致膈胸膜刺激，如肺下叶的大叶性肺炎、肺栓塞、自发性气胸、胸膜炎、横膈膜炎、食管炎、食管痉挛、食管裂孔疝。

2. 变态反应性疾病，如腹型紫癜、结节性动脉周围炎、SLE、腹型荨麻疹等。

3. 中毒，如铅中毒，生物毒素、细菌毒素中毒等。

（三）应警惕的临床表现

应警惕的临床表现包括腹痛伴休克、伴贫血。

四、急性腹痛常见的病因

1. 腹膜急性发炎　常由胃、肠穿孔所引起。腹痛有下列特点：①疼痛定位明显，一般位于炎症所在部位，可有牵涉痛；②疼痛呈持续性锐痛；③腹痛常因加压、改变体位、咳嗽或喷嚏而加剧；④病变部位有压痛、反跳痛与肌紧张；⑤肠鸣音可消失。

2. 腹腔器官急性发炎　如急性胃炎、急性肠炎、急性胰腺炎。

3. 空腔脏器梗阻或扩张　腹痛常为阵发性与绞痛性，可非常剧烈，如肠梗阻、胆绞痛发作。

4. 脏器扭转或破裂　腹腔内有蒂器官（卵巢、胆囊、肠系膜、大网膜等）急性扭转时可引起强烈的绞痛或持续性疼痛。急性内脏破裂如肝破裂、脾破裂、异位妊娠破裂，疼痛急剧并有内出血症状。

5. 腹腔内血管梗阻　腹痛相当剧烈，主要发生于心脏病、高血压动脉硬化的基础上，如肠系膜上动脉栓塞、主动脉夹层瘤等。

6. 中毒与代谢障碍，如铅中毒、急性血卟啉病、糖尿病酮症酸中毒，常有下列特点：①腹痛剧烈而无明确定位；②腹痛剧烈，但腹部体征轻微；③有原发病的临床表现与实验室检查结果。

7. 胸腔疾病的牵涉痛　肺炎、肺栓塞、急性心肌梗死、急性心包炎、食管裂孔疝等，疼痛可向腹部放射，有类似急腹症表现。

8. 神经官能性腹痛。

五、女性急性腹痛可能的疾病

1. 黄体破裂　黄体破裂是女性急性腹痛的常见病因。它的疼痛表现为突发的撕裂样腹痛，短时间后变为持续性坠痛。轻者疼痛逐渐减轻，重者痛渐加剧，并伴腹腔内出血。正常情况下在月经第14天左右，女性会发生排卵，此时排出的卵泡如果没有遇到精子，便会转变成黄体，然后在腹腔内逐渐萎缩。但在此期间，如腹腔受到强烈刺激与撞击，会导致部分人出现黄体破裂、出血，引发急性腹痛。在出现腹痛的同时，还会出现肛门下坠感、有便意、心慌、大汗、头晕、面色苍白等症状。

2. 宫外孕破裂　宫外孕破裂后，腹腔内出血刺激下腹壁腹膜，可出现与急性阑尾炎相似的临床特点。但宫外孕破裂引起的疼痛是急性剧烈腹痛，起于一侧，迅速扩至全腹，并伴恶心、呕吐、肛门坠胀、腹泻等症状。且宫外孕还常有停经及早孕史，并有阴道出血等并发症状，这是诊断的关键。

3. 卵巢囊肿扭转　通常医生在患者的腹部触摸到了一个疼痛的“发源地”，一个光滑活动的包块，诊断结果为卵巢囊肿扭转。卵巢囊肿扭转后，囊肿循环障碍、坏死、血性渗出，引起腹部炎症，与急性阑尾炎临床特点相似，但卵巢囊肿扭转的疼痛多为阵发性绞痛。此病的发生多与患者体位急骤变动有关，比如因为尿急，突然从床上爬起，动作过猛引起了卵巢囊肿扭转。

4. 急性附件炎　急性附件炎可引起与急性阑尾炎相似的症状，虽有下腹痛，却无典型的转移性，而且腹部压痛部位较低，几乎靠近耻骨，且还有白带过多，白带呈黄色或脓样、有臭味，子宫两侧触痛明显等症状。

5. 意外流产　怀孕期间突然出现剧烈下腹痛及阴道出血，可能是较为隐蔽的先兆流产。先兆流产早期的疼痛表现为轻微腹痛和少量阴道出血，它很容易被误当作月经来潮。停经史和早孕反应是判断的准则。

6. 慢性盆腔炎　慢性盆腔炎的疼痛表现为间断发作的慢性腹痛，以下腹钝痛及骶部疼痛为主。它的全身症状不明显，可有阵发性低热、发冷、乏力或神经衰弱的表现。其疼痛具的特点为下腹部慢性隐痛、钝痛，白带增多、呈黄色，长期的腰部酸痛及下腹坠胀感（与月经周期无关）。

六、儿童急性腹痛原因

1. 嵌顿疝　儿童疝气以脐疝和腹股沟疝为多见。脐疝发生嵌顿的机会很少，多数由于腹股沟疝发生嵌顿造成了腹痛。这样的儿童在发病前都有可复性疝气存在，即在儿童站立或用力排便时腹股沟内侧出现一肿物，或仅表现为一侧阴囊增大，平卧时消失，即使不消失可用手慢慢还纳。一旦不能送还、肿物不消失，且出现腹痛，儿童会出现阵发性哭闹、腹胀和呕吐，一定时间后，肿物表面皮肤肿胀、发热、压痛明显，应该是发生了嵌顿疝，必须及时送医院治疗。

2. 蛔虫症　此病患儿多有进食不讲卫生的习惯，饭前、便后不洗手，生吃水果或水果冲洗不够甚至不洗，表现为平时虽吃饭正常但仍很消瘦。当环境改变或患儿发烧、腹泻、饥饿以及吃刺激性食物时突然发生腹痛，患儿哭叫打滚、屈体弯腰、出冷汗、面色苍白，腹痛以肚脐周围为重，常伴有呕吐，甚至可吐出蛔虫。有时能自行缓解，腹痛消失，患儿显得疲惫，完全恢复后患儿可照常玩耍。每次疼痛发作数分钟，可能不是数天发作一次，也可每天发作数次。

给予适当的驱虫药物如驱虫净，按体重2.5～3 mg/kg给药，每次最大剂量不超过150 mg，睡前一次顿服；或服用肠早清，按说明服药。当出现便秘或不排便、腹胀、腹部条索状包块时，可能发生了蛔虫性肠梗阻，则应到医院进行输液及灌肠等驱虫治疗。

3. 急性阑尾炎　儿童各年龄均可以得此病，而且比较常见。起病较急，腹痛以右下腹为重，用手按患儿右下腹时会加剧他的哭闹，常伴有恶心及呕吐，然后出现发烧，体温可升高达39℃左右。此时需到医院进行治疗，因小儿阑尾炎的发展较快，时间稍长有阑尾穿孔造成化脓性腹膜炎的可能，而危及儿童生命。

4. 肠痉挛　肠痉挛是由于肠壁肌肉强烈收缩引起的阵发腹痛，为儿童急性腹痛中最常见的情况。其发生的原因与多种因素有关，如受凉、暴食、大量冷食、婴儿喂乳过多等等。本病属于单纯的功能性变化，为非器质性疾病，故预后较好，多数可自愈。

肠痉挛表现为健康小儿突然发生阵发性腹痛，每次发作数分钟至十分钟，时痛时止，反复发作，腹痛可轻可重。严重的持久哭叫、翻滚，腹壁微紧张，间歇时全腹柔软，可伴有呕吐，吐后精神尚好。若口服适量的颠茄酊，每次0.03～0.06 ml，则能很快缓解。

5. 空肠弯曲菌感染　此病是由空肠弯曲菌引起的急性肠道传染病。此病起病较急，伴有中度发热，可出现急性腹痛、腹泻和血性便，也可伴有里急后重，容易被误诊为细菌性痢疾。

6. 过敏性紫癜　此病是一种变态反应性疾病，伴有全身症状。首先表现为皮肤紫癜，面积大小不等，表面紫红色，压之不退色，多分布于四肢和臀部，以踝、膝关节处明显。在此基础上出现腹部阵发性剧烈绞痛，以脐周或下腹部明显，有压痛但腹肌不紧张。可伴有腹泻及轻重不等的便血，大便为黑色或红色。它是由于肠管内壁出血、水肿造成的。有的患儿还可伴有关节肿痛，甚至血尿等情况。这样的患儿应卧床休息，禁止服用硬而不易消化的食物，腹部表现重者需要激素治疗。本病一般预后良好，轻症者需要1周、重症者4～8周便可痊愈。

7. 肠套叠　肠套叠多发生于2岁以内的婴幼儿，病变为肠管的一部分套入到邻近的一部分肠腔内，所以腹痛时可以在腹部触到一固定性包块，压痛明显，腹痛发作后不久会呕吐。在发病后2～12小时出现暗红色果酱样大便为其特征，有时呈深红色血水样大便。如能早期发现，到医院进行充气复位，则可免除因套入部分的肠管受压时间过久发生、缺血坏死而必须采取的手术治疗。

8. 细菌性食物中毒　此病多由沙门菌及嗜盐菌引起，偶尔可由金黄色葡萄球菌所致。临床特点是一同进食的多人先后患病，并有类似的表现，这是细菌性食物中毒区别于细菌性痢疾的主要依据。

一旦食物中毒就会出现腹痛、腹泻的症状，可伴有血便和黏液便，但绝大多数情况下为黄色稀便或水样便，一般无里急后重，可发生剧烈的恶心、呕吐剧烈，呕吐可先于腹痛、腹泻，也可同时发生，这是与细菌性痢疾鉴别的另一鉴别点。

9. 细菌性痢疾　此病以夏秋两季多发。常起病急骤，先有发烧达39℃甚至更高，大便次数增多，腹泻前常阵发性腹痛，肚子里“咕噜”声增多，但腹胀不明显。患儿脱水严重，皮肤弹性差，全身乏力，应送至医院治疗为宜。

10. 阿米巴痢疾　此病是由阿米巴原虫引起的一种胃肠道原虫性疾病，比较少见。临床特点是起病缓慢，不发热或只有低热。此病会出现不同程度的腹痛、腹泻症状，但无脓血便，而果酱样大便，粪便量多，无里急后重。镜检可见阿米巴原虫。

11. 急性出血坏死性肠炎　这是一种急性起病，中毒症状重的感染性疾病，一般是由产气夹膜芽胞杆菌感染所致，腹痛、腹泻、便血、发热为本病的主要症状，需要与细菌性痢疾鉴别。急性出血坏死性肠炎的腹痛，多为持续性隐痛或阵发性绞痛，呈阵发性加重。可有腹部压痛点，但比较弥散，重者会出血，出现腹膜刺激征。大便腥臭呈糊状，为暗红色或鲜红色，每次量多，但无黏液、脓液及里急后重，是其主要特点。

12. 大肠杆菌性肠炎　致病性大肠杆菌肠炎，好发于儿童，可出现发热、腹泻、腹痛、粘液便，需要与细菌性痢疾鉴别。大肠杆菌性肠炎，多发生于5～8月，大便镜检有脂肪滴、黏液和少量的细胞。发病较缓，开始为轻型，不发热，很少呕吐，逐渐发展为重型。大便呈蛋花汤样，腥臭，伴有黏液。

（王逸群）

急性呼吸困难

一、定义

呼吸困难（呼吸窘迫）是呼吸功能不全的重要表现，患者主观上感到空气不足、客观上表现为呼吸费力，鼻翼扇动、端肩、收腹，并可有呼吸频率、深度与节律的改变，重则出现发绀、端坐呼吸。按发病的情况，分为急性、慢性、发作性。

二、临床治疗路径

（一）问诊的重点

1. 呼吸困难发生的缓急，起病过程突然、缓慢、渐进发生或者有明显的时间性，以及发作持续时间。

2. 呼吸困难发生的诱因，以往有无类似发作，有无引起呼吸困难的基础病因和直接诱因，例如心肺疾病、肾病、代谢性疾病病史和有无药物、毒物摄入史及头痛、意识障碍、颅脑外伤史。

3. 呼吸困难与季节、体力活动、体位的关系。

4. 有无伴随症状，如发热、咳嗽、咳痰、咯血、胸痛、心悸等。

5. 有无长期吸烟史，有无过敏史。

6. 以往用何药物可以缓解。

（二）体格检查主要关注点

1. 患者的体位。

2. 胸廓的形状。

3. 呼吸的频率、节律、深浅，有无三凹征，有无腹式呼吸。

4. 有无发绀、杵状指，有无贫血的体征。

5. 有无脱水及水肿。

6. 颈静脉是否怒张，有无奇脉。

7. 有无心脏病、呼吸系统疾病的体征。

8. 呼出气体有无特殊气味。

（三）基本的检查项目

1. 胸部X线检查和心电图检查。

2. 血气分析和血、尿常规检查。

3. 血尿素氮、血糖、二氧化碳结合力。

4. 痰细菌学检查和肺功能测定。

5. 根据初步检查的结果，决定其他必要的检查，包括肺部CT-PA、胸部和头颅CT检查、纤维支气管镜检查、必要时进行心脏超声心动图检查。如初步检查无异常，也须动态观察症状、体征变化，复查相关化验检查。

三、小贴士

（一）不能漏诊的严重疾病

不能漏诊的严重疾病包括支气管哮喘、急性左心衰、自发性气胸、肺栓塞，成人呼吸窘迫综合症。

（二）容易忽视的问题

容易忽视的问题包括上呼吸道梗阻、大量胸水和腹水、喘息性支气管炎、大叶性肺炎、代谢性酸中毒、急性心包炎（心包填塞）、脑疝、主动脉瘤破裂、重度食道裂孔疝（食道破裂）、严重腹腔感染、癔症、重度贫血、呼吸抑制药（如吗啡、巴比妥类等）中毒、重症肌无力危象。

（三）应警惕的临床表现

1. 急性肺水肿　此病患者会迅速发生胸闷、咳嗽、呼吸困难、发绀和咳出大量白色或浅红色泡沫样痰，并有烦躁不安、大汗、四肢湿冷等症状。听诊发现双肺有弥漫性大、中、小湿啰音，胸片示双侧肺门阴影有向外伸延的蝶形阴影。

2. 急性肺栓塞　此病患者有呼吸困难及气促、胸痛、晕厥、烦躁不安、惊恐甚至濒死感、咯血、发热等症状。体检可见呼吸急促、脉数、低血压、甚至休克，发绀、颈静脉充盈或搏动，肺部可闻及哮鸣音和（或）细湿啰音，胸腔积液时有相应体征。血浆中D-二聚体浓度>500 μg/L。肺动脉造影是诊断金标准。肺羊水栓塞常表现为产妇在破水后不久忽然出现呼吸困难、发绀、抽搐，或兼有休克、昏迷等症状。

3. 急性肺损伤与急性呼吸窘迫综合征　此病的临床表现为呼吸频数增加和呼吸窘迫、顽固性低氧血症，而动脉血二氧化碳分压正常。早期肺部听诊无明显异常，病情进展肺部可听到干、湿啰音。胸部X线检查可发现双肺弥漫性浸润影。后期常并发多器官功能衰竭。

4. 喉及气管内异物　此病多发生于5岁以下儿童及昏迷患者。异物卡住喉腔可引起高度呼吸困难以致窒息。胸部X线检查可发现不透X线的异物影，以及局限性肺气肿、肺不张或阻塞性肺炎的表现。

5. 心源性呼吸困难　此病患者有重症心脏病存在，呈混合性、急性呼吸困难，坐位或立位减轻，卧位时加重，肺底部出现中、小湿啰音。胸片示心影有异常改变，肺门及其附近充血，可兼有肺水肿征象。

四、特殊年龄段的急性呼吸困难

（一）儿童的呼吸困难

1. 咽后壁脓肿　此病多见于儿童，起病急骤，患者有呼吸困难伴吞咽痛、喘鸣音、吞咽困难及化脓感染的全身性症状。咽部视诊可见咽后壁红肿，轻触脓肿部位有波动感。颈椎侧位X线片可见咽后壁的软组织肿胀。

2. 喉及气管内异物　此病多见于 5 岁以下的幼儿及昏迷患者，异物会引起吸气性呼吸困难，严重者窒息。

3. 喉头水肿　起病急骤，轻者有异物感、吞咽梗阻感、干咳、声嘶，严重者有呼吸困难甚至窒息。

4. 咽、喉白喉　多见于儿童，有白喉假膜和喉局部炎症，水肿引起通气道狭窄，出现喉痛、吞咽困难、声嘶，吸气性呼吸困难与喘鸣音，哮吼样咳嗽及全身性中毒症状。

5. 急性喉炎　多见幼儿，起病急骤伴高热，有哮吼样咳嗽，声音嘶哑，呼吸困难常呈昼轻夜重，喉镜检查无灰白假膜。

6. 急性毛细支气管炎　婴幼儿发病常见呼吸道病毒感染，表现为咳嗽、咳痰、喘息、肺部有喘鸣音和细湿啰音，严重者伴全身中毒症状与严重的呼吸道阻塞，造成呼吸困难，甚至危及生命。

（二）中青年急性呼吸困难

多数可能由急性外伤性或自发性气胸，急性哮喘、气管内异物、心脏病急性发作、急性肺梗塞等引起，注意癔症的发生。

（三）特殊人群的呼吸困难

长期在农场或从事家禽、牲畜养殖场工作，与饲料有密切接触者，应警惕对谷物饲料或对禽类蛋白质过敏或霉菌感染。

有明确肿瘤病史（胸膜间皮瘤、纵隔肿瘤、肺癌）的患者晚期会发生急性呼吸困难。

五、预后

呼吸困难急性发作时注意鉴别吸气性呼吸困难还是呼气性呼吸困难，在精神极度紧张时也会突然发生呼吸困难。吸气性呼吸困难主要是由于喉及气管受阻，患者表现为呼吸费力，应立即送医院急诊做气管切开或取出异物。肺部和支气管疾病及心脏病是引起呼吸困难的最多见病因，出现症状时应保持半坐体位，使呼吸道通畅，不要用镇静剂以免发生危险。

1. 肺源性呼吸困难，由呼吸器官病变所致，主要表现为下面三种形式。

（1）吸气性呼吸困难：表现为喘鸣，吸气时胸骨、锁骨上窝及肋间隙凹陷——三凹征。

（2）呼气性呼吸困难：呼气相延长，伴有哮鸣音。

（3）混合性呼吸困难。

2. 心源性呼吸困难，常见于左心功能不全所致心源性肺水肿，其临床特点为：①患者有严重的心脏病史；②呈混合性呼吸困难，卧位及夜间明显；③肺底部可出现中、小湿啰音，并随体位的变化而变化。④X线检查发现心影有异常改变，肺门及其附近充血或兼有肺水肿征。

3. 中毒性呼吸困难　各种原因所致的酸中毒，均可使血中二氧化碳升高、pH降低，刺激外周化学感受器或直接使呼吸中枢兴奋，增加呼吸通气量，表现为深而大的呼吸困难；呼吸抑制剂如吗啡、巴比妥类等中毒时，可抑制呼吸中枢，使呼吸浅而慢。

4. 血源性呼吸困难　重症贫血可因红细胞减少、血供氧不足而导致气促，尤以活动后明显；大出血或休克时因缺血及血压下降，刺激呼吸中枢而引起呼吸困难。

5. 神经精神性与肌病性呼吸困难　重症脑部疾病如脑炎、脑血管意外、脑肿瘤等直接累及呼吸中枢，出现异常的呼吸节律，导致呼吸困难；重症肌无力危象引起呼吸肌麻痹，导致严重的呼吸困难；癔症也可伴有呼吸困难发作，其特点是呼吸显著频速、表浅，因呼吸性碱中毒常伴有手足搐搦症。

6. 胃胀气　由于胃膨胀，顶住膈肌，使胸腔变小使呼吸困难。轻者可无症状，重者则发生呼吸困难。这可能是器官的功能性表现，也可能是人体发生疾病的最早症状之一。

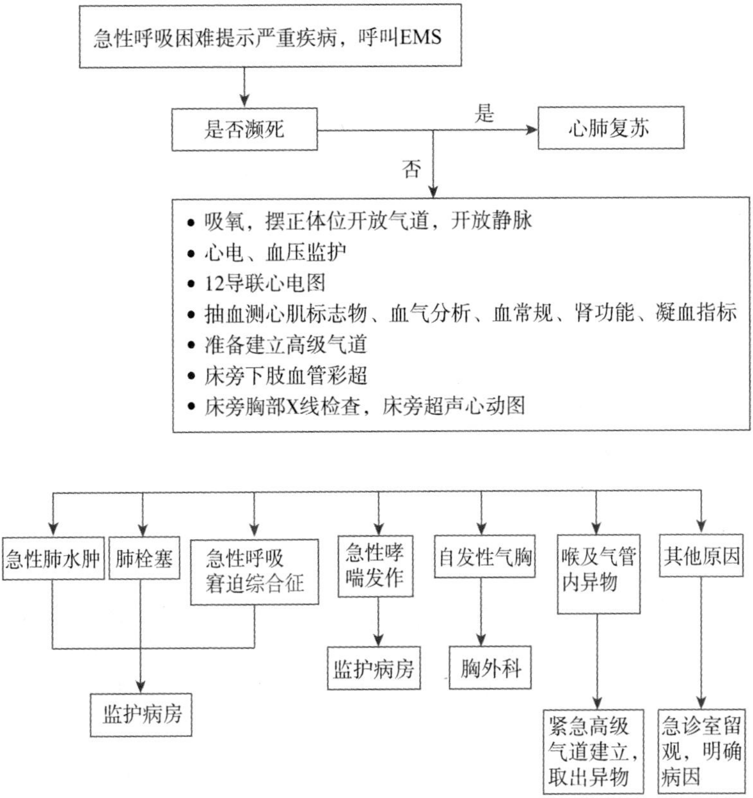

图 2-13-1　急性呼吸困难诊断流程

（高雨松）

意识丧失

一、概述

意识丧失分为短暂性意识丧失和持续性意识丧失。短暂意识丧失（short-term memory loss；TLOC）或晕厥（syncope）是由于大脑半球及脑干的血液供应突然减少，引起网状结构抑制导致的发作性短暂意识丧失伴姿势性张力丧失综合征。瞬间可逆的全身动脉血压下降所导致血压低于维持脑灌注所需的水平，为晕厥最常见的原因。晕厥的发作特点是急性发作的意识丧失，伴或不伴任何先兆症状。尽管在晕厥前有先兆症状，意识丧失通常发生在发病的10～20秒内，恢复通常是快速和完全的，不需要医疗干预，也无任何新的神经系统遗留障碍。

晕厥在临床上根据病因和发病机制可以分为4类。

1. 反射性晕厥　因血压调节与心率反射弧功能障碍及自主神经功能不全导致血压急骤下降、心排出量突然减少，导致脑缺血、缺氧后发生晕厥。此类晕厥包括血管迷走性晕厥、颈动脉窦性晕厥、直立性晕厥以及和情景相关的晕厥等，血管迷走性晕厥最常见。

（1）血管迷走性晕厥：多发生于体弱的年轻女性。引起发作的原因有站立过久、恐惧、激动、晕针、晕血、疼痛等。晕厥前多有先兆，如头晕、黑蒙、恶心、站立不稳、心慌、出冷汗等。晕厥时血压低、心率慢、瞳孔散大。晕厥后多在几秒到几分钟后清醒。

（2）颈动脉窦性晕厥：颈动脉窦过敏的患者，一侧或双侧颈动脉窦受刺激后引起晕厥，多无先兆，病因多为颈动脉硬化、颈动脉窦外伤等。

（3）直立性晕厥：在直立时血压明显下降导致的晕厥，在平卧位，血压回升，症状消失。正常人体位从卧位变成直立时，由于重力在身体下半部出现血液淤积，身体会出现反射性的血管收缩、心跳加速及儿茶酚胺分泌增多以调节血压，上述升压机制障碍则出现体位改变后的低血压导致的晕厥。晕厥前多无先兆症状。常见于交感神经切除术后、脊髓痨、夏-德综合征、服用某些降压药物（如胍乙啶）等。

（4）咳嗽性晕厥：好发于50岁男性，发作时表现为剧烈咳嗽后的一过性意识丧失。多在10秒左右恢复，无晕厥先兆。发病原因可能是胸腔内压力升高，影响静脉回流。另外，剧烈咳嗽可引起迷走神经兴奋使心动过缓，从而发病。

（5）排尿性晕厥：于排尿中或排尿后不久发生的晕厥。青壮年多见，多在夜间睡眠起床排尿时发生。发生的原因可能是排尿时屏气动作也使胸腔内压力升高，影响静脉回流。同样，扩张的膀胱突然排空后兴奋迷走神经，可使心动过缓继而发生晕厥。症状持续1～2分钟，可自行苏醒。

（6）吞咽性晕厥：因吞咽动作诱发的晕厥，吞咽较硬食物及苦、酸、辣等刺激性食物常为诱发的因素，会引起迷走神经过度兴奋导致晕厥发生。

2. 心源性晕厥　因心排血量突然减少所致。运动诱发晕厥提示晕厥为心源性，发生迅速，多无明显先兆，与直立体位无关。患有各种心脏病是其独有特点。原因包括心律失常、急性心腔排出受阻及肺血流受阻等。

3. 脑源性晕厥　此类晕厥包括脑干病变、短暂性脑缺血发作、严重脑血管闭塞性疾病、高血压脑病、基底型偏头痛等。

4. 其他晕厥　包括低血糖性晕厥、过度换气综合征、哭泣性晕厥及严重贫血性晕厥。

典型的晕厥发作分为三期

1. 晕厥前期　表现为倦怠、头晕、恶心、视物模糊、面色苍白、出汗、流涎、打哈欠等。此期通常持续10秒至1分钟，脑电图可呈脑波频率逐渐减慢，波幅逐渐升高。患者有预感时应立即平卧，取头低位，可防止发作或减少损伤。

2. 晕厥期有三个阶段

（1）患者意识模糊，伴呕吐、面色苍白，肢体无力和肌张力减弱使患者摇摆欲倒。

（2）患者意识丧失和肌张力消失、跌倒、大汗、血压下降、脉缓细弱、瞳孔散大、光反射减弱、角膜反射消失，心跳由心动过速变为心动过缓，可有遗尿。脑电图可见慢波，持续存在于整个晕厥期。此期为数秒，若意识丧失超过15～20秒，可发生抽搐。

（3）惊厥性晕厥，最长持续10秒，仅部分患者发生。患者可出现强直性痉挛和角弓反张、双拳紧握、瞳孔散大，可有舌咬伤或尿失禁。

3. 晕厥后期　意识恢复或意识模糊，能正确理解周围环境，仍面色苍白、全身软弱无力，不愿言语和活动，常感腹部不适。休息数分钟或数十分钟后缓解，无后遗症。

二、临床治疗路径

（一）问诊的重点

1. 起病诱因

（1）血管迷走性晕厥：多由恐惧、剧烈疼痛、情绪刺激、站立过久等原因引起，多见于身体虚弱的女性。

（2）情景性晕厥：特殊情况下如咳嗽、喷嚏、胃肠刺激（包括吞咽、内脏疼痛、大便）、排尿及过度运动等情况下出现。

（3）直立性晕厥：由卧位或蹲坐位突然站起可诱发，可见于大出血、脱水及应用交感神经阻滞药物后。

（4）卧位时出现发作性意识丧失，排除血管迷走性晕厥和直立性低血压，可能由于心功能不全或为痫性发作导致。

（5）还有一些情况需要注意：在变换体位时突然发生晕厥者要警惕左房黏液瘤和左房血栓。穿着硬领上衣或刮胡子突然转颈压迫颈动脉窦引起的晕厥，考虑为颈动脉窦过敏。

2. 晕厥发作前的即刻情况 体位为卧位、坐位还是立位，晕厥在休息时、体位改变时、运动中或是运动后发生，在排尿、排便、咳嗽或吞咽的过程中或结束后立即发生；在发作前有无环境拥挤或闷热、长时间站立、餐后、恐惧、身体某一部位剧痛或转动颈部等情况。

3. 伴随症状

（1）伴有胸闷、心悸症状者高度怀疑为心源性晕厥。

（2）伴四肢抽搐者要考虑心源性及中枢神经性晕厥。

（3）伴呼吸浅快、口唇、四肢麻木者考虑癔症。

（4）伴头痛、呕吐者怀疑中枢神经性晕厥。

（5）出冷汗者怀疑内出血、低血糖、血管迷走性晕厥。

（6）有无其他症状包括意识模糊、肌肉酸痛、皮肤苍白或发绀、腹痛、损伤、大小便失禁。

4. 晕厥发作情况（通常需要目击者叙述）跌倒方式为沉重摔倒或仅仅跪倒，皮肤颜色为苍白、发绀或发红，意识不清持续时间，是否伴有发鼾声，是否存在肌肉强直、阵挛、全面性强直-阵挛发作或自动症，是否有肢体运动，是否存在咬破舌头的情况，以及晕厥的持续时间。

5. 起病形式　突然发生者要考虑心源性、直立性晕厥。缓慢发生者考虑低血糖性晕厥。有前驱症状者考虑各种反射性晕厥，而心源性晕厥多无明显前驱症状。

6. 既往病史

（1）发作前有糖尿病等代谢性疾病者可能存在代谢性的晕厥。

（2）有无猝死、致心律失常性心脏病或晕厥的家族成员。有心脏病史者要怀疑心源性晕厥。

（3）有类似发作史，既往已明确诊断者考虑是否为复发。反复发作性晕厥者要询问首次发作时间、发作间隔和发作频率。

（4）既往有无神经系统病史，包括帕金森病、癫痫、发作性睡病。

（5）用药史是否服用过降压药、抗心绞痛药、抗抑郁药、抗心律失常药、利尿剂或延长 Q-T 时间期药物。

（二）体格检查主要关注点

1. 晕厥伴体位性低血压者（直立位血压较平卧位血压低 20mmHg）可诊断为体位性晕厥。

2. 伴发绀、心音弱、心律不齐、心率过速或过缓者考虑为心源性晕厥。

3. 伴高血压者考虑高血压脑病。

4. 伴有神经系统体征者考虑为脑血管性晕厥。

（三）基本的检查项目

1. 实验室检查

（1）进行血糖测定，血糖下降者考虑低血糖所致晕厥。

（2）进行血常规检查，严重贫血者考虑是否存在失血引起晕厥。

（3）心电图检查，心电图检查示下列严重心律失常时，需要考虑心律失常引起的晕厥。

1）窦性心动过缓＜50 次/分（除外药物原因和生理性心动过缓），反复出现窦房传导阻滞或＞3 秒的窦性停搏。

2）Ⅱ度 2 型和Ⅲ度房室传导阻滞，交替性的左束支和右束支传导阻滞，其他室内传导异常 QRS 波群时限＞ 120 ms。

3）阵发性室上性心动过速和室性心动过速，起搏器功能故障伴心脏停搏。

4）预激 QRS 波群。

5）QT 间期延长。

6）右束支传导阻滞形态伴 $V_1 \sim V_3$ 导联 ST 段上抬（Brugada 综合征）。

7）胸导联 T 波倒置，ε 波和心室晚电位阳性。

8）异常 Q 波提示心梗。

（4）原因不明晕厥的诊断：对原因不明的晕厥主要从以下几个方面进行检查。

1）心血管器质性疾病行心脏超声心动图、负荷试验、动态心电图以及电生理检查。

2）神经反射性晕厥：心电图正常，无器质性心脏病变的晕厥，尤其是复发或发作严重的患者，应考虑神经反射性晕厥的可能，给予倾斜试验或颈动脉窦按摩试验。

3）神经系统疾病，可作脑电图、颅脑 CT 或 MRI 检查，必要时行脑血管造影、脑脊液检查。

4）反复发生的晕厥且伴有紧张、焦虑等多种精神症状的患者应进行精神方面的评价。

（四）鉴别诊断

1. 与昏迷鉴别　二者皆有意识丧失，晕厥发病较昏迷急，持续时间较昏迷短。晕厥在发作前可有典型自主神经紊乱的前驱症状，昏迷没有。昏迷有神经系统体征，晕厥没有。

2. 与椎基底动脉短暂脑缺血发作（TIA）的鉴别　椎基底动脉TIA多表现为双下肢无力、跌倒，无意识丧失，持续时间较晕厥长，常为数十分钟或数小时，常伴明显的眩晕、恶心和呕吐，有时可残留眼肌麻痹、锥体束征和小脑体征。

3. 癫痫大发作　儿童多见，无性别差异，突然跌倒伴抽搐发作，多在夜间或睡眠间发作，与体位无关，有面色发绀，肢体强直和阵挛发作，可有舌咬伤及尿失禁。恢复较晕厥慢，恢复后有嗜睡和头痛。发作时可见脑电图高波幅棘波或尖波。通常有既往反复发作病史。

4. 癫痫小发作　儿童期多见，为突发、突止的意识丧失，持续数秒钟，发作前无先兆，发作时双目瞪视，呆立不动，机械重复原来的动作，多不跌倒。发作后对发作无记忆。脑电图可见阵发性、对称性、同步棘慢波发放。

5. 癔症性晕厥　多有精神诱因及他人在场，无意识丧失，患者面色潮红，无血压、脉搏、瞳孔变化。发作时间较长，常为数小时或几天日，接受暗示治疗。

（五）晕厥的诊断和评估流程

晕厥的诊断流程见图2-13-2。晕厥的评估流程见图2-13-3。

（六）晕厥的风险评估

风险评估研究最重要的目标是评估以下事件发生的即刻或短期（1周至1个月）和长期（约1年）风险——死亡或危及生命的事件和可能导致人身伤害、残疾或生活质量下降的晕厥复发。目前尚缺乏风险评估指南，但专家认为有望帮助急诊室或门诊医师判断不良事件的即刻风险大小，如果评估风险高，就应该收住医院作进一步的评估；如果是中等风险，应该考虑将患者收入晕厥观察病房；如果患者无即刻或短期风险，则可以选择门诊评估（最好是专门评估晕厥的门诊）。

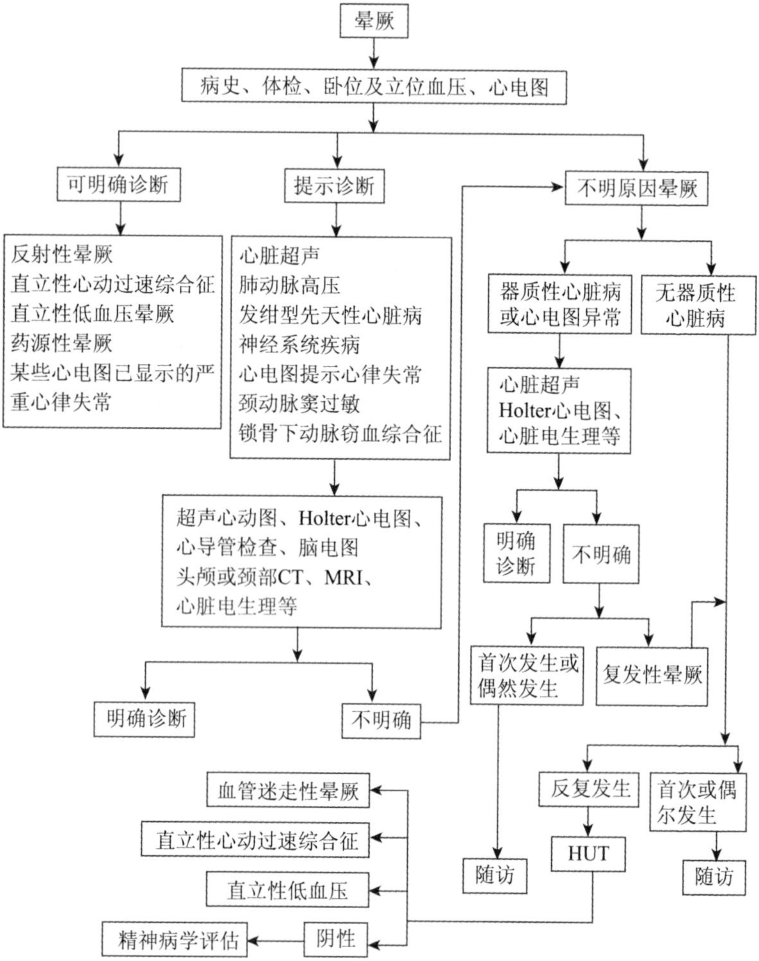

图 2-13-2　晕厥的诊断流程图

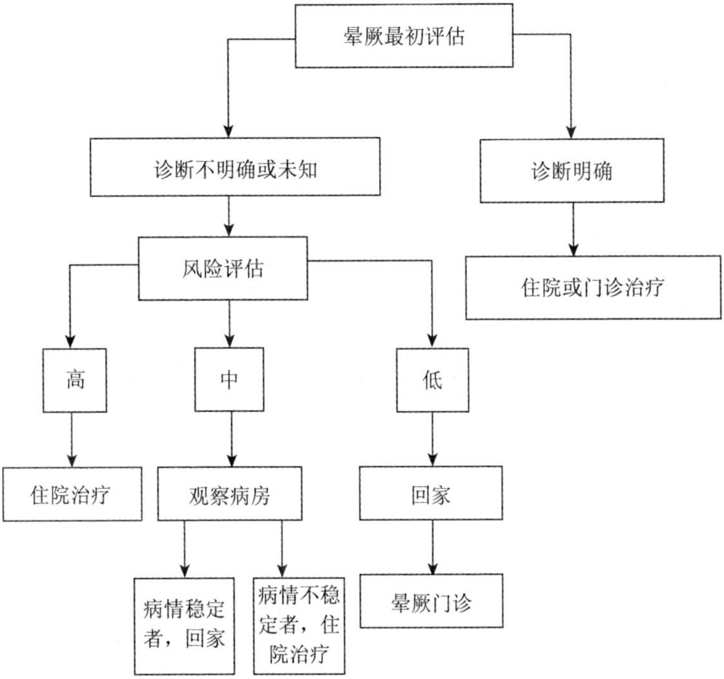

图 2-13-3　晕厥的评估流程图

（七）危险因素

以下危险因素均与不良事件的风险增加有关，可作为初始评估的一部分。该类患者通常需要住院诊治：①急性冠脉综合征或伴有晕厥提示与急性冠脉综合征相关，如胸痛或气促；②充血性心力衰竭的证据，在晕厥时出现或有既往史；③器质性心脏病史；④心电图异常；⑤贫血；⑥血流动力学不稳定。

（王亭亭）

急性中毒

一、中毒概述

（一）定义

一定量的有毒物质接触或进入机体后，在一定条件下，与体液和组织细胞成分发生生物化学或生物物理作用，引起功能性或器质性改变，导致暂性或持久性的病理状态，甚至危及生命，这一过程称为中毒。急性中毒多为违犯操作规程及设备故障或误服、误吸等引起。其特点是发病快、变化速、对生命危害大。中毒可以分为以下几类：①急性中毒，一次或短时间内摄入比较大量的毒物引起的中毒；②亚急性中毒，介于急、慢性中毒之间的中毒；③慢性中毒，在较长时间内，如数月、数年，比较少量的毒物接触或进入人体引起的中毒；④群体中毒，在一定时间里，在某个相对集中的区域内，因食入或吸入特定有毒物质后，同时或相继出现 3 人以上，呈现类似的临床症状、体征者称群体中毒。它具有突发性、群体性、复杂性、紧迫性、共同性、艰巨性的特点。因此，国家卫生部应急办公室要求重特大中毒事件必须在 6 小时之内进行报告。

（二）常见中毒原因

1. 生产性中毒　指在工作中接触工业毒物，如原料、中间产品、辅助剂、杂质、成品、副产品、废物等所致的中毒。

2. 环境因素所致中毒　指生活环境中，因空气、水源、土壤受毒物污染中毒。

3. 食物污染毒物所致中毒　包括：①毒物可直接污染食品；②食用已吸收毒物的动物或鱼类等；③用已被污染的盛器装食品或饮料；④误将毒物作为调味品或添加剂，如亚硝酸盐中毒等。

4. 误食有毒的动、植物所致中毒　如误食河豚、鱼胆、毒蕈、苦葫芦，饮入有毒植物的药酒等。

5. 药物中毒　过量服用中药或西药引起中毒。近年来因服用含过量毒物的土方、偏方治病引起，中毒颇为多见，如以含铅药丸治疗癫痫，含砷或汞的土方治疗牛皮癣等。

6. 霉变食品所致中毒　如食用变质甘蔗、臭米面等。

7. 药物滥用　指酗酒、吸毒，使用如海洛因、冰毒、哌替啶等。

8. 自杀　服用毒物、过量药物或吸入毒物如一氧化碳等以达到自杀目的。

9. 谋杀　用毒物投于饮料、食品中或用注射，造成有毒生活环境等手法，谋杀他人。目前较为多见的是用毒鼠强、氟乙酰胺及有机磷农药投毒，造成集体中毒的谋杀事件。

10. 军用毒剂　如沙林中毒、索曼中毒等。

二、临床治疗路径

一个完整的急性中毒诊断必须包括三方面内容，是否是急性中毒、引起急性中毒的毒物名称和侵入途径，中毒的严重程度及重要脏器功能。

对于一些无明确中毒病史，但出现用常见的系统性疾病难以解释的危重症时，应考虑急性中毒存在的可能。例如：①健康人突然发病，按一般常见病诊断标准难以诊断者；②平素身体健康，突发意识障碍，甚至呼吸心搏骤停者；③多个器官损害，且原因不明者；④长期服用抗精神类药物的患者，病情突然明显加重；⑤有明确情绪波动者的突然发病；⑥同一群体在相同地域内的同一时段内突现类似的临床表现者。

（一）问诊的重点

1. 有无明确的毒物接触史；如有明确的毒物接触史，询问是自杀服用、误服、皮肤接触或是工作接触。

2. 通过患者、同事、亲属、亲友、现场知情者，调查、了患者人的精神状态，身边有无药瓶（药袋）等，必要时深入现场，寻找毒物。

3. 对不明原因的中毒应注意以下情况。

(1) 如怀疑食物中毒，应详细了解进食的种类、来源和同餐人员的发病情况。

(2) 疑诊自杀者，应调查患者发病前的精神状态。

(3) 疑诊服药量过多，应了解患者的服药史、服药种类、服药量等。

(4) 疑诊气体中毒，应详细了解中毒现场空气是否流通，是否有毒气产生或泄漏等。

(5) 疑诊职业性中毒，应详细了解患者的职业史，包括工种、工龄、接触毒物的种类、接触时间、防护条件等。

(二) 体格检查主要关注点

1. 神志状态。

2. 生命体征。

(1) 皮肤黏膜表现：皮肤黏膜发绀，可能为麻醉药、镇静催眠药、亚硝酸盐、苯胺、臭丸（萘）中毒；皮肤樱桃红，可能为一氧化碳、氰化物中毒；皮肤湿润，可能为吗啡类、酒精、拟胆碱药等。

(2) 瞳孔大小：瞳孔缩小，可能由有机磷农药、氨基甲酸酯类农药、吗啡类、镇静催眠药、拟胆碱药、咖啡因、毒草等导致；瞳孔扩大，可能由阿托品、莨菪碱类、酒精、三环类抗忧郁药、氰化物、抗组织胺药、苯、可卡因等导致。

(3) 特殊的气味：酒精（酒味），有机磷农药（大蒜味），苯酚（酚味），氰化物（苦杏仁味），硝基苯（鞋油味）等。

常见毒物的靶器官损害见表 2-13-2。

表 2-13-2　常见毒物的靶器官损害

靶器官损害	常见异物
神经系统毒性	重金属（汞、铅、锡、锰、铊、砷等）；挥发性气体（CO、H_2S、SO_2、溴甲烷等）；农药；药物（阿片类、异丙嗪、巴比妥类等）；生物毒素（河豚毒、贝毒、蛇毒、蝎毒等）

续表

靶器官损害	常见异物
肺毒性	刺激性气体（氮、SO_2、酸雾、氯气、光气、NO_2等）；工业溶剂（汽油、柴油等）；农药（白草枯）；粉尘（羟基镍、镉等）
心脏毒性	美托洛尔、砷、锑、氯化银、H_2S、有机汞、洋地黄、奎尼丁等可致心肌损害；洋地类、奎尼丁、组胺受体阻断药、乌头碱、三价锑剂、夹竹桃、蟾蜍、毒蕈等可致肝损害
肝肾毒性	蓖麻子、磺胺类药、汞、砷、铊等可致肾损害；四氧化碳、苯胺、磷、三硝基甲苯、青蕈等可致肝损害
血液毒性	砷化氢、苯朋、华法林、抗凝血类杀鼠药等

3. 心、肺状态。

4. 腹部查体。

5. 生理/病理反射。

（三）基本的检查项目

1. 血、尿、便常规。

2. 血生化（电解质、血糖、血钙、肝功能和肾功能、胆碱酯酶）和心肌酶

3. 血气分析。

4. 凝血功能。

5. 胸部X线检查。

6. 对疑诊中毒或不明原因的中毒应尽早选择性采集标本进行毒物分析，如呕吐物、胃内容物、血、尿、粪便、唾液及剩余的可疑食品、物品等。

7. 有针对性地进行特异性化验检查，如有机磷中毒检查血液胆碱酯酶活性；一氧化碳中毒检查碳氧血红蛋白含量；亚硝酸盐类中毒检查高铁血红蛋白含量。

三、小贴士

（一）应警惕的临床表现

如出现下列任何一种表现，均提示病情危重，需要密切观察并及时处理。①重度昏迷；②高血压或血压偏低；③高热或体温过低；④呼吸功能衰竭；⑤肺水肿或吸入性肺炎；⑥严重心律失常；⑦癫痫发作；⑧少尿或肾衰竭；⑨黄疸及肝功能损害。

（二）注意的问题

1. 一般来讲，现场抢救气体性毒物中毒，首先将患者迅速脱离中毒现场，移至上风方向。

2. 清除呼吸道堵塞物，松开衣扣，给予高浓度吸氧；若有呼吸困难，立即行气管插管，必要时进行呼吸机辅助通气。如呼吸、心跳停止者立即施行心肺复苏术，保持呼吸道通畅，除去义齿，注意患者保暖等。

3. 如有眼部、皮肤污染，应立即进行冲洗。

4. 如有条件清除毒物及时彻底清除未吸收的毒物，如催吐、洗胃、灌洗肠道、导泻、利尿等。根据不同的情况，选择合适的处理。洗胃在服毒 6 小时内最好，但即使超过 6 小时，对于部分重症中毒患者仍应实施洗胃。但对于口服强酸、强碱的治疗，应给予牛奶或蛋清口服，保护胃肠道黏膜。如果患者生命体征不平稳，洗胃前，最好先行气管插管。洗胃液以选用温清水更方便、迅速。洗胃操作要细致，注意体位及出入量平衡，必要时反复进行，以便减少毒物的继续吸收。

四、常见的特殊解毒药物

1. 阿托品　治疗拟胆碱药中毒，如毛果芸香碱、毒扁豆碱、新斯的明等中毒，有机磷农药和神经性毒气中毒，含毒蕈碱的毒蕈中毒，锑剂中毒引起的心律失常。

2. 盐酸戊已奎醚（长托宁）　治疗有机磷农药中毒

3. 胆碱酯酶复能剂　适用于有机磷农药、神经性毒气中毒。常用药物为解磷定和氯解磷定。

4. 纳洛酮　用于阿片类药物和乙醇中毒。

5. 硫代硫酸钠（次亚硫酸钠）　用于砷、汞、铅、氰化物、碘盐及溴盐等中毒。

6. 亚硝酸异戊酯和亚硝酸钠（亚硝酸盐—硫代硫酸钠法）用于氰化物中毒。

7. 亚甲蓝（美兰）　小剂量用于亚硝酸盐、苯胺、硝基苯等中毒引起的高铁血红蛋白血症。

8. 乙酰胺（解氟灵）为氟乙酰胺（有机氟农药）及氟乙酸钠中毒的解毒剂。

9. 氟马西尼　此药为苯二氮卓类药物中毒的特异性拮抗剂。

10. 二巯基丙磺酸钠　治疗砷、汞、锑、金、铋、镍、铬、镉引起中毒。

（李秀清）

电　除　颤

一、概述

绝大多数心搏骤停发生于成人，最常见的原因是致命性心律失常（心室颤动/无脉室速，心脏停搏/无脉电活动）。其中室颤/无脉室速时，患者心脏有持续的电活动，但无有效的机械收缩，心脏射血和血液循环终止，随着时间的延长将恶化为心脏停搏。因此室颤/无脉室速是心脏骤停中可除颤的心律。而心脏停搏（无脉电活动）则是不可除颤的心律。

电除颤是处理室颤/无脉室速的最有效方法，可消除颤动波，使心律恢复正常。多个研究表明，从猝死到除颤的时间每延长 1 分钟，室颤性心脏骤停患者的存活率就下降 7%～10%。虽心肺复苏可延长室颤的持续时间、延迟心脏停搏的发生和延长成功除颤的时间窗，但单独实施心肺复苏并不能终止室颤和恢复灌注心律。若对猝死患者立即实施心肺复苏，并在心脏骤停发生的5～10分钟内除颤，则许多室颤患者存活后神经功能可完全恢复。心脏电除颤的主要原理是在短时限内（4～10 ms）使高能量脉冲电流（40～400 J）通过心脏，从而让所有心肌纤维瞬间同时去极化，以消除折返激动、终止异位心律，最终使心脏自律性最高的起搏点（多为窦房结）重新恢复正常的起搏功能，从而主导心脏节律。

二、治疗方式

体外电除颤的适应证是室颤和无脉性室速。手动除颤目前仍是最常用的除颤方式，而自动体外除颤器的使用可缩短患者接受除颤的时间，提高室颤性或无脉室速性心脏骤停的存活率。

1. 手动电除颤　患者仰卧，打开上衣，确认其皮肤干燥，在电极板上均匀涂抹导电糊或铺垫盐水浸湿的纱垫，打开除颤器，选择非同步除颤。双手持电极板，选择除颤能量（单相波360 J；双相波200 J），确认为室颤/无脉室速心律，按充电按钮，将胸骨电极（STERNUM电极板）置于胸骨右缘第二肋间（心底部），心尖电极（APEX电极板）置于左腋前线第5肋间（心尖部），紧压电极板使其贴紧皮肤，确认无人接触患者且周围无导电体存在，放电除颤；除颤后，继续心肺复苏，在5个按压周期后检查患者心律，若仍为除颤心律，进行再次除颤。

2. 自动体外除颤仪（AED）的使用　使患者仰卧，打开上衣，确认皮肤干燥，将电极片分别贴于胸骨右缘第二肋间（右锁骨正下方）和左腋前线第5肋间（乳房下部）；打开AED电源，将电极片导线与电极连接，施救者与患者脱离接触，AED自动分析心律（约需要5～15秒），若有室颤等需除颤的心律时AED可自动充电，并有语音提示应予以除颤。确认无人接触患者后，按电击钮，第1次除颤后立即按分析钮，同时继续进行心肺复苏。若提示除颤心律，则再次重复除颤步骤，3次除颤后检查患者循环征象，若仍未恢复，则应继续进行心肺复苏。

（吴圣）

溺　　水

一、定义

国际复苏联盟（International liaison committee on resuscitation，ILCOR）将淹溺定义为一种于液态介质中而导致呼吸障碍的过程。淹溺并非时间上某一点的概念。其含义是气道入口形成一道液/气界面，它可阻止人进一步呼吸，在这一过程之后，无论患者存活或死亡都属于淹溺概念的范畴。

淹溺（drowning）可分为淹没（submersion）和浸泡（immersion）。淹没指面部位于水平面以下或受到水的覆盖，此时数分钟后即可出现窒息与心脏骤停。浸泡是指头部露出于水平面之上，大多数情况下是借助于救生衣时的表现。尽管水花溅在脸上或者在失去意识状况下，脸部下垂沉入水中会造成水的误吸，但大多数情况气道是开放的。两类患者都经常会出现低体温。

2016 年的《淹溺急救专家共识》提出，如果淹溺者被救，淹溺过程则中断，称为“非致命性淹溺”。如果是因为淹溺而在任何时候导致死亡的，那么就叫做“致命性淹溺”。

二、临床治疗路径

（一）问诊的重点（向第一目击者或送到医院的急救人员询问）

1. 溺水持续时间、吸入水量为多少、吸入水的性质。

2. 既往的健康状况，药物、烟酒嗜好。

3. 可否有头痛或视觉障碍、剧烈咳嗽、胸痛、呼吸困难、咳粉红色泡沫样痰。溺入海水者口渴感明显，最初数小时可有寒战、发热。

年龄、急救、系统响应时间、淡水或海水、水温、目击状况对于淹溺者的存活判断并不可靠，但都是影响预后的因素。冰水中发生淹没可能会提高存活时间窗，因而需要延长搜救[illegible]间。大时间淹没于冰水或温水被成功复苏且神经功能完全恢复的案例偶有报道，可能和低温对神经细胞的保护有关。

（二）体格检查主要关注点

淹溺患者表现为神志丧失、呼吸停止及大动脉搏动消失，处于临床死亡状态。近乎淹溺患者临床表现个体差异较大，与溺水持续时间长短、吸入水量多少、吸入水的性质及器官损害范围有关。特别应注意如下几个方面。

1. 精神神志变化　常出现精神状态改变，可表现为烦躁不安、抽搐、昏睡、昏迷和肌张力增加。

2. 观察呼吸情况和动脉搏动是否存在　溺水者可表现为呼吸表浅、急促或停止。肺部可闻及干、湿啰音，偶尔有喘鸣音。可能会出现心律失常、心音微弱或消失，动脉搏动减弱或消失。

3. 皮肤颜面　皮肤是否有发绀，颜面是否肿胀，球结膜是否充血，口鼻是否充满泡沫或泥污。有时可发现头、颈部损伤。

4. 腹部查体　可出现腹部膨隆，四肢厥冷。

有证据表明，淹溺者发生颈椎损伤的概率非常低（0.009%）。不必要的颈椎固定可以影响气道开放，且可产生并发症延误呼吸复苏。

（三）基本的检查项目

1. 血常规　常有白细胞轻度增高。

2. 血生化检查　吸入淡水较多时，可出现血液稀释，甚至红细胞溶解，导致血钾升高，血和尿中出现游离血红蛋白。吸入海水较多时，出现短暂性血液浓缩，导致轻度高钠血症或高氯血症。溶血或急性肾衰竭时可有严重高钾血症，重者出现弥散性血管内凝血的实验室监测指标异常。

4. 动脉血气　约75%的病例有明显的混合性酸中毒，几乎所有患者都有不同程度的低氧血症。

5. 胸部X线检查：常显示斑片状浸润，有时出现典型肺水肿征象。住院12～24小时后吸收好转或发展恶化。约有20%的病例胸片无异常发现。

6. 根据初步检查的结果，决定其他必要的检查。疑有颈椎损伤时，应进行颈椎X线检查。怀疑有溶血或肾衰竭的患者应做相应的深入检查。

三、小贴士

（一）容易忽视的问题

应迅速检查患者的意识情况，呼吸、心搏情况，外伤情况 。

目前主张不用在心肺复苏前控水，理由是无水可控。正如2005国际心肺复苏和心血管急救指南所指出的，“进入淹溺者呼吸道的水量通常不是很多，而且少量水也会很快被吸收”，故对于已脱离水体环境的淹溺者来说，呼吸道的水并不是阻碍呼吸道的严重因素。在临床实践中我们平时控出的水是胃里的水，而胃里的水不需要排出。很多文献报道，控水时容易引起胃内容物反流和误吸，反而会堵塞呼吸道，还可以导致肺部感染。实施控水措施势必使心肺复苏的时间延后，进而使患者丧失最佳复苏时间。

（二）应警惕的临床症状

1. 高钾血症。
2. 急性肾功能不全。
3. 弥漫性血管内溶血。
4. 恶性心律失常或心脏停搏。
5. 重症感染。
6. 多器官功能衰竭。

四、治疗与预后

（一）治疗

欧洲复苏协会提出了淹溺生存链的概念，它包括五个关键的环节：预防、识别、提供漂浮物、脱离水面、现场急救。

通过有效的人工通气迅速纠正缺氧是淹溺现场急救的关键。无论是现场第一目击者还是专业人员，初始复苏时都应该首先从开放气道和人工通气开始。

现场营救应尽一切可能。一旦将患者救出，除非有明显的不可逆死亡证据（尸僵、腐烂、断头、尸斑等），均应立即复苏，并在能够保持按压质量的前提下，尽量转送到急诊室进一步治疗。

1. 水中救援　除非是浅水跳水、使用水滑道、滑水运动、风筝冲浪、赛舟等高风险情况，否则无需实施脊柱防范措施。不建议救生员在水中常规固定颈椎，应立即将淹溺者移离水中，特别是在淹溺者无脉搏、无呼吸时。一旦将患者救上岸，应在不影响心肺复苏的前提下，尽可能去除湿衣服，擦干身体，防止患者出现体温过低（低于 32℃）。对于呼吸停止者，尽早开始人工呼吸，可增加复苏成功率。专业救生人员可在漂浮救援设施的支持下实施水中通气。不建议非专业救生人员在水中为淹溺者进行人工呼吸。

2. 岸边基础生命支持

（1）开放气道：基础生命支持应遵循 A-B-C-D 顺序，即开放气道、人工通气、胸外按压、早期除颤。上岸后立即清理患者口鼻的泥沙和水草，用常规手法开放气道。不应为患者实施各种方法的控水措施，包括倒置躯体或海姆立克氏手法（Heimlich maneuver）。开放气道后应尽快进行人工呼吸和胸外按压。应将患者置于平卧位，头高足低位会降低脑血流灌注，头低足高位则会导致颅内压增高。如患者存在自主有效呼吸，应置于稳定的侧卧位（恢复体位），口部朝下，以免发生气道窒息。

（2）人工通气：淹溺患者上岸后应首先开放气道，口鼻内的泥沙水草要及时清理。用 5～10 s 观察胸腹部是否有呼吸起伏，如没有呼吸或仅有濒死呼吸应尽快给予 2～5 次人工通气，每次吹气 1s，确保能看到胸廓有效的起伏运动。有时由于肺的顺应性降低以及高的气道阻力，通常需要更长的时间通气。但通气压力越高则可能会造成胃的膨胀，增加返流，并降低心输出量，建议训练有素者可实施环状软骨压迫（cricoidpressure），以降低胃胀气并增强通气效力，不推荐未接受培训的人员常规使用此方法。在人工通气时，患者口鼻可涌出大量泡沫状物质，此时无需浪费时间去擦抹，应抓紧时间进行复苏。

（3）胸外按压：不建议在水中实施胸外按压，不建议实施不做通气的单纯胸外按压。注意提高胸外按压的质量，如有可能，尽量让体力充沛的人员实施胸外按压。2015 年国际复苏指南推荐成人按压深度 5～6cm，但需警惕目前没有中国人合理按压深度的可信数据，在初始按压时要根据胸骨弹性调节到胸壁可完全回弹的最大可接受深度，避免肋骨骨折。如果患者出现呕吐应立即将其翻转至一侧，用手指、吸引器等清除呕吐物，防止窒息。怀疑脊椎损伤者应整体翻转。

根据 2015 国际复苏指南建议，在一些特殊转运情况下的转运过程中，如海滩、山地、绞车悬吊等，推荐使用自动体外按压设备进行移动中的复苏。

（4）早期除颤：在心肺复苏术（CPR）开始后尽快使用自动体外除颤仪（AED）。将患者胸壁擦干，连 AED 电极片，打开 AED，按照 AED 提示进行电击。如果患者在水中，使用 AED 时应将患者脱离水源。但当患者躺在雪中或冰上时仍可以常规使用 AED。

基础生命支持流程：①判断意识，如果没有呼叫援助并启动紧急医学救援（EMS）；②判断呼吸、脉搏（仅限专业人员）；③开放气道；④给予 2～5 次人工呼吸（如有可能连接氧气）；⑤开始 30∶2 的心肺复苏；⑥尽快连接 AED 依照提示操作。

3. 高级生命支持

（1）气道与呼吸：由于常常需要较高的通气压力，高级气道与球囊面罩通气相比，在保护气道减少胃返流提高胸外按压比值等方面更具优势，有条件应尽快置入。气管插管与声门上气道相比可以提供更好的气道保护和呼吸管理。在尝试气管插管前应给予充分的预给氧。确认气管插管位置后，调节吸入氧浓度使 SpO_2 维持在 94%～99%之间。建议以血气分析结果确认氧合与通气是否足够。设置呼吸末正压（positive breath pressure，PEEP）5～10 cmH_2O，如果严重缺氧则可能需要 15～20 cmH_2O 的 PEEP。如需要可进行胃管减压。

(2) 循环与除颤：如果淹溺者处于心脏骤停，遵循高级生命支持标准流程抢救。如果淹溺者低体温，则按照目标体温管理流程进行处理。院前治疗首选外周大静脉（如肘正中、颈外静脉），紧急骨髓腔内注射（IO）可作为替代方法，此时不推荐气管内给药。不管是海水淹溺还是淡水淹溺，如果低血压不能被纠正，均应给予快速的生理盐水补液。无论是海水淹溺还是淡水淹溺，其对人的的电解质的影响很小，通常不需要进行特殊治疗。无论淹溺患者是否伴有严重的低体温（低于30℃），只要出现室颤就应立即除颤。由于缺氧和低体温的影响，除了有限证据提出可给予对初始标准剂量无反应的患者提高剂量外，目前没有新的证据支持与反对给予淹溺患者高剂量肾上腺素的临床收益。故推荐给予标准剂量的肾上腺素（成人：1 mg，IV/IO，儿童及婴儿：0.01 mg/Kg，IV/IO，每3～5 min重复）。对于在治疗过程中长时间处于低温状态的患者，需要警惕药物蓄积的问题。

4. 复苏后生命支持

无论病情轻重，所有经历过淹溺的病人均应常规到医院观察或治疗。危重患者一旦气管插管成功，应予妥善固定，及时吸引，维持气道通畅。根据临床情况给予保护性通气预防ARDS。放置胃管减压。常规检查胸片、心电图、血气分析等。大多数患者会发生代谢性酸中毒，此时应首先通过改变呼吸参数予以调节。不推荐常规使用碳酸氢钠。如果患者淹没于污水中则考虑预防性使用抗菌素，如果明确有感染则应给予广谱抗生素治疗。

(1) 循环系统：大多数淹溺患者的循环会在充分给氧、快速晶体注入，恢复正常体温之后变得稳定。早期发生的心功能障碍可加重肺水肿症状。没有证据支持和反对使用特定的液体、利尿剂或限制入量等疗法的临床效益。当考虑伴有心功能不全时，液体复苏不能稳定循环时，超声心动结果可指导临床决定如何使用正性肌力药物和缩血管药物。

(2) 神经预后：神经预后主要取决于缺氧的时间。淹溺后有报道尝试使用巴比妥类、颅内压监测、类固醇激素等，但都没有被发现可改善患者预后。早期积极进行评估和治疗神经功能恶化。常规治疗的目标是实现正常的血糖值、动脉血氧饱和度、二氧化碳分压，避免任何情况下增加大脑新陈代谢。处于严重低体温的淹溺病人在早期复苏时往往需要实施积极的复温措施。但自主呼吸和循环恢复后，为了改善神经预后则可能受益于主动性的诱导低温。推荐诱导体温的核心温度保持32℃～36℃之间至少24 h。对于伴有脑水肿、抽搐的患者，首选较低温度；而对于伴有严重出血、创伤的病人，应首选较高温度。推荐检查临床症状、电生理、影像、血液标志物进行积极的神经学评测。淹溺复苏后患者要积极预防和处理系统性炎症反应综合征（systemic inflammatory response syndrome，SIRS）。

（二）预后

决定溺水患者预后的一个密切、重要因素是溺水时间长短与缺氧的时间和严重程度，还有研究表明下列因素也对预后有一定的不良影响，包括：溺水时间＞25 min，复苏时间＞25 min，到达急诊科时存在无脉性心跳骤停、发现瞳孔固定、出现严重酸中毒、出现呼吸骤停，首次心电图出现室速/室颤。

（李晓晶）

第三篇　全科医生常用药物

国家基本药物（2012 年版）使用信息参考

第一章　目录

化学药品和生物制品

序号	品种名称	剂型、规格	备注
一、抗微生物药			
（一）青霉素类			
1	青霉素 benzylpenicillin	（钾盐）注射用无菌粉末：0.25 g（40 万单位）、0.5 g（80 万单位）。（钠盐）注射用无菌粉末：0.24 g（40 万单位）、0.48 g（80 万单位）、0.96 g（160 万单位）	
2	苄星青霉素 benzathine benzylpenicillin	注射用无菌粉末：30 万单位、60 万单位、120 万单位	
3	苯唑西林 oxacillin	片剂、胶囊：0.25 g。注射用无菌粉末：0.5 g、1.0 g	
4	氨苄西林 ampicillin	注射用无菌粉末：0.5 g、1.0 g	
5	哌拉西林 piperacillin	注射用无菌粉末：0.5 g、1.0 g、2.0 g	
6	阿莫西林 amoxicillin	片剂、胶囊、颗粒剂、干混悬剂：0.125 g、0.25 g	

续表

序号	品种名称	剂型、规格	备注
7	阿莫西林克拉维酸钾 amoxicillin and clavulanate potassium	片剂：阿莫西林∶克拉维酸=2∶1、4∶1、7∶1。颗粒剂：125 mg∶31.25 mg (4∶1)、200 mg∶28.5 mg (7∶1)（阿莫西林∶克拉维酸）。干混悬剂：250 mg∶62.5 mg (4∶1)、200 mg∶28.5 mg (7∶1)（阿莫西林∶克拉维酸）。注射用无菌粉末：250 mg∶50 mg (5∶1)、500 mg∶100 mg (5∶1)、1000 mg∶200 mg (5∶1)（阿莫西林∶克拉维酸）	
（二）头孢菌素类			
8	头孢唑林 cefazolin tennipoay	注射用无菌粉末：0.5 g、1.0 g	
9	头孢拉定 cefradine	片剂、胶囊：0.25 g、0.5 g	
10	头孢氨苄 cefalexin	片剂、胶囊：0.125 g、0.25 g。颗粒剂：0.05 g、0.125 g	
11	头孢呋辛 cefuroxime	（头孢呋辛酯）片剂、胶囊：0.125 g、0.25 g。（钠盐）注射用无菌粉末：0.25 g、0.5 g、0.75 g、1.5 g	
12	头孢曲松 ceftriaxone	注射用无菌粉末：0.25 g、0.5 g、1.0 g、2.0 g	
13	头孢他啶 ceftazidime	注射用无菌粉末：0.5 g、1.0 g	△
（三）氨基糖苷类			
14	阿米卡星 amikacin	注射液：1 ml∶0.1 g（10万单位）、2 ml∶0.2 g（20万单位）	
15	庆大霉素 gentamycin	注射液：1 ml∶40 mg（4万单位）、2 ml∶80 mg（8万单位）	

续表

序号	品种名称	剂型、规格	备注
（四）四环素类			
16	多西环素 doxycycline	片剂：50 mg、100 mg	
（五）大环内酯类			
17	红霉素 erythromycin	肠溶（片剂、胶囊）、（琥珀酸乙酯）片剂、胶囊：0.125 g（12.5 万单位）、0.25 g（25 万单位）。注射用无菌粉末：0.25 g（25 万单位）、0.3 g（30 万单位）	
18	阿奇霉素 azithromycin	片剂、胶囊、肠溶（片剂、胶囊）：0.25 g（25 万单位）。颗粒剂：0.1 g（10 万单位）	
19	地红霉素 dirithromycin	肠溶（片剂、胶囊）：0.125 g、0.25 g	
20	克拉霉素 clarithromycin	片剂、胶囊、颗粒剂：0.125 g、0.25 g	
（六）其他抗生素			
21	克林霉素 clindamycin	（盐酸盐）片剂、胶囊：0.15 g（盐酸盐）。注射液：2 ml：0.15 g。（盐酸盐）注射用无菌粉末：0.15 g	
22	磷霉素 fosfomycin yaopinnet	（钠盐）注射用无菌粉末：1.0 g（100 万单位）、2.0 g（200 万单位）、4.0 g（400 万单位）。（氨丁三醇）散剂：3.0 g	
（七）磺胺类			
23	复方磺胺甲噁唑 compound sulfamethoxazole	片剂：100 mg：20 mg、400 mg：80 mg（磺胺甲唑：甲氧苄啶）	
24	磺胺嘧啶 sulfadiazine	片剂：0.2 g、0.5 g。注射液：2 ml：0.4 g、5 ml：1 g	

续表

序号	品种名称	剂型、规格	备注
（八）喹诺酮类			
25	诺氟沙星 norfloxacin	片剂、胶囊：0.1 g	
26	环丙沙星 ciprofloxacin	（盐酸盐）片剂、胶囊：0.25 g、0.5 g。（乳酸盐）注射液：2 ml∶0.1 g（乳酸盐）。氯化钠注射液：100 ml∶0.2 g	
27	左氧氟沙星 levofloxacin	（盐酸盐、乳酸盐）片剂、胶囊：0.2 g、0.5 g。（盐酸盐、乳酸盐）注射液：2 ml∶0.2 g、5 ml∶0.5 g。（盐酸盐、乳酸盐）氯化钠注射液：100 ml∶0.2 g、250 ml∶0.5 g	
（九）硝基咪唑类			
28	甲硝唑 metronidazole	片剂、胶囊：0.2 g。氯化钠注射液：100 ml∶0.5 g	
29	替硝唑 tinidazole	片剂、胶囊：0.5 g	
（十）硝基呋喃类			
30	呋喃妥因 nitrofurantoin	肠溶片：50 mg	
（十一）抗结核病药			
31	异烟肼 isoniazid	片剂：50 mg、100 mg、300 mg。注射液：2 ml∶50 mg、2 ml∶100 mg	
32	利福平 rifampicin	片剂、胶囊：0.15 g、0.3 g	
33	吡嗪酰胺 pyrazinamide	片剂、胶囊：0.25 g	
34	乙胺丁醇 ethambutol	片剂、胶囊：0.25 g	
35	链霉素 streptomycin	注射用无菌粉末：0.75 g（75 万单位）、1.0 g（100 万单位）	

续表

序号	品种名称	剂型、规格	备注
36	对氨基水杨酸钠 sodium aminosalicylate	肠溶片：0.5 g。注射用无菌粉末：2.0 g	
37	耐多药肺结核用药		注释1△
（十二）抗麻风病药			
38	氨苯砜 dapsone	片剂：50 mg、100 mg	
（十三）抗真菌药			
39	氟康唑 fluconazole	片剂、胶囊：50 mg、100 mg。氯化钠注射液：100 ml∶0.2 g	
40	制霉菌素 nysfungin	片剂：10 万单位、25 万单位、50 万单位	
（十四）抗病毒药			
41	阿昔洛韦 aciclovir	片剂、胶囊：0.2 g	
42	利巴韦林 ribavirin	片剂、胶囊：0.1 g	
43	艾滋病用药		注释2△
二、抗寄生虫病药			
（一）抗疟药			
44	氯喹 chloroquine	片剂：75 mg、250 mg。注射液：2 ml∶80 mg、5 ml∶322 mg	
45	伯氨喹 primaquine	片剂：13.2 mg	
46	乙胺嘧啶 pyrimethamine	片剂：6.25 mg	
47	青蒿素类药物 metronidazole		注释3

续表

序号	品种名称	剂型、规格	备注
（二）抗阿米巴病药及抗滴虫病药			
*(28)	甲硝唑	片剂、胶囊：0.2 g。氯化钠注射液：100 ml：0.5 g	
（三）抗利什曼原虫病药			
48	葡萄糖酸锑钠 sodiumstibogluconate	注射液：6 ml（按锑计 0.6 g，约相当于葡萄糖酸锑钠 1.9 g）	
（四）抗血吸虫病药			
49	吡喹酮 praziquantel	片剂：0.2 g	
（五）驱肠虫药			
50	阿苯达唑 albendazole	片剂、胶囊：0.1 g、0.2 g	
三、麻醉药			
（一）局部麻醉药			
51	利多卡因 lidocaine	（碳酸盐）注射液：5 ml：86.5 mg、10 ml：0.173 g。（盐酸盐）注射液：2 ml：4 mg、5 ml：0.1 g、10 ml：0.2 g。胶浆剂：10 g：0.2 g	
52	T 哌卡因 bupivacaine	注射液：5 ml：25 mg、5 ml：37.5 mg	△
53	普鲁卡因 procaine	注射液：2 ml：40 mg、10 ml：100 mg、20 ml：50 mg、20 ml：100 mg	
（二）全身麻醉药			
54	氯胺酮 ketamine	注射液：2 ml：0.1 g、10 ml：0.1 g	△
55	异氟烷 isoflurane	溶液剂（吸入剂）：100 ml	△
56	丙泊酚 propofol	注射液：20 ml：0.2 g、50 ml：0.5 g	△

续表

序号	品种名称	剂型、规格	备注
		（三）麻醉辅助药	
57	氯化琥珀胆碱 suxamethonium chloride	注射液：1 ml∶50 mg、2 ml∶100 mg	
58	维库溴铵 vecuronium bromide	注射用无菌粉末：4 mg	
		四、镇痛、解热、抗炎、抗风湿、抗痛风药	
		（一）镇痛药	
59	芬太尼 fentanyl	注射液：2 ml∶0.1 mg	△
60	哌替啶 pethidine	注射液：1 ml∶50 mg、2 ml∶100 mg	△
61	吗啡 morphine	片剂、缓释片、注射液	△
62	布桂嗪 bucinnazine	片剂：30 mg 注射液：2 ml∶50 mg、2 ml∶100 mg	△
		（二）解热镇痛、抗炎、抗风湿药	
63	对乙酰氨基酚 paracetamol	片剂：0.5 g。颗粒剂：0.1 g。口服溶液剂：100 ml∶2.4 g 干混悬剂、混悬液	
64	阿司匹林 aspirin	片剂：0.3 g、0.5 g。肠溶片：0.3 g	
65	布洛芬 ibuprofen	片剂、胶囊、颗粒剂：0.1 g、0.2 g。缓释（片剂、胶囊）：0.3 g 混悬液：60 ml∶1.2 g、100 ml∶2 g	
66	双氯芬酸钠 sodium diclofenac	肠溶片：25 mg。缓释（片剂、胶囊）：50 mg、100 mg	
67	吲哚美辛 indometacin	栓剂：25 mg、50 mg、100 mg	
		（三）抗痛风药	
68	别嘌醇 allopurinol	片剂：0.1 g	

续表

序号	品种名称	剂型、规格	备注
69	秋水仙碱 colchicine	片剂：0.5 mg	
五、神经系统用药			
(一) 抗震颤麻痹药			
70	金刚烷胺 amantadine	片剂：0.1 g	
71	苯海索 trihexyphenidyl	片剂：2 mg	
(二) 抗重症肌无力药			
72	多巴丝肼 levodopa and benserazide hydrochloride	片剂、胶囊：0.25 g (0.2 g∶0.05 g)、0.125 g (0.1 g∶0.025 g) (左旋多巴∶苄丝肼)	
73	新斯的明 neostigmine	注射液：1 ml∶0.5 mg、2 ml∶1 mg	
74	溴吡斯的明 pyridostigmine bromide	片剂：60 mg	
(三) 抗癫痫药			
75	卡马西平 carbamazepine	片剂：0.1 g、0.2 g	
76	丙戊酸钠 sodium valproate	片剂：0.1 g、0.2 g	
77	苯妥英钠 phenytoin sodium	片剂：50 mg、100 mg。注射用无菌粉末：0.1 g、0.25 g	
78	苯巴比妥 phenobarbital	片剂：15 mg、30 mg、100 mg 注射液：1 ml∶0.1 g、2 ml∶0.2 g。注射用无菌粉末：0.1 g	

续表

序号	品种名称	剂型、规格	备注
		(四)脑血管病用药及降颅压药	
79	尼莫地平 nimodipine	片剂、胶囊:20 mg、30 mg	
80	麦角胺咖啡因 ergotamine and caffeine	片剂:酒石酸麦角胺 1 mg、无水咖啡因 100 mg	
81	甘露醇 mannitol	注射液:20 ml∶4 g、50 ml∶10 g、100 ml∶20 g、250 ml∶50 g。注射液:3000 ml∶150 g(冲洗用)	
82	倍他司汀 betahistine	(盐酸盐)片剂:4 mg	
83	氟桂利嗪 flunarizine	片剂、胶囊:5 mg	
		(五)中枢兴奋药	
84	胞磷胆碱钠 citicoline sodium	注射液:2 ml∶0.25 g。氯化钠注射液、葡萄糖注射液:100 ml∶0.25 g	
85	尼可刹米 nikethamide	注射液:1.5 ml∶0.375 g、2 ml∶0.5 g	
86	洛贝林 lobeline	注射液:1 ml∶3 mg、1 ml∶10 mg	
		(六)抗痴呆药	
87	石杉碱甲 huperzine A	片剂、胶囊:50 μg	
		六、治疗精神障碍药	
		(一)抗精神病药	
88	奋乃静 perphenazine	片剂:2 mg、4 mg。注射液:1 ml∶5 mg	△
89	氯丙嗪 chlorpromazine	片剂:12.5 mg、25 mg、50 mg。注射液:1 ml∶10 mg、1 ml∶25 mg、2 ml∶50 mg	
90	氟哌啶醇 haloperidol	片剂:2 mg、4 mg。注射液:1 ml∶5 mg	△

续表

序号	品种名称	剂型、规格	备注
91	舒必利 sulpiride	片剂：10 mg、50 mg、100 mg	
92	氟奋乃静 fluphenazine decanoate	注射液：1 ml∶25 mg	△
93	氯氮平 clozapine	片剂：25 mg、50 mg	△
94	利培酮 risperidone	片剂：1 mg、2 mg	△
95	喹硫平 quetiapine	片剂：25 mg、100 mg	△
96	阿立哌唑 aripiprazole	片剂、胶囊、口腔崩解片：5 mg、10 mg	△
97	五氟利多 penfluridol	片剂：20 mg	△
（二）抗抑郁药			
98	帕罗西汀 paroxetine	片剂：20 mg	△
99	阿米替林 amitriptyline	片剂：25 mg	
100	多塞平 doxepin	片剂：25 mg	△
101	氯米帕明 clomipramine	片剂：10 mg、25 mg。注射液：2 ml：25 mg	△
（三）抗焦虑药			
102	地西泮 diazepam	片剂：2.5 mg、5 mg。注射液：2 ml∶10 mg	注射液△
103	氯硝西泮 clonazepam	片剂：0.5 mg、2 mg	△

续表

序号	品种名称	剂型、规格	备注
104	劳拉西泮 lorazepam	片剂：0.5 mg、1 mg	
105	艾司唑仑 estazolam	片剂：1 mg、2 mg	
106	阿普唑仑 alprazolam	片剂：0.4 mg	
（四）抗躁狂药			
107	碳酸锂 lithium carbonate	片剂：0.25 g	
（五）镇静催眠药			
* (102)	地西泮 diazepam	片剂：2.5 mg、5 mg。注射液：2 ml∶10 mg 注射液	△
108	佐匹克隆 zopiclone	片剂：3.75 mg、7.5 mg	
109	咪达唑仑 midazolam	注射液：1 ml∶5 mg、2 ml∶10 mg	△
七、心血管系统用药			
（一）抗心绞痛药			
110	硝酸甘油 nitroglycerin	片剂：0.5 mg。注射液：1 ml∶5 mg	
111	硝酸异山梨酯 isosorbide dinitrate	片剂：5 mg。氯化钠注射液、葡萄糖注射液：100 ml∶10 mg	
112	硝苯地平 nifedipine	片剂：5 mg、10 mg	
113	地尔硫䓬 diltiazem	片剂：30 mg	
（二）抗心律失常药			
114	美西律 mexiletine	片剂：50 mg、100 mg	

续表

序号	品种名称	剂型、规格	备注
115	普罗帕酮 propafenone	片剂：50 mg、100 mg。注射液：10 ml∶35 mg	
116	普鲁卡因胺 procainamide	注射液：1 ml∶0.1 g	
117	普萘洛尔 propranolol	片剂：10 mg	
118	阿替洛尔 atenolol	片剂：12.5 mg、25 mg、50 mg	
119	美托洛尔 metoprolol	（酒石酸盐）片剂：25 mg、50 mg。（酒石酸盐）注射液：5 ml∶5 mg	
120	胺碘酮 amiodarone	片剂：0.2 g。注射液：2 ml∶0.15 g	
121	维拉帕米 verapamil	片剂：40 mg。注射液：2 ml∶5 mg	
（三）抗心力衰竭药			
122	地高辛 digoxin	片剂：0.25 mg	△
123	去乙酰毛花苷 deslanoside	注射液：2 ml∶0.4 mg	
（四）抗高血压药			
124	卡托普利 captopril	片剂：12.5 mg、25 mg	
125	依那普利 enalapril	片剂：5 mg、10 mg	注释4
126	缬沙坦 valsartan	胶囊：80 mg	
127	硝普钠 sodium nitroprusside	注射用无菌粉末：50 mg	

续表

序号	品种名称	剂型、规格	备注
128	硫酸镁 magnesium sulfate	注射液：10 ml∶1.0 g，10 ml∶2.5 g	
129	尼群地平 nitrendipine	片剂：10 mg	
*(112)	硝苯地平 nifedipine	片剂：5 mg、10 mg。缓释片：20 mg、30 mg	
130	氨氯地平 amlodipine	（苯磺酸盐、马来酸盐）片剂：5 mg	
131	比索洛尔 bisoprolol	片剂、胶囊：2.5 mg、5 mg	
132	吲达帕胺 indapamide	片剂：2.5 mg。缓释片：1.5 mg	
133	酚妥拉明 phentolamine	注射液：1 ml∶10 mg。注射用无菌粉末：10 mg	
134	复方利舍平 compound reserpine	片剂	
135	复方利舍平氨苯蝶啶 compound hypoensive	片剂	
136	哌唑嗪 prazosin	片剂：1 mg、2 mg	
（五）抗休克药			
137	肾上腺素 adrenaline	注射液：1 ml∶1 mg	
138	去甲肾上腺素 noradrenaline	注射液：1 ml∶2 mg、2 ml∶10 mg	
139	异丙肾上腺素 isoprenaline	注射液：2 ml∶1 mg	

续表

序号	品种名称	剂型、规格	备注
140	间羟胺 metaraminol	注射液：1 ml∶10 mg、5 ml∶50 mg	
141	多巴胺 dopamine	注射液：2 ml∶20 mg	
142	多巴酚丁胺 dobutamine	注射液：2 ml∶20 mg	
（六）调脂及抗动脉粥样硬化药			
143	辛伐他汀 simvastatin	片剂：10 mg、20 mg	
八、呼吸系统用药			
（一）祛痰药			
144	溴己新 bromhexine	片剂：8 mg	
145	氨溴索 ambroxol	片剂、胶囊、分散片：30 mg。口服溶液剂：100 ml∶0.3 g	
146	复方甘草 compound liquorice	片剂、口服溶液剂	
（二）镇咳药			
147	喷托维林 pentoxyverine	片剂：25 mg	
148	可待因 codeine	片剂：15 mg、30 mg	△
（三）平喘药			
149	氨茶碱 aminophylline	片剂：0.1 g、0.2 g。缓释片：0.1 g。注射液：2 ml∶0.25 g、2 ml∶0.5 g	
150	茶碱 theophylline	缓释片：0.1 g	
151	沙丁胺醇 salbutamol	气雾剂：200 揿∶每揿 100 μg、200 揿∶每揿 140 μg。雾化溶液剂	

续表

序号	品种名称	剂型、规格	备注
152	丙酸倍氯米松 beclometasone dipropionate	气雾剂：200 撳：每撳 50 μg	
153	异丙托溴铵 ipratropium bromide	气雾剂：14 g：8.4 mg（每撳 40 μg）	
九、消化系统用药			
（一）抗酸药及抗溃疡病药			
154	复方氢氧化铝 compound aluminium hydroxide	片剂	
155	雷尼替丁 ranitidine	片剂、胶囊：0.15 g。注射液：2 ml：50 mg	
156	法莫替丁 famotidine	片剂、胶囊：20 mg。注射液：2 ml：20 mg。注射用无菌粉末：20 mg	
157	奥美拉唑 omeprazole	肠溶（片剂、胶囊）：10 mg、20 mg。注射用无菌粉末：40 mg	
158	枸橼酸铋钾 bismuth potassium citrate	片剂、胶囊：0.3 g（含 0.11 g 铋）。颗粒剂：每袋含 0.11 g 铋	
159	胶体果胶铋 colloidal bismuth pectin	胶囊：50 mg（以铋计）	
（二）助消化药			
160	乳酶生 lactasin	片剂：0.15 g、0.3 g	
（三）胃肠解痉药及胃动力药			
161	颠茄 belladonna	片剂：每片含颠茄浸膏 10 mg	

续表

序号	品种名称	剂型、规格	备注
162	山莨菪碱 anisodamine	片剂：5 mg、10 mg。注射液：1 ml：2 mg、1 ml：10 mg	
163	阿托品 atropine	片剂：0.3 mg。注射液：1 ml：0.5 mg 、1 ml：1 mg 、1 ml：5 mg	
164	多潘立酮 domperidone	片剂：10 mg	
165	甲氧氯普胺 metoclopramide	片剂：5 mg。注射液：1 ml：10 mg	
（四）泻药及止泻药			
166	开塞露（含甘油、山梨醇） glycerine enema or sorbitol enema	灌肠剂	
167	酚酞 phenolphthalein	片剂：50 mg、100 mg	
168	蒙脱石 smectite	散剂：3 g	
169	复方地芬诺酯 compound piphenoxylate	片剂：盐酸地芬诺酯 2.5 mg，硫酸阿托品 25 μg	
170	聚乙二醇 macrogol	散剂	
（五）肝病辅助治疗药			
171	联苯双酯 bifendate	滴丸剂：1.5 mg。片剂：25 mg	
172	精氨酸 arginine	注射液：20 ml：5 g	
（六）微生态制剂			
173	地衣芽孢杆菌活菌 live bacillus licheniformis	胶囊：0.25 g。颗粒剂：0.5 g	

续表

序号	品种名称	剂型、规格	备注
174	双歧杆菌三联活菌 live combinedbifidobacterrium, lactobacillus and enterococcus	胶囊、肠溶胶囊：0.21 g	
		（七）利胆药	
175	熊去氧胆酸 ursodeoxycholic acid	片剂：50 mg	
		（八）治疗炎性肠病药	
176	小檗碱（黄连素）berberine	片剂：50 mg、100 mg	
177	柳氮磺吡啶 sulfasalazine	肠溶片：0.25 g。栓剂：0.5 g	
		十、泌尿系统用药	
		（一）利尿药	
178	呋塞米 furosemide	片剂：20 mg。注射液：2 ml：20 mg	
179	氢氯噻嗪 hydrochlorothiazide	片剂：10 mg、25 mg	
180	螺内酯 spironolactone	片剂：4 mg、12 mg、20 mg	
181	氨苯蝶啶 triamterene	片剂：50 mg	
		（二）良性前列腺增生用药	
182	坦洛新（坦索罗辛）tamsulosin	缓释胶囊：0.2 mg	

续表

序号	品种名称	剂型、规格	备注
183	特拉唑嗪 terazosin	片剂：2 mg	
（三）透析用药			
184	腹膜透析液 peritoneal dialysis solution	（乳酸盐）注射液（腹腔用药）	
十一、血液系统用药			
（一）抗贫血药			
185	硫酸亚铁 ferrous sulfate	片剂：0.3 g。缓释片：0.45 g	
186	右旋糖酐铁 iron dextran	注射液：2 ml∶50 mg、2 ml∶100 mg	
187	琥珀酸亚铁 ferrous succinate	片剂：0.1 g	
188	维生素 B12 vitamin B12	注射液：1 ml∶0.25 mg、1 ml∶0.5 mg	
189	叶酸 folic acid	片剂：0.4 mg、5 mg	
190	腺苷钴胺 cobamamide	片剂：0.25 mg	
（二）抗血小板药			
*（64）	阿司匹林 aspirin	肠溶片：25 mg、50 mg、0.1 g、0.3 g	
191	双嘧达莫 dipyridamole	片剂：25 mg	
192	氯吡格雷 clopidogrel	片剂：25 mg、75 mg	
（三）促凝血药			
193	凝血酶 thrombin	冻干粉：500 单位、2000 单位	

续表

序号	品种名称	剂型、规格	备注
194	维生素 K1 vitamin K1	注射液：1 ml∶10 mg	
195	甲萘氢醌 menadiol	片剂：2 mg、4 mg	
196	氨甲苯酸 aminomethyl benzoic acid	注射液：10 ml∶0.1 g、5 ml∶50 mg	
197	氨甲环酸 tranexamic acid	注射液：5 ml∶0.25 g、5 ml∶0.5 g	
198	鱼精蛋白 protamine	注射液：5 ml∶50 mg、10 ml∶0.1 g	
199	血友病用药 注射用无菌粉末		注释 5△
（四）抗凝血药及溶栓药			
200	肝素 Heparin	（钙）注射液：1 ml∶5000 单位、1 ml∶10000 单位。（钠）注射液：2 ml∶5000 单位、2 ml∶12500 单位	
201	低分子量肝素 low molecular heparin	注射液	
202	华法林 warfarin	片剂	△
203	尿激酶 urokinase	注射用无菌粉末：25 万单位	△
（五）血容量扩充剂			
204	右旋糖酐（40，70）dextran（40，70）	氯化钠注射液（40）、葡萄糖注射液（40）：500 ml∶30 g。氯化钠注射液（70）、葡萄糖注射液（70）：500 ml∶30 g	

续表

序号	品种名称	剂型、规格	备注
205	羟乙基淀粉 130/0.4 hydroxyethyl starch 130/0.4	氯化钠注射液：250 ml∶15 g 、500 ml∶30 g	
十二、激素及影响内分泌药			
（一）下丘脑垂体激素及其类似物			
206	绒促性素 chorionic gonadotrophin	注射用无菌粉末：500 单位、1000 单位、2000 单位、5000 单位	
207	去氨加压素 desmopressin	片剂：0.1 mg、0.2 mg。注射液：1 ml∶4 μg、1 ml∶15 μg	
（二）肾上腺皮质激素类药			
208	氢化可的松 hydrocortisone	片剂：10 mg、20 mg。注射液：2 ml∶10 mg、5 ml∶25 mg 、20 ml∶100 mg。（琥珀酸钠）注射用无菌粉末：50 mg、100 mg	
209	泼尼松 prednisone	片剂：5 mg	
210	地塞米松 dexamethasone	片剂：0.75 mg。注射液：1 ml∶2 mg、1 ml∶5 mg	
（三）胰岛素及口服降血糖药			
211	胰岛素 insulin	动物源胰岛素注射液（短效、中效、长效和预混）：400 单位。重组人胰岛素注射液（短效、中效和预混 30R）：300 单位、400 单位	
212	二甲双胍 metformin	片剂、胶囊、肠溶（片剂、胶囊）：0.25 g、0.5 g	
213	格列本脲 glibenclamide	片剂：2.5 mg	
214	格列吡嗪 glipizide	片剂、胶囊：5 mg	

续表

序号	品种名称	剂型、规格	备注
215	格列美脲 glimepiride	片剂：1 mg、2 mg	
216	阿卡波糖 acarbose	片剂、胶囊：50 mg	
	(四) 甲状腺激素及抗甲状腺药		
217	甲状腺片 thyroid ablets	片剂：40 mg	
218	左甲状腺素钠 levothyroxine sodium	片剂：50 μg	
219	甲巯咪唑 thiamazole	片剂：5 mg	
220	丙硫氧嘧啶 propylthiouracil	片剂：50 mg、100 mg	
	(五) 雄激素及同化激素		
221	丙酸睾酮 testosterone propionate	注射液：1 ml∶25 mg	
222	甲睾酮 methyltestosterone	片剂：5 mg	
223	苯丙酸诺龙 nandrolone phenylpropionate	注射液：1 ml∶10 mg、1 ml∶25 mg	
	(六) 雌激素、孕激素及抗孕激素		
224	黄体酮 progesterone	注射液：1 ml∶10 mg、1 ml∶20 mg	
225	甲羟孕酮 medroxyprogesterone	片剂：2 mg、4 mg。片剂、胶囊：0.1 g、0.25 g	△

续表

序号	品种名称	剂型、规格	备注
226	己烯雌酚 diethylstilbestrol	片剂：0.5 mg、1 mg、2 mg	
227	尼尔雌醇 nilestriol	片剂：1 mg、2 mg、5 mg	
（七）钙代谢调节药及抗骨质疏松药			
228	阿法骨化醇 alfacalcidol	片剂、胶囊、软胶囊：0.25 μg、0.5 μg	
229	维生素 D2 vitamin D2	软胶囊：5000 单位、10000 单位。注射液：1 ml：5 mg（20 万单位）、1 ml：10 mg（40 万单位）	
十三、抗变态反应药			
230	氯苯那敏 chlorphenamine	片剂：4 mg	
231	苯海拉明 diphenhydramine	片剂：25 mg。注射液：1 ml：20 mg	
232	赛庚啶 cyproheptadine	片剂：2 mg	
233	异丙嗪 promethazine	片剂：12.5 mg、25 mg。注射液：1 ml：25 mg、2 ml：50 mg	
234	氯雷他定 loratadine	片剂、胶囊：5 mg、10 mg	
十四、免疫系统用药			
235	雷公藤总苷 tripterysium glycosides	片剂：10 mg	
236	硫唑嘌呤 azathioprine	片剂：50 mg、100 mg	
237	环孢素 ciclosporin	胶囊、软胶囊、口服溶液剂	△

续表

序号	品种名称	剂型、规格	备注
十五、抗肿瘤药			
（一）烷化剂			
238	司莫司汀 semustine	胶囊：10 mg、50 mg	△
239	环磷酰胺 cyclophosphamide	片剂：50 mg。注射用无菌粉末：100 mg、200 mg、500 mg	△
240	白消安 Busulfan	片剂：0.5 mg、2 mg	△
（二）抗代谢药			
241	甲氨蝶呤 methotrexate	片剂：2.5 mg。注射用无菌粉末：5 mg、100 mg	△
242	巯嘌呤 mercaptopurine	片剂：25 mg、50 mg	△
243	阿糖胞苷 cytarabine	注射用无菌粉末：50 mg、100 mg	△
244	羟基脲 hydroxycarbamide	片剂：0.5 g	△
245	氟尿嘧啶 fluorouracil	注射液：10 ml∶0.25 g	△
（三）抗肿瘤抗生素			
246	丝裂霉素 mitomycin	注射用无菌粉末：2 mg、10 mg	△
247	依托泊苷 etoposide	注射液：2 ml∶40 mg、5 ml∶100 mg	△
248	多柔比星 doxorubicin	注射用无菌粉末：10 mg	△
249	柔红霉素 daunorubicin	注射用无菌粉末：20 mg	△

续表

序号	品种名称	剂型、规格	备注
（四）抗肿瘤植物成分药			
250	长春新碱 vincristine	注射用无菌粉末：1 mg	△
251	紫杉醇 paclitaxel	注射液：5 ml∶30 mg、10 ml∶60 mg	△
252	高三尖杉酯碱 homoharringtonine	注射液：1 ml∶1 mg、2 ml∶2 mg	△
（五）其他抗肿瘤药			
253	顺铂 cisplatin	注射液：2 ml∶10 mg、6 ml∶30 mg。注射用无菌粉末：10 mg、20 mg、30 mg	△
254	奥沙利铂 oxaliplatin	注射用无菌粉末：50 mg、100 mg	△
255	卡铂 carboplatin	注射用无菌粉末：50 mg、100 mg	△
256	亚砷酸（三氧化二砷）arsenious acid（arsenic trioxide）	注射液：5 ml∶5 mg、10 ml∶10 mg。注射用无菌粉末：5 mg、10 mg	△
257	替加氟 tegafur	片剂、胶囊：50 mg、100 mg、200 mg	△
258	门冬酰胺酶 asparaginase	注射用无菌粉末：5000 单位、10000 单位	△
259	亚叶酸钙 calcium folinate	注射液：10 ml∶100 mg。注射用无菌粉末：25 mg、50 mg、100 mg	△
260	维 A 酸 tretinoin	片剂：10 mg	△
（六）抗肿瘤激素类			
261	他莫昔芬 tamoxifen	片剂：10 mg	△
（七）抗肿瘤辅助药			
262	美司钠 mesna	注射液：2 ml∶0.2 g、4 ml∶0.4 g	△

续表

序号	品种名称	剂型、规格	备注
263	昂丹司琼 ondansetron	片剂：4 mg、8 mg	
十六、维生素、矿物质类药			
（一）维 生 素			
264	维生素 B1 vitamin B1	注射液：2 ml∶50 mg、2 ml∶100 mg	
265	维生素 B2 vitamin B2	片剂：5 mg、10 mg	
266	维生素 B6 vitamin B6	片剂：10 mg。注射液：1 ml∶50 mg、2 ml∶0.1 g	
267	维生素 c vitamin c	注射液：2 ml∶0.5 g、5 ml∶1 g	
（二）矿 物 质			
268	葡萄糖酸钙 calcium gluconate	片剂：0.5 g。注射液：10 ml∶1 g	
（三）肠外营养药			
269	复方氨基酸 18AA compound amino acid 18AA	注射液：250ml∶12.5 g（总氨基酸）。小儿复方氨基酸注射液（18AA -Ⅰ）：20 ml∶1.348 g（总氨基酸）	
十七、调节水、电解质及酸碱平衡药			
（一）水、电解质平衡调节药			
270	口服补液盐 oral rehydration salts	散剂（Ⅰ、Ⅱ、Ⅲ）	
271	氯化钠 sodium chloride	注射液：0.9%、10%（10 ml、50 ml、100 ml、250 ml、500 ml、1000 ml）	
272	葡萄糖氯化钠 glucose and sodium chloride	注射液：100 ml、250 ml、500 ml	

续表

序号	品种名称	剂型、规格	备注
273	复方氯化钠 compound sodium chloride	注射液：250 ml、500 ml	
274	氯化钾 potassium chloride	缓释片：0.5 g。注射液：10 ml：1.5 g 颗粒剂	
（二）酸碱平衡调节药			
275	乳酸钠林格 sodium lactate ringer' s	注射液：500 ml	
276	碳酸氢钠 sodium bicarbonate	片剂：0.3 g、0.5 g。注射液：10 ml：0.5 g、250 ml：12.5 g	
（三）其他			
277	葡萄糖 glucose	注射液：5%、10%、25%、50%（20 ml、100 ml、250 ml、500 ml、1000 ml）	
十八、解毒药			
（一）氰化物中毒解毒药			
278	硫代硫酸钠 sodium thiosulfate	注射液：10 ml：0.5 g、20 ml：1.0 g、20 ml：10 g。注射用无菌粉末：0.32 g、0.64 g	
（二）有机磷酸酯类中毒解毒药			
279	氯解磷定 pralidoxime chloride	注射液：2 ml：0.25 g、2 ml：0.5 g	
280	碘解磷定 pralidoxime iodide	注射液：20 ml：0.5 g	
（三）亚硝酸盐中毒解毒药			
281	亚甲蓝 methylthioninium chloride	注射液：2 ml：20 mg、5 ml：50 mg、10 ml：100 mg	

续表

序号	品种名称	剂型、规格	备注
		（四）阿片类中毒解毒药	
282	纳洛酮 naloxone	注射液：1 ml∶0.4 mg、1 ml∶1 mg、2 ml∶2 mg。注射用无菌粉末：0.4 mg、1.0 mg、2.0 mg	
		（五）鼠药解毒药	
283	乙酰胺 acetamide	注射液：2 ml∶1.0 g、5 ml∶2.5 g、10 ml∶5.0 g	
		（六）其他	
284	氟马西尼 flumazenil	注射液：2 ml∶0.2 mg、5 ml∶0.5 mg、10 ml∶1.0 mg	
		十九、生物制品	
285	破伤风抗毒素 tetanus antitoxin	注射液、注射用无菌粉末：1500 IU、10000 IU	
286	抗狂犬病血清 rabies antiserum	注射液：400 IU、700 IU、1000 IU	
287	抗蛇毒血清 snake antivenin	注射液、注射用无菌粉末	注释6
288	国家免疫规划用疫苗		注释7
		二十、诊断用药	
		（一）造影剂	
289	泛影葡胺 maglumine diatrizoate	注射液：1 ml∶0.3 g、20 ml∶12 g	
290	硫酸钡 barium sulfate	干混悬剂（Ⅰ型、Ⅱ型）	
291	碘化油 iodinated oil	注射液：10 ml	
292	碘海醇 iohexol	注射液：20 ml∶6 g（I）、50 ml∶15 g（I）、100 ml∶30 g（I）	

续表

序号	品种名称	剂型、规格	备注
（二）其他			
293	结核菌素纯蛋白衍生物 purified protein derivative of tuberculin	注射液	
二十一、皮肤科用药			
（一）抗感染药			
* (17)	红霉素 erythromycin	软膏剂：1%	
* (41)	阿昔洛韦 aciclovir	乳膏剂：3%	
294	磺胺嘧啶银 sulfadiazine silver	乳膏剂：1%	
295	咪康唑 miconazole	乳膏剂：2%	
（二）角质溶解药			
296	尿素 Urea	软膏剂、乳膏剂：10%、20%	
297	鱼石脂 ichthammol	软膏剂：10%	
298	水杨酸 salicylic acid	软膏剂：2%、5%	
（三）肾上腺皮质激素类药			
* (208)	氢化可的松 hydrocortisone	（含醋酸酯）乳膏剂：1%（丁酸酯）乳膏剂：0.1%	
299	氟轻松 fluocinonide	软膏剂、乳膏剂：0.025%	
（四）其他			
300	炉甘石 Calamine	洗剂	

续表

序号	品种名称	剂型、规格	备注
* (260)	维 A 酸 tretinoin	乳膏剂：0.025%、0.05%、0.1%	
301	依沙吖啶 ethacridine	外用溶液剂：0.1%	
二十二、眼 科 用 药			
(一) 抗 感 染 药			
302	氯霉素 chloramphenicol	滴眼剂：8 ml∶20 mg	
* (27)	左氧氟沙星 levofloxacin	滴眼剂：0.3%（5 ml、8 ml）	
* (17)	红霉素 erythromycin	眼膏剂：0.5%	
* (41)	阿昔洛韦 aciclovir	滴眼剂：8 ml∶8 mg	
* (32)	利福平 rifampicin	滴眼剂：10 ml∶5 mg、10 ml∶10 mg	
(二) 青光眼用药			
303	毛果芸香碱 pilocarpine	注射液：1 ml∶2 mg 滴眼剂	
304	噻吗洛尔 timolol	滴眼剂：5 ml∶12.5 mg、5 ml∶25 mg	
305	乙酰唑胺 acetazolamide	片剂：0.25 g	
(三) 其 他			
* (163)	阿托品 atropine	眼膏剂：1%	
306	可的松 cortisone	眼膏剂：0.25%、0.5%、1%。滴眼剂：3 ml∶15 mg	
二十三、耳鼻喉科用药			
307	麻黄碱 ephedrine	滴鼻剂：1%	

续表

序号	品种名称	剂型、规格	备注
308	氧氟沙星 ofloxacin	滴耳剂：5 ml∶15 mg	
309	地芬尼多 difenidol	片剂：25 mg	
310	鱼肝油酸钠 sodium morrhuate	注射液：2 ml∶0.1 g	
二十四、妇产科用药			
（一）子宫收缩药			
311	缩宫素 oxytocin	注射液：1 ml∶5 U、1 ml∶10 U位	
312	麦角新碱 ergometrine	注射液：1 ml∶0.2 mg、1 ml∶0.5 mg	
313	垂体后叶注射液 posterior pituitary injection	注射液：0.5 ml∶3 U、1 ml∶6 U	
314	米非司酮 mifepristone	片剂：10 mg、25 mg、200 mg	
315	米索前列醇 misoprostol	片剂：200 μg	
*(301)	依沙吖啶 ethacridine	注射液：2 ml∶50 mg	
（二）其他			
*(295)	咪康唑 miconazole	栓剂：0.2 g、0.4 g。阴道软胶囊：0.4 g	
*(28)	甲硝唑 metronidazole	栓剂：0.5 g。阴道泡腾片：0.2 g	
316	克霉唑 clotrimazole	栓剂：0.15 g。阴道片：0.5 g	

续表

序号	品种名称	剂型、规格	备注
二十五、计划生育用药			
317	避孕药		注释8

注释1：第37号“耐多药肺结核用药”是指按规定列入《耐多药肺结核防治管理工作方案》中的耐多药肺结核治疗药品。

注释2：第43号“艾滋病用药”包括抗艾滋病用药及艾滋病机会性感染用药。抗艾滋病用药是指国家免费治疗艾滋病的药品；艾滋病机会性感染用药是指按规定用于治疗艾滋病患者机会性感染的药品。

注释3：第47号“青蒿素类药物”是指按规定列入《抗疟药使用原则和用药方案（修订稿）》中的以青蒿素类药物为基础的复方制剂、联合用药的药物和青蒿素类药物注射剂。

注释4：第125号“依那普利”包括依那普利和依那普利叶酸。

注释5：第199号“血友病用药”包括冻干人凝血因子Ⅷ、冻干人凝血酶原复合物和冻干人纤维蛋白原。

注释6：第287号“抗蛇毒血清”包括抗蝮蛇毒血清、抗五步蛇毒血清、抗银环蛇毒血清、抗眼镜蛇毒血清。

注释7：第288号“国家免疫规划用疫苗”是指纳入国家免疫规划的疫苗。

注释8：第317号“避孕药”是指按规定列入《计划生育避孕药具政府采购目录》中的避孕药。

△：应在具备相应处方资质的医师或在专科医师的指导下使用。

第二章　中成药

化学药品和生物制品

序号	功能	药品名称	剂型、规格	备注
一、内科用药				
（一）解表剂				
1	辛温解表	九味羌活丸（颗粒）	丸剂：每丸重 9 g，每袋装 6 g、9 g，每 10 丸重 1.8 g。颗粒剂：每袋装 5 g、15 g	
2		感冒清热颗粒（胶囊）	颗粒剂：每袋装 3 g、6 g、12 g。胶囊：每粒装 0.45 g	
3		正柴胡饮颗粒	颗粒剂：每袋装 3 g、10 g	
4	辛凉解表	柴胡注射液	注射液：每支装 2 ml	
5		银翘解毒丸（颗粒、胶囊、软胶囊、片）	丸剂：每丸重 3 g、9 g，每 10 丸重 1.5 g。颗粒剂：每袋装 2.5 g、15 g。胶囊：每粒装 0.4 g 软胶囊：每粒装 0.45 g。片剂：每片重 0.3 g，素片每片重 0.5 g，薄膜衣片每片重 0.52 g	
6		芎菊上清丸（颗粒、片）	丸剂：每丸重 9 g，每袋装 6 g，每 100 粒重 6 g。颗粒剂：每袋装 10 g。片剂：糖衣片片芯重 0.25 g、0.3 g	
7		牛黄清感胶囊	胶囊：每粒装 0.3 g	
8		小儿宝泰康颗粒	颗粒剂：每袋装 2.6 g、4 g、8 g	

续表

序号	功能	药品名称	剂型、规格	备注
9		祖卡木颗粒	颗粒剂：每袋装 6 g、12 g	
10		小儿热速清口服液（颗粒）	合剂：每支装 10 ml。颗粒剂：每袋装 2 g、6 g	
11	表里双解	防风通圣丸（颗粒）	丸剂：每丸重 9 g，每 8 丸相当于原药材 6 g，每 20 丸重 1 g。颗粒剂：每袋装 3 g	
12	扶正解表	玉屏风颗粒	颗粒剂：每袋装 5 g	
（二）泻下剂				
13	润肠通便	麻仁润肠丸（软胶囊）	丸剂：每丸重 6 g，每袋装 6 g，每 10 粒重 1.6 g。软胶囊：每粒装 0.5 g	
（三）清热剂				
14	清热泻火	黄连上清丸（颗粒、胶囊、片）	丸剂：每丸重 6 g，每 40 丸重 3 g，每袋装 6 g。颗粒剂：每袋装 2 g。胶囊：每粒装 0.3 g。片剂：薄膜衣片每片重 0.31 g，糖衣片片芯重 0.3 g	
15		牛黄解毒丸（胶囊、软胶囊、片）	丸剂：每丸重 3 g，每 100 丸重 5 g，每袋装 4 g。胶囊：每粒装 0.3 g。软胶囊：每粒装 0.4 g。片剂：每片重 0.25 g、0.3 g	
16		牛黄上清丸（胶囊、片）	丸剂：每丸重 6 g，每 16 粒重 3 g，每 100 粒重 10 g。胶囊：每粒装 0.3 g。片剂：糖衣基片重 0.25 g，薄膜衣片每片重 0.265 g，每片重 0.3 g	

续表

序号	功能	药品名称	剂型、规格	备注
17		一清颗粒（胶囊）	颗粒剂：每袋装 5 g、7.5 g。胶囊：每粒装 0.5 g	
18	清热解毒	板蓝根颗粒	颗粒剂：每袋装 3 g（相当于饮片 7 g）、5 g（相当于饮片 7 g）、10 g（相当于饮片 14 g）	
19		疏风解毒胶囊	胶囊：每粒装 0.52 g	
20		清热解毒颗粒	颗粒剂：每袋装 5 g、9 g、18 g	
21		小儿化毒散（胶囊）	散剂：每瓶（袋）装 0.6 g，每袋装 3 g。胶囊：每粒装 0.3 g	
22	清热祛暑	保济丸（口服液）	丸剂：每瓶装 1.85 g、3.7 g。合剂：每瓶装 10 ml	
23		藿香正气水（口服液、软胶囊）	酊剂：每支装 10 ml。合剂：每支装 10 ml。软胶囊：每粒装 0.45 g	
24		十滴水	酊剂：每瓶（支）装 5 ml、10 ml、100 ml、500 ml	
25	清脏腑热	双黄连合剂（口服液、颗粒、胶囊、片）	合剂：每瓶装 100 ml、200 ml，每支装 10 ml、20 ml。颗粒剂：每袋装 5 g（相当于净饮片 15 g），每袋装 5 g（相当于净饮片 30 g）。胶囊：每粒装 0.4 g。片剂：每片重 0.53 g	
26		银黄口服液（颗粒、胶囊、片）	合剂：每支装 10 ml。颗粒剂：每袋装 2 g、4 g。胶囊：每粒装 0.3 g。片剂：每片重 0.25 g	
27		茵栀黄口服液（颗粒）	合剂：每支装 10 ml（含黄芩苷 0.4 g）。颗粒剂：每袋装 3 g	
28		复方黄连素片	片剂：每片含盐酸小檗碱 30 mg	
29		连花清瘟胶囊（颗粒）	胶囊：每粒装 0.35 g。颗粒剂：每袋装 6 g	

续表

序号	功能	药品名称	剂型、规格	备注
30		小儿泻速停颗粒	颗粒剂：每袋装 3 g、5 g、10 g	
31		香连丸	丸剂：每 6 丸相当于原生药 3 g，每 10 丸重 1.5 g，每 12 丸重约 1 g，每 20 粒重 1 g，每 40 丸重约 3 g，每 100 粒重 3 g	
（四）温里剂				
32	温中散寒	附子理中丸（片）	丸剂：每丸重 9 g，每 8 丸相当于原生药 3 g，每袋装 6 g。片剂：基片重 0.25 g	
33		香砂养胃丸（颗粒、片）	丸剂：每 8 丸相当于原药材 3 g，每袋装 9 g。颗粒剂：每袋装 5 g 片剂：每片重 0.6 g	
34		香砂平胃丸（颗粒）	丸剂：每袋（瓶）装 6 g。颗粒剂：每袋装 5 g、10 g	
35		理中丸	丸剂：每丸重 9 g，每 8 丸相当于原药材 3 g	
36	益气复脉	参麦注射液	注射液：每支装 10 ml、20 ml，每瓶装 50 ml、100 ml	
37		生脉饮（颗粒、胶囊、注射液）	合剂：每支装 10 ml。颗粒剂：每袋装 2 g、10 g。胶囊：每粒装 0.3 g、0.35 g。注射液：每支装 10 ml、20 ml	
38		稳心颗粒	颗粒剂：每袋装 5 g、9 g	
（五）化痰、止咳、平喘剂				
39	温化寒痰	通宣理肺丸（颗粒、胶囊、片）	丸剂：每丸重 6 g，每 100 丸重 10 g，每 8 丸相当于原药材 3 g。颗粒剂：每袋装 3 g、9 g。胶囊：每粒装 0.36 g。片剂：每片重 0.3 g	

续表

序号	功能	药品名称	剂型、规格	备注
40		寒喘祖帕颗粒	颗粒剂：每袋装 6 g、10 g、12 g	
41	清热化痰	蛇胆川贝液	糖浆剂、合剂：每支装 10 ml	
42		橘红丸（颗粒、胶囊、片）	丸剂：每丸重 3 g、6 g，每 100 丸重 10 g。颗粒剂：每袋装 11 g 胶囊：每粒装 0.5 g。片剂：每片重 0.3 g、0.6 g	
43		急支糖浆（颗粒）	糖浆剂：每瓶装 100 ml、200 ml。颗粒剂：每袋装 4 g	
44	润肺化痰	养阴清肺丸（膏、颗粒）	丸剂：每丸重 9 g，每 100 粒重 10 g。煎膏剂：每瓶装 50 g、150 g，每瓶装 80 ml、100ml。颗粒剂：每袋装 6 g、15 g	
45		二母宁嗽丸（颗粒、片）	丸剂：每丸重 9 g，每 100 丸重 10 g。颗粒剂：每袋装 3 g、10 g。片剂：每片重 0.55 g	
46		润肺膏	煎膏剂：每瓶装 250 g	
47		强力枇杷露	糖浆剂：每瓶装 100 ml、150 ml、250 ml、330 ml	
48	消积化痰	小儿消积止咳口服液	合剂：每支装 10 ml	
49	疏风清热	清宣止咳颗粒	颗粒剂：每袋装 10 g	
50	健脾止咳	小儿肺咳颗粒	颗粒剂：每袋装 2 g、3 g、6 g	
51	平喘剂	蛤蚧定喘丸（胶囊）	丸剂：每丸重 9 g，每 60 丸重 9 g。胶囊：每粒装 0.5 g	
52		桂龙咳喘宁胶囊（片）	胶囊：每粒装 0.3 g（相当于饮片 1 g）。片剂	
（六）开窍剂				
53	清热开窍	安宫牛黄丸	丸剂：每丸重 1.5 g、3 g	注释 1

续表

序号	功能	药品名称	剂型、规格	备注
54		清开灵颗粒（胶囊、片、注射液）	颗粒剂：每袋装3 g（含黄芩苷20 mg）。胶囊：每粒装0.25 g（含黄芩苷10 mg）。片剂：每片重0.5 g（含黄芩苷20 mg）。注射液：每支装2 ml、10 ml	
55		安脑丸（片）	丸剂：每丸重3 g，每11丸重3 g。片剂：薄膜衣片每片重0.5 g	
56	化痰开窍	化痰开窍苏合香丸	丸剂：每丸重2.4 g、3 g	
57		礞石滚痰丸	丸剂：每袋（瓶）装6 g	
（七）扶正剂				
58	健脾益气	补中益气丸（颗粒）	丸剂：每丸重9 g，每8丸相当于原生药3 g，每袋装6 g。颗粒剂：每袋装3 g	
59		参苓白术散（丸、颗粒）	散剂：每袋装3 g、6 g、9 g。丸剂：每100粒重6 g。颗粒剂：每袋装6 g	
60		健儿消食口服液	合剂：每支装10 ml	
61		醒脾养儿颗粒	颗粒剂：每袋装2 g	
62	健脾和胃	香砂六君丸	丸剂：每8丸相当于原生药3 g，每袋装6 g、9 g，每100粒重6 g	
63		安胃疡胶囊	胶囊：每粒含黄酮类化合物0.2 g	
64	健脾养血	归脾丸（合剂）	丸剂：每丸重9 g，每8丸相当于原生药3 g，每袋装6 g、9 g，每瓶装60 g、120 g。合剂：每支装10 ml，每瓶装100 ml	

续表

序号	功能	药品名称	剂型、规格	备注
65		健脾生血颗粒（片）	颗粒剂：每袋装 5 g。片剂：每片重 0.6 g	
66	滋阴补肾	六味地黄丸（颗粒、胶囊）	丸剂：每丸重 9 g，每 8 丸重 1.44 g（每 8 丸相当于饮片 3 g），每袋装 6 g、9 g，每瓶装 60 g、120 g。颗粒剂：每袋装 5 g。胶囊：每粒装 0.3 g、0.5 g	
67	滋阴降火	知柏地黄丸	丸剂：每丸重 9 g，每 10 丸重 1.7 g，每袋装 6 g、9 g，每瓶装 60 g，每 8 丸相当于原生药 3 g	
68	滋肾养肝	杞菊地黄丸（胶囊、片）	丸剂：每丸重 9 g，每 8 丸相当于原药材 3 g，每袋装 6 g、9 g，每瓶装 60 g、120 g。胶囊：每粒装 0.3 g 片剂：片芯重 0.3 g	
69		生血宝合剂（颗粒）	合剂：每瓶装 100 ml。颗粒剂：每袋装 4 g、8 g	
70	温补肾阳	金匮肾气丸（片）	丸剂：每丸重 6 g，每 100 粒重 20 g。片剂：每片重 0.27 g	
71		四神丸（片）	丸剂：每袋装 9 g。片剂：每片重 0.3 g、0.6 g	
72		济生肾气丸	丸剂：每丸重 9 g，每袋装 6 g	
73	气血双补	八珍丸（颗粒、胶囊）	丸剂：每丸重 9 g，每 8 丸相当于原生药 3 g，每袋装 6 g，每瓶装 60 g。颗粒剂：每袋装 3.5 g、8 g。胶囊：每粒装 0.4 g	
74	益气养阴	消渴丸	丸剂：每 10 丸重 2.5 g（含格列本脲 2.5 mg）	
75		贞芪扶正颗粒（胶囊）	颗粒剂：每袋装 5 g、15 g。胶囊：每粒装 0.35 g（相当于原药材 3.125 g），每 6 粒相当于原生药 12.5 g	
76		参芪降糖颗粒（胶囊、片）	颗粒剂：每袋装 3 g。胶囊：每粒装 0.35 g 片剂：每片重 0.35 g	

续表

序号	功能	药品名称	剂型、规格	备注
			（八）安神剂	
77	养心安神	天王补心丸（片）	丸剂：每丸重 9 g，每 8 丸相当于原生药 3 g，每袋装 6 g、9 g，每瓶装 60 g、120 g。片剂：每片重 0.5 g	
78		柏子养心丸	丸剂：每丸重 9 g，每袋装 6 g、9 g，每瓶装 60 g、120 g	
79		枣仁安神颗粒（胶囊）	颗粒剂：每袋装 5 g。胶囊：每粒装 0.45 g	
			（九）止血剂	
80	凉血止血	槐角丸	丸剂：每丸重 9 g，每袋装 6 g、9 g	
			（十）祛淤剂	
81	活血祛淤	血栓通胶囊（注射液）、	注射用血栓通（冻干）胶囊：每粒装 0.18 g（含三七总皂苷 100 mg）。注射液：每支装 2 ml∶70 mg（三七总皂苷），每支装 5 ml∶175 mg（三七总皂苷）。注射用无菌粉末：每瓶（支）装 100 mg、150 mg、250 mg	
82		血塞通胶囊（注射液）、注射用血塞通（冻干）	胶囊：50 mg、100 mg。注射液：每支装 2 ml∶100 mg，每支装 5 ml∶250 mg，每支装 10 ml∶250 mg。注射用无菌粉末：每支装 100 mg、200 mg、400 mg	
83		丹参注射液	注射液：每支装 2 ml、10 ml	
84		银杏叶胶囊（片、滴丸）	胶囊：每粒含总黄酮醇苷 9.6 mg、萜类内酯 2.4 mg，每粒含总黄酮醇苷 19.2 mg、萜类内酯 4.8 mg。片剂：每片含总黄酮醇苷 9.6 mg、萜类内酯 2.4 mg，每片含总黄酮醇苷 19.2 mg、萜类内酯 4.8 mg。滴丸剂：每丸重 60 mg，薄膜衣丸每丸重 63 mg	

续表

序号	功能	药品名称	剂型、规格	备注
85		银丹心脑通软胶囊	软胶囊：每粒装 0.4 g	
86	益气活血	麝香保心丸	丸剂：每丸重 22.5 mg	
87		脑心通丸（胶囊、片）	丸剂：每袋装 0.8 g。胶囊：每粒装 0.4 g。片剂：每片重 0.45 g	
88		诺迪康胶囊	胶囊：每粒装 0.28 g	
89		血栓心脉宁胶囊	胶囊：每粒装 0.5 g	
90		参松养心胶囊	胶囊：每粒装 0.4 g	
91		益心舒颗粒（胶囊、片）	颗粒剂：每袋装 4 g。胶囊：每粒装 0.4 g。片剂：每片重 0.4 g、0.6 g	
92	化瘀宽胸	冠心苏合丸（胶囊、软胶囊）	丸剂：每丸重 1 g。胶囊：每粒装 0.35 g。软胶囊：每粒装 0.31 g、0.5 g	
93		地奥心血康胶囊	胶囊：每粒含甾体总皂苷 100 mg（相当于甾体总皂苷元 35 mg）	
94	化瘀通脉	通心络胶囊	胶囊：每粒装 0.26 g	
95		灯盏花素片	片剂：每片含灯盏花素 20 mg	
96		脑安颗粒（胶囊、片、滴丸）	颗粒剂：每袋装 1.2 g。胶囊：每粒装 0.4 g。片剂：每片重 0.53 g。滴丸剂：每丸重 50 mg	
97		脉血康胶囊	胶囊：每粒装 0.25 g	
98	理气活血	血府逐瘀丸（口服液、胶囊）	丸剂：每丸重 9 g，每 60 粒重 6 g，每 67 丸约重 1 g，每 100 丸重 20 g。合剂：每支装 10 ml。胶囊：每粒装 0.4 g	

续表

序号	功能	药品名称	剂型、规格	备注
99		复方丹参片（颗粒、胶囊、滴丸）	片剂：薄膜衣小片每片重 0.32 g（相当于饮片 0.6 g），薄膜衣大片每片重 0.8 g（相当于饮片 1.8 g），糖衣片（相当于饮片 0.6 g）。颗粒剂：每袋装 1 g。胶囊：每粒装 0.3 g。滴丸剂：每丸重 25 mg，薄膜衣滴丸每丸重 27 mg	
100		速效救心丸	滴丸剂：每粒重 40 mg	
101		心可舒胶囊（片）	胶囊：每粒装 0.3 g 片剂：每片重 0.31 g、0.62 g	
102	滋阴活血	脉络宁注射液	注射液：每支装 10 ml	
103	祛瘀解毒	平消胶囊（片）	胶囊：每粒装 0.23 g。片剂：薄膜衣片每片重 0.24 g，糖衣片片芯重 0.23 g	
（十一）理气剂				
104	疏肝解郁	逍遥丸（颗粒）	丸剂：每丸重 9 g，每袋装 6 g、9 g，每 8 丸相当于原生药 3 g。颗粒剂：每袋装 4 g、5 g、6 g、15 g	
105		丹栀逍遥丸	丸剂：每袋装 6 g	
106		护肝片（颗粒、胶囊）	片剂：糖衣片片芯重 0.35 g，薄膜衣片每片重 0.36 g、0.38 g。颗粒剂：每袋装 1.5 g、2 g。胶囊：每粒装 0.35 g	
107	疏肝和胃	气滞胃痛颗粒（片）	颗粒剂：每袋装 2.5 g、5 g。片剂：糖衣片片芯重 0.25 g，薄膜衣片每片重 0.5 g	
108		胃苏颗粒	颗粒剂：每袋装 5 g、15 g	

续表

序号	功能	药品名称	剂型、规格	备注
109		元胡止痛片（颗粒、胶囊、滴丸）	片剂：糖衣片片芯重 0.25 g，薄膜衣片每片重 0.26 g。颗粒剂：每袋装 5 g。胶囊：每粒装 0.25 g、0.45 g。滴丸剂：每 10 丸重 0.5 g	
110		三九胃泰颗粒（胶囊）	颗粒剂：每袋装 2.5 g、10 g、20 g。胶囊：每粒装 0.5 g	
111		加味左金丸	丸剂：每 100 丸重 6 g	
（十二）消导剂				
112	消食导滞	保和丸（颗粒、片）	丸剂：每丸重 9 g，每袋装 6 g、9 g，每 8 丸相当于原生药 3 g。颗粒剂：每袋装 4.5 g。片剂：每片重 0.26 g、0.4 g	
113		六味安消散（胶囊）	散剂：每袋装 1.5 g、18 g。胶囊：每粒装 0.5 g	
114		小儿化食丸（口服液）	丸剂：每丸重 1.5 g。合剂：每支装 10 ml	
（十三）治风剂				
115	疏散外风	川芎茶调丸（散、颗粒、片）	丸剂：每袋装 6 g，每 8 丸相当于原药材 3 g。散剂：每袋装 3 g、6 g。颗粒剂：每袋装 4 g、7.8 g。片剂：每片重 0.48 g	
116	平肝息风	松龄血脉康胶囊	胶囊：每粒装 0.5 g	
117		丹珍头痛胶囊	胶囊：每粒装 0.5 g	
118	祛风化瘀	正天丸（胶囊）	丸剂：每袋装 6 g。胶囊：每粒装 0.45 g	
119	养血祛风	养血清脑丸（颗粒）	丸剂：每袋装 2.5 g。颗粒剂：每袋装 4 g	
120		消银颗粒（片）	颗粒剂：3.5 g/袋。片剂：糖衣片片芯重 0.3 g，薄膜衣片每片重 0.32 g	

续表

序号	功能	药品名称	剂型、规格	备注
121		润燥止痒胶囊	胶囊：每粒装 0.5 g	
122	祛风通络	华佗再造丸	丸剂	
123		小活络丸	丸剂：每丸重 3 g，每 6 丸相当于原生药 2.3 g	
124		复方风湿宁胶囊（片）	胶囊：每粒装 0.3 g。片剂：基片重 0.2 g，薄膜衣片每片重 0.21 g、0.48 g	
（十四）祛湿剂				
125	散寒除湿	风湿骨痛胶囊（片）	胶囊：每粒装 0.3 g。片剂：每片重 0.36 g、0.37 g	
126		追风透骨丸	丸剂：每 10 丸重 1 g	
127	消肿利水	五苓散（胶囊、片）	散剂：每袋装 6 g、9 g。胶囊：每粒装 0.45 g。片剂：每片重 0.35 g	
128		肾炎康复片	片剂：糖衣片片芯重 0.3 g，薄膜衣片每片重 0.48 g	
129		尿毒清颗粒	颗粒剂：每袋装 5 g	
130	清热通淋	癃清片（胶囊）	片剂：每片重 0.6 g。胶囊：每粒装 0.4 g、0.5 g	
131		三金片	片剂：每片相当于原药材 2.1 g、3.5 g	
132	化瘀通淋	癃闭舒胶囊	胶囊：每粒装 0.3 g、0.45 g	
133	扶正祛湿	尪痹颗粒（胶囊、片）	颗粒剂：每袋装 3 g、6 g。胶囊：每粒 0.55 g 片剂：每片重 0.25 g、0.5 g	
134		风湿液	酒剂：每瓶装 10 ml、100 ml、250 ml	

续表

序号	功能	药品名称	剂型、规格	备注
135	益肾通淋	普乐安胶囊（片）	胶囊：每粒装 0.375 g。片剂：每片重 0.57 g（含油菜花粉 0.5 g）、0.64 g（含油菜花粉 0.5 g）	
136	化浊降脂	血脂康胶囊	胶囊：每粒装 0.3 g	
137	补肾缩尿	缩泉丸（胶囊）	丸剂：每 20 粒重 1 g。胶囊：每粒装 0.3 g	
二、外科用药				
（一）清热剂				
138	清热利湿	消炎利胆片（颗粒、胶囊）	片剂：薄膜衣小片（0.26 g，相当于饮片 2.6 g），薄膜衣大片（0.52 g，相当于饮片 5.2 g），糖衣片（片芯重 0.25 g，相当于饮片 2.6 g）。颗粒剂：每袋装 2.5 g。胶囊：每粒装 0.45 g	
139	清热解毒	季德胜蛇药片	片剂：每片重 0.4 g	
140		连翘败毒丸（膏、片）	丸剂：每袋装 9 g，每 100 粒重 6 g。煎膏剂：每袋装 15 g，每瓶装 60 g、120 g、180 g。片剂：每片重 0.6 g	
141		如意金黄散	散剂：每袋（瓶）装 3 g、6 g、9 g、12 g、30 g	
142		地榆槐角丸	丸剂：每丸重 9 g，每 100 丸重 10 g	
143	通淋消石	排石颗粒	颗粒剂：每袋装 5 g、20 g	
144	清热消肿	马应龙麝香痔疮膏	软膏剂	
145	软坚散结	内消瘰疬丸	丸剂：每 10 丸重 1.85 g，每 100 粒重 6 g，每瓶装 9 g	
（二）温经理气活血剂				
146	散结消肿	小金丸（胶囊、片）	丸剂：每 10 丸重 6 g，每 100 丸重 3 g、6 g。胶囊：每粒装 0.3 g、0.35 g。片剂：每片重 0.36 g	

续表

序号	功能	药品名称	剂型、规格	备注
（三）活血化瘀剂				
147	化瘀通脉	脉管复康片（胶囊）	片剂：每片重 0.3 g、0.6 g。胶囊：每粒装 0.45 g	
148	消肿活血	京万红软膏	软膏剂：每支装 10 g、20 g，每瓶装 30 g、50 g	
三、妇科用药				
（一）理血剂				
149	活血化瘀	益母草膏（颗粒、胶囊、片）	煎膏剂：每瓶装 125 g、250 g。颗粒剂：每袋装 15 g。胶囊：每粒装 0.36 g（每粒相当于原药材 2.5 g）。片剂：每片含盐酸水苏碱 15 mg	
150		少腹逐瘀丸（颗粒、胶囊）	丸剂：每丸重 9 g。颗粒剂：每袋装 1.6 g、5 g。胶囊：0.45 g/粒	
151	化瘀止血	茜芷胶囊	胶囊：每粒装 0.4 g	
152	收敛止血	葆宫止血颗粒	颗粒剂：每袋装 15 g	
153	养血舒肝	妇科十味片	片剂：每片重 0.3 g	
（二）清热剂				
154	清热除湿	妇科千金片（胶囊）	片剂胶囊：每粒装 0.4 g	
155		花红片（颗粒、胶囊）	片剂：薄膜衣片每片重 0.29 g，糖衣片片芯重 0.28 g。颗粒剂：每袋装 2.5 g、10 g。胶囊：每粒装 0.25 g	
156		宫炎平片（胶囊）	片剂：薄膜衣片每片重 0.26 g，糖衣片片芯重 0.25 g。胶囊：每粒装 0.2 g、0.25 g、0.35 g	

续表

序号	功能	药品名称	剂型、规格	备注
157	清热解毒	妇炎消胶囊	胶囊：每粒装 0.45 g	
158		金刚藤糖浆	糖浆剂：每瓶装 150 ml	
159	行气破瘀	保妇康栓	栓剂：每粒重 1.74 g	
（三）扶正剂				
160	养血理气	艾附暖宫丸	丸剂：每丸重 9 g，每袋装 9 g，每瓶装 45 g、72 g，每 45 粒重 9 g，每 100 丸重 4 g、10 g	
161	益气养血	乌鸡白凤丸（胶囊、片）	丸剂：每丸重 9 g，每袋装 6 g、9 g，每 10 丸重 1 g。胶囊：每粒装 0.3 g。片剂：每片重 0.5 g	
162		八珍益母丸（胶囊）	丸剂：每丸重 9 g，每袋装 6 g、9 g，每瓶装 60 g、120 g。胶囊：每粒装 0.28 g	
163	滋阴安神	更年安片（胶囊）	片剂：薄膜衣片每片重 0.31 g，糖衣片片芯重 0.3 g。胶囊：每粒装 0.3 g	
164		坤泰胶囊	胶囊：每粒装 0.5 g	
（四）散结剂				
165	消肿散结	乳癖消颗粒（胶囊、片）	颗粒剂：每袋装 8 g（相当于原药材 6 g）。胶囊：每粒装 0.32 g。片剂：薄膜衣片每片重 0.34 g、0.67 g，糖衣片片芯重 0.32 g	
166	活血化瘀	桂枝茯苓丸（胶囊）	丸剂：每丸重 6 g，每 100 丸重 10 g，素丸每 10 丸重 1.5 g、2.2 g。胶囊：每粒装 0.31 g	

续表

序号	功能	药品名称	剂型、规格	备注
167		乳块消颗粒（胶囊、片）	颗粒剂：每袋装 5 g、10 g。胶囊：每粒装 0.3 g。片剂：薄膜衣片每片重 0.36 g	
168		宫瘤清胶囊（颗粒）	胶囊：每粒装 0.37 g。颗粒剂：每袋装 4 g	
四、眼科用药				
169	清热散风	明目上清丸（片）	丸剂：每袋（瓶）装 9 g。片剂：素片每片重 0.6 g，薄膜衣片每片重 0.63 g	
170		明目蒺藜丸	丸剂：每 20 粒重 1 g	
171	泻火明目	黄连羊肝丸	丸剂：每丸重 9 g，每 20 丸重 1 g，每 100 丸重 20 g	
172		珍珠明目滴眼液	滴眼剂：每支装 8 ml、10 ml、12 ml、15 ml	
（二）扶正剂				
173	滋阴养肝	明目地黄丸	丸剂：每丸重 9 g，每袋装 6 g、9 g，每 8 丸相当于原生药 3 g	
174		障眼明片（胶囊）	片剂：糖衣片片芯重 0.21 g，薄膜衣片每片重 0.21 g、0.42 g。胶囊：每粒装 0.25 g、0.4 g	
175	益气养阴	复方血栓通胶囊（片）	胶囊：每粒装 0.5 g。片剂：每片重 0.35 g、0.4 g	
五、耳鼻喉科用药				
176	滋肾平肝	耳聋左慈丸	丸剂：每丸重 9 g，每 8 丸相当于原生药 3 g，每 100 粒重 10 g	
177		通窍耳聋丸	丸剂：每 100 粒重 6 g	
（二）鼻病				
178	宣肺通窍	鼻炎康片	片剂：每片重 0.37 g（含马来酸氯苯那敏 1 mg）	

续表

序号	功能	药品名称	剂型、规格	备注
179	清热通窍	藿胆丸（片、滴丸）	丸剂：每瓶装 36 g，每 10 丸重 0.24 g，每 195 粒约重 3 g。片剂滴丸剂：每丸重 50 mg	
180	疏风清热	辛夷鼻炎丸	丸剂：每 10 丸重 0.75 g	
181		香菊胶囊（片）	胶囊：每粒装 0.3 g。片剂：素片每片重 0.3 g，薄膜衣片每片重 0.32 g	
182	扶正解表	辛芩颗粒	颗粒剂：每袋装 5 g、20 g	
（三）咽喉、口腔病				
183	化痰利咽	黄氏响声丸	丸剂：炭衣丸每丸重 0.1 g、0.133 g，糖衣丸每瓶装 400 丸	
184		清咽滴丸	滴丸剂：每丸重 20 mg	
185	滋阴清热	口炎清颗粒	颗粒剂：每袋装 3 g、10 g	
186		玄麦甘橘颗粒（胶囊）	颗粒剂：每袋装 10 g。胶囊：每粒装 0.35 g	
187	清热凉血	口腔溃疡散	散剂：每瓶装 3 g	
188	清热解毒	冰硼散	散剂：每瓶（支）装 0.6 g、1.5 g、2 g、3 g	
六、骨伤科用药				
189	接骨续筋	接骨七厘散（丸、片）	散剂：每袋装 1.5 g。丸剂：每袋装 1.5 g、2 g。片剂：每片相当于原生药量 0.3 g	
190		伤科接骨片	片剂	
191	活血化瘀	云南白药（胶囊、膏、酊、气雾剂）	散剂、胶囊、贴膏剂、酊剂、气雾剂	

续表

序号	功能	药品名称	剂型、规格	备注
192		活血止痛散（胶囊）	散剂：每袋（瓶）装 1.5 g。胶囊：每粒装 0.25 g、0.5 g	
193		七厘散（胶囊）	散剂：每瓶装 1.5 g、3 g。胶囊：每粒装 0.5 g	
194		消痛贴膏	贴膏剂：每贴装 1.0 g、1.2 g	
195	活血通络	颈舒颗粒	颗粒剂：每袋装 6 g	
196		颈复康颗粒	颗粒剂：每袋装 5 g	
197		腰痹通胶囊	胶囊：每粒装 0.42 g	
198	祛风活络	舒筋活血丸（片）	丸剂：每丸重 6 g。片剂：每片重 0.3 g	
199		狗皮膏	膏药：每张净重 12 g、15 g、24 g、30 g	
200		骨痛灵酊	酊剂：每袋装 10 ml，每瓶装 30 ml、60 ml、100 ml、250 ml	
201		通络祛痛膏	贴膏剂：7 cm×10 cm	
202		复方南星止痛膏	贴膏剂：10 cm×13 cm	
203	补肾壮骨	仙灵骨葆胶囊（片）	胶囊：每粒装 0.5 g。片剂：每片重 0.3 g	

中成药成分中的“麝香”为人工麝香，“牛黄”为人工牛黄，有“注释”的除外。

注释 1：目录第 53 号“安宫牛黄丸”成分中的“牛黄”为天然牛黄、体内培植牛黄或体外培育牛黄。

第三章　化学药品和生物制品信息参考节选

抗微生物药

一、青霉素类

1. 青霉素 benzylpenicillin

【剂型规格】（钾盐）注射用无菌粉末：0.25 g（40 万 U）、0.5 g（80 万 U）。（钠盐）注射用无菌粉末：0.24 g（40 万 U）、0.48 g（80 万 U）、0.96 g（160 万 U）。

【适应证】青霉素为以下感染的首选药物：溶血性链球菌、肺炎链球菌、不产青霉素酶葡萄球菌、气性坏疽等梭状芽孢杆菌感染，和炭疽、破伤风、梅毒（包括先天性梅毒）、钩端螺旋体病、回归热、白喉、青霉素亦可用于治疗流行性脑脊髓膜炎、放线菌病、淋病、樊尚咽峡炎、莱姆病、多杀巴斯德菌感染、鼠咬热、李斯特菌感染等。

【禁忌证】有青霉素类药物过敏史或青霉素皮肤试验阳性患者禁用。

【用法用量】成人每日肌内注射 80 万～200 万 U，分 3～4 次给药；每日静脉滴注 200 万～2000 万 U，分 2～4 次给药。儿童肌内注射，按体重 2.5 万 U/kg，每 12 h 给药一次；静脉滴注，每日按体重 5 万～20 万/kg，分 2～4 次给药。足月新生儿每次按体重 5 万 U/kg，肌内注射或静脉滴注给药；出生第一周每 12 h 给药一次，一周以上者每 8 h 一次，严重感染每 6h 给药一次。早产儿每次按体重 3 万 U/kg，出生第一周每 12 h 给药一次，2～4 周者每 8 h 一次，之后每 6 h 一次。

对于肾功能减退者，轻、中度肾功能损害者使用常规剂量不需减量，严重肾功能损害者应延长给药间隔或调整剂量。当内生肌酐清除率为10～50 ml/min时，给药间期自8 h延长至8～12 h或给药间期不变、剂量减少25%；内生肌酐清除率小于10 ml/min时，给药间期延长至12～18 h或每次剂量减至正常剂量的25%～50%而给药间期不变。

肌内注射时，每50万单位青霉素钠溶解于1 ml灭菌注射用水，超过50万U则需加灭菌注射用水2 ml，不应以氯化钠注射液为溶剂；静脉滴注时给药速度不能超过50万U/min，以免发生中枢神经系统毒性反应。

【不良反应】过敏反应常见，过敏性休克偶见；静脉滴注大剂量本品或鞘内给药时，可导致严重精神症状等；用青霉素治疗梅毒、钩端螺旋体病等疾病时可由于病原体死亡致症状加剧，称为赫氏反应；治疗矛盾也见于梅毒患者，系治疗后梅毒病灶消失过快，而组织修补相对较慢或病灶部位纤维组织收缩，妨碍器官功能所致；可出现耐青霉素金葡菌、革兰阴性杆菌或念珠菌等二重感染；应用大剂量青霉素钠可因摄入大量钠盐而导致心力衰竭。

【注意事项】应用本品前需详细询问药物过敏史并进行青霉素皮肤试验，皮试液为每1 ml含500 U青霉素，皮内注射0.05～0.1 ml，经20 min后，观察皮试结果，呈阳性反应者禁用。应用本品须新鲜配制。

二、头孢菌素类

1. 头孢唑林 cfazolin tennipoay

【剂型规格】注射用无菌粉末：0.5 g、1.0 g

【适应证】适用于治疗敏感细菌所致的支气管炎、肺炎等呼吸道感染，尿路感染，皮肤软组织感染，骨和关节感染，败血症，感染性心内膜炎，肝胆系统感染及眼、耳（中耳炎）、鼻、喉等感染。

【禁忌证】对头孢菌素过敏者及有青霉素过敏性休克或即刻反应史者禁用本品。

【用法用量】成人静脉缓慢推注、静脉滴注或肌内注射，一次0.5～1 g，一日2～4次，严重感染可增加至一日6 g，分2～4次静脉给予。

儿童常用剂量为每日按体重50～100 mg/kg，分2～3次静脉缓慢推注，静脉滴注或肌内注射。

【不良反应】注射导致的血栓性静脉炎和肌内注射区疼痛，过敏反应，偶有药物热。个别患者可出现暂时性血清氨基转移酶、碱性磷酸酶升高等。

【注意事项】交叉过敏反应：对一种头孢菌素或头霉素过敏者对其他头孢菌素或头霉素也可能过敏；对青霉素过敏患者应用本品时，应根据患者情况充分权衡利弊后决定。有青霉素过敏性休克或即刻反应者，不宜再选用头孢菌素类。

2. 头孢呋辛 cefuroxime

【剂型规格】（头孢呋辛酯）片剂、胶囊：0.125 g、0.25 g。（钠盐）注射用无菌粉末：0.25 g、0.5 g、0.75 g、1.5 g

【适应证】本品适用于溶血性链球菌、金黄色葡萄球菌（耐甲氧西林株除外）及流感嗜血杆菌、大肠埃希菌、肺炎克雷伯菌、奇异变形杆菌等肠杆菌科细菌敏感菌株所致感染。

【禁忌证】对本品及其他头孢菌素类过敏者、有青霉素过敏性休克或即刻反应史者及胃肠道吸收障碍者禁用；5岁以下儿童禁用。

【用法用量】口服用药：成人一般一日0.5 g，下呼吸道感染患者一日口服1 g，单纯性下尿路感染患者一日口服0.25 g，均分2次服用。单纯性淋球菌尿道炎单剂疗法剂量为1 g 。儿童急性咽炎或急性扁桃体炎，每日按体重20 mg/kg，分2次服用，一日不超过0.5 g；急性中耳炎、脓疱病，每日按体重30 mg/kg，分2次服用，一日不超过1 g。

注射用药：肌内注射给药时，每0.25 g用1.0 ml无菌注射用水溶解，缓慢摇匀得混悬液后，深部肌肉注射。静脉注射给药时0.25 g至少用2.0 ml无菌注射用水溶解、0.5 g至少用4.0 ml无菌注射用水溶解、0.75 g至少用6.0 ml无菌注射用水溶解、1.5 g至少用12.0 ml无菌注射用水溶解，摇匀后再缓慢静脉注射。静脉滴注给药时，本品成人常用量为一次0.75～1.5 g，每8 h给药一次，疗程5～10日。对于生命受到威胁的感染或罕见敏感菌引起的感染，应每6 h给药1.5 g。对于细菌性脑膜炎，使用剂量应每8 h不超过3.0 g。3个月以上的婴儿，每日按体重50～100 mg/kg，分3～4次给药。重症感染时，按体重剂量不低于0.1 g/(kg·d)，但不能超过成人使用的最高剂量。骨和关节感染，每日按体重0.15 g/kg（不超过成人使用的最高剂量），分3次给药。脑膜炎患者，每日按体重0.2～0.24 g/kg，分3～4次给药。

【不良反应】常见腹泻、恶心和呕吐等胃肠反应；少见皮疹、药物热等过敏反应；偶见假膜性肠炎、嗜酸粒细胞增多、血胆红素升高、血红蛋白降低、肾功能改变、Coombs试验阳性和一过性肝酶升高等检查指标改变。

【注意事项】交叉过敏反应

三、氨基糖苷类

1. 阿米卡星 amikacin

【剂型规格】注射液：1 ml∶0.1 g（10万单位）、2 ml∶0.2 g（20万单位）。

【适应证】本品适用于铜绿假单胞菌及部分其他假单胞菌、大肠埃希菌、变形杆菌属、克雷伯菌属、肠杆菌属、沙雷菌属、不动杆菌属等敏感革兰氏阴性杆菌与葡萄球菌属（甲氧西林敏感株）等所致感染。

【禁忌证】对阿米卡星或其他氨基糖苷类过敏的患者禁用。

【用法用量】成人肌内注射或静脉滴注。治疗单纯性尿路感染对常用抗菌药耐药时，每12 h给药0.2 g；用于其他全身感染每12 h按体重给药7.5 mg/kg，或每24 h给药15 mg/kg。成人剂量不超过1.5 g/d，疗程不超过10日。儿童肌内注射或静脉滴注。首剂按体重10 mg/kg，继以每12小时7.5 mg/kg，或每24小时15 mg/kg。肾功能减退患者：肌酐清除率＞50～90 ml/min者，每12 h给予正常剂量(7.5 mg/kg)的60%～90%；肌酐清除率10～50 ml/min者，每24～48 h给予正常剂量的20%～30%。

【不良反应】患者可发生听力减退、耳鸣或耳部饱满感等症状；少数患者亦可发生眩晕、步履不稳等症状；本品有一定肾毒性，患者可出现血尿，尿量减少、血肌酐值增高等；软弱无力、嗜睡、呼吸困难等神经肌肉阻滞作用少见；其他不良反应有头痛、麻木、针刺感染、震颤、抽搐、关节痛、药物热、嗜酸性粒细胞增多、肝功能异常、视物模糊等。

【注意事项】疗程中有条件时应监测血药浓度。

四、四环素类

1. 多西环素 doxycycline

【剂型规格】片剂：50 mg、100 mg。

【适应证】本品可用于下列疾病：立克次体病，如流行性斑疹伤寒、地方性斑疹伤寒、洛矶山热、恙虫病和 Q 热；支原体属感染；衣原体属感染，包括鹦鹉热、性病、淋巴肉芽肿、非特异性尿道炎、输卵管炎、宫颈炎及沙眼；回归热；布鲁菌病；霍乱；兔热病；鼠疫；软下疳等。本品可用于青霉素类过敏患者治疗破伤风、气性坏疽、雅司病、梅毒、淋病和钩端螺旋体病以及放线菌属、李斯特菌感染。

【禁忌证】有四环素类药物过敏史者禁用。

【用法用量】用于抗菌及抗寄生虫感染时，成人第 1 日口服 100 mg，每 12 h 一次，继以 100～200 mg 口服，一日 1 次，或 50～100 mg，每 12 h 一次。治疗淋病奈瑟菌性尿道炎和宫颈炎时，一次口服 100 mg，每 12 h 一次，共服用 7 日。治疗非淋病奈瑟菌性尿道炎、由沙眼衣原体或解脲脲原体引起的炎症，以及沙眼衣原体所致的单纯性尿道炎、宫颈炎或直肠感染时，均为一次口服 100 mg，一日 2 次，疗程至少 7 日。治疗梅毒时，一次口服 150 mg，每 12 h 一次，疗程至少 10 日。

8 岁以上儿童第一日按体重 2.2 mg/kg，每 12 h 给药一次，继以按体重 2.2～4.4 mg/kg，一日 1 次，或按体重 2.2 mg/kg，每 12 h 给药一次。体重超过 45 kg 的儿童用量同成人。

【不良反应】口服可致胃肠道反应，偶有食管炎和食管溃疡的报道；本品有肝毒性，偶可发生胰腺炎；本品可致过敏反应，偶有过敏性休克和哮喘发生；可产生光敏现象，服用本品期间不要直接暴露于阳光或紫外线下；偶可引起溶血性贫血、血小板减少、中性粒细胞减少和嗜酸粒细胞减少；偶可致良性颅内压增高、二重感染等。

【注意事项】由于目前常见致病菌对四环素类耐药现象严重，仅在病原菌对本品敏感时，方有应用指征。

五、大环内酯类

1. 阿奇霉素 azithromycin

【剂型规格】片剂、胶囊、肠溶（片剂、胶囊）：0.25 g（25 万单位）。颗粒剂：0.1 g（10 万单位）。

【适应证】可用于化脓性链球菌引起的急性咽炎、急性扁桃体炎、肺炎链球菌、流感嗜血杆菌以及肺炎支原体所致的肺炎，沙眼衣原体及非多种耐药淋病奈瑟菌所致的尿道炎和宫颈炎，敏感细菌引起的皮肤软组织感、鼻窦炎、中耳炎、急性支气管炎、慢性支气管炎急性发作等。

【禁忌证】对阿奇霉素、红霉素或其他任何一种大环内酯类药物过敏者禁用。

【用法用量】成人用于治疗沙眼衣原体或敏感淋病奈瑟菌所致性传播疾病时，仅需单次口服本品 1.0 g，用于其他感染的治疗时，第 1 日，0.5 g 顿服，第 2～5 日，一日 0.25 g 顿服，或一日 0.5 g 顿服，连服 3 日。

儿童治疗中耳炎、肺炎时，第 1 日，按体重 10 mg/kg 顿服（一日最大量不超过 0.5 g），第 2～5 日，每日按体重 5 mg/kg 顿服（一日最大量不超过 0.25 g）。治疗儿童咽炎、扁桃体炎，每日按体重 12 mg/kg 顿服（一日最大量不超过 0.5 g），连用 5 日。

【不良反应】服药后可出现腹痛、腹泻、恶心、呕吐等胃肠道反应；偶可出现皮疹、关节痛等过敏反应，过敏性休克和血管性水肿、胆汁淤积性黄疸极为少见。少数患者可出现一过性中性粒细胞减少、血清氨基转移酶升高。

【注意事项】进食可影响阿奇霉素的吸收，故需在饭前1小时或饭后2小时口服。

六、磺胺类

1. 复方磺胺甲噁唑 compound Sulfamethoxazole

【剂型规格】片剂：100 mg∶20 mg、400 mg∶80 mg（磺胺甲噁唑∶甲氧苄啶）

【适应证】本品用于敏感菌所致的下列感染：大肠埃希菌、克雷伯菌属、肠杆菌属、奇异变形杆菌、普通变形杆菌和莫根菌属敏感菌株所致的尿路感染，肺炎链球菌或流感嗜血杆菌所致2岁以上儿童急性中耳炎，肺炎链球菌或流感嗜血杆菌所致的成人慢性支气管炎急性发作，由福氏或宋氏志贺菌敏感菌株所致的肠道感染、志贺菌感染。治疗卡氏肺孢子菌肺炎，本品系首选；也可于卡氏肺孢子菌肺炎的预防等。

【禁忌证】以下情况禁用本品：对磺胺甲噁唑和甲氧苄啶过敏者，巨幼细胞性贫血患者，孕妇及哺乳期妇女，小于2个月的婴儿，重度肝肾功能损害者。

【用法用量】成人治疗细菌性感染时，每次口服甲氧苄啶160 mg和磺胺甲噁唑800 mg，每12 h服用一次。治疗卡氏肺孢子菌肺炎时，按体重口服甲氧苄啶3.75～5 mg/kg，磺胺甲噁唑18.75～25 mg/kg，每6 h服用一次。成人预防用药时，初予甲氧苄啶160 mg和磺胺甲噁唑800 mg，一日2次，继以相同剂量一日服用1次，或一周服用3次。治疗细菌感染时，2个月以上体重40 kg以下的婴幼儿每次按体重口服磺胺甲噁唑20～30 mg/kg及甲氧苄啶4～6 mg/kg，每12 h一次；体重≥40 kg的儿童剂量同成人常用量。治疗寄生虫感染如卡氏肺孢子菌肺炎，一次按体重口服磺胺甲噁唑18.75～25 mg/kg及甲氧苄啶3.75～5 mg/kg，每6 h一次。

治疗慢性支气管炎急性发作的疗程至少10～14日，治疗尿路感染的疗程为 7～10 日，治疗细菌性痢疾的疗程为 5～7 日，治疗儿童急性中耳炎的疗程为 10 日，治疗卡氏肺孢子菌肺炎的疗程为 14～21 日。

【不良反应】过敏反应较为常见，也可表现为光敏反应、药物热、关节及肌肉疼痛、发热等血清病样反应，偶见过敏性休克；血液系统表现有中性粒细胞减少或缺乏症、血小板减少及再生障碍性贫血、溶血性贫血及血红蛋白尿、高胆红素血症和新生儿核黄疸；可有肝和肾损害，发生结晶尿、血尿和管型尿，偶有患者发生间质性肾炎或肾小管坏死的严重不良反应。甲状腺肿大及功能减退和中枢神经系统毒性反应等偶可发生等。

【注意事项】服用本品期间应多饮水。

七、喹诺酮类

1. 左氧氟沙星 levofloxacin

【剂型规格】（盐酸盐、乳酸盐）片剂、胶囊：0.2 g、0.5 g。（盐酸盐、乳酸盐）注射液：2 ml∶0.2 g、5 ml∶0.5 g。（盐酸盐、乳酸盐）氯化钠注射液：100 ml∶0.2 g、250 ml∶0.5 g。

【适应证】适用于革兰氏阴性菌和革兰氏阳性菌中的敏感菌株引起的呼吸系统、泌尿系统、消化系统和皮肤软组织感染，败血症、伤寒和副伤寒细菌性痢疾以及由淋球菌、沙眼衣原体所致的尿道炎、宫颈炎等。

【禁忌证】对喹诺酮类药物过敏者及癫痫患者禁用。

【用法用量】口服：成人治疗支气管感染、肺部感染时，一次 0.2 g，一日 2 次，或一次 0.1 g，一日 3 次，疗程为 7～14 日。治疗急性单纯性下尿路感染时，一次口服 0.1 g，一日 2 次，疗程为 5～7 日；治疗复杂性尿路感染时，一次口服 0.2 g，一日 2 次，或一次 0.1 g，一日 3 次，疗程为 10～14 日。治疗细菌性前列腺时，一次口服 0.2 g，一日 2 次，疗程为 6 周。成人常用量为 0.3～0.4 g/d，分 2～3 次服用，如感染较重或感染病原体敏感性较差者，如铜绿假单胞菌等假单胞菌属细菌感染，治疗剂量也可增至 0.6 g/d，分 3

次服用。

静脉滴注：成人一次 0.1～0.2 g，一日 2 次，或遵医嘱。

【不良反应】偶见食欲缺乏、恶心、呕吐、腹泻、失眠、头晕、头痛、皮疹及血清谷丙转氨酶升高及注射局部刺激症状等，一般均能耐受，疗程结束后即可消失。

【注意事项】宜多饮水，避免过度暴露于阳光。

八、硝基咪唑类

1. 甲硝唑 metronidazole

【剂型规格】片剂、胶囊：0.2 g。氯化钠注射液：100 ml：0.5 g。

【适应证】用于治疗肠道和肠外阿米巴病（如阿米巴肝脓肿、胸膜阿米巴病等）；还可用于治疗阴道滴虫病、小袋虫病和皮肤利什曼病、麦地那龙线虫感染等，还广泛用于厌氧菌感染的治疗。

【禁忌证】有活动性中枢神经系统疾患和血液病者禁用。

【用法用量】成人口服：治疗肠道阿米巴病，一次口服 0.4～0.6 g，一日 3 次，疗程为 7 日；治疗肠道外阿米巴病时，一次口服 0.6～0.8 g，一日 3 次，疗程为 20 日。治疗贾第虫病，一次口服 0.4 g，一日 3 次，疗程为 5～10 日。治疗麦地那龙线虫病时，一次口服 0.2 g，疗程为 7 日。治疗小袋虫病时，一次口服 0.2 g，一日 2 次，疗程为 5 日。治疗皮肤利什曼病时，一次口服 0.2 g，一日 4 次，疗程为 10 日，间隔 10 日后重复一个疗程。治疗滴虫病时，一次口服 0.2 g，一日 4 次，疗程为 7 日；可同时用栓剂，每晚 0.5 g 置入阴道内，连用 7～10 日。治疗厌氧菌感染时，每日口服 0.6～1.2 g，分 3 次服用，7～10 日为一个疗程。儿童口服：治疗阿米巴病时，每日按体重 35～50 mg/kg，分 3 次口服，疗程为 10 日。治疗贾第虫病时，每日按体重 15～25 mg/kg，分 3 次口服，连服 10 日。治疗麦地那龙线虫病、小袋虫病、滴虫病的剂量同贾第虫病。厌氧菌感染时，每日按体重 20～50 mg/kg 口服。

静脉滴注：成人治疗厌氧菌感染，静脉给药首次按体重

15 mg/kg (70 kg 成人为 1 g) 给药，维持量按体重 7.5 mg/kg 给药，每 6～8 h 静脉滴注一次。儿童厌氧菌感染的注射剂量同成人。

【不良反应】消化道反应最为常见，包括恶心、呕吐、食欲缺乏、腹部绞痛等，神经系统症状有头痛、眩晕，偶有感觉异常、肢体麻木、共济失调、多发性神经炎等，大剂量可致抽搐。少数病例发生荨麻疹、皮肤潮红和瘙痒、膀胱炎、排尿困难、口中有金属味及白细胞减少等，均属可逆性，停药后自行恢复。

【注意事项】用药期间应戒酒。

九、硝基呋喃类

1. 呋喃妥因 nitrofurantoin

【剂型规格】肠溶片：50 mg。

【适应证】用于对其敏感的大肠埃希菌、肠球菌属、葡萄球菌属以及克雷伯菌属、肠杆菌属等细菌所致的急性单纯性下尿路感染，也可用于尿路感染的预防。

【禁忌证】新生儿、足月孕妇、肾功能减退及对呋喃类药物过敏患者禁用。

【用法用量】单纯性下尿路感染用低剂量，成人一次 50～100 mg，一日 3～4 次；1 月以上儿童每日按体重 5～7 mg/kg，分 4 次服，疗程至少 1 周，或用至尿培养转阴后至少 3 日。对尿路感染反复发作予本品预防者，成人一日口服 50～100 mg，睡前服用，儿童一日 1 mg/kg。

【不良反应】胃肠道反应较常见；过敏反应，头痛、头昏、嗜睡、肌痛、眼球震颤等神经系统不良反应偶可发生；偶可引起发热、咳嗽、胸痛、肺部浸润和嗜酸粒细胞增多等急性肺炎表现；服用 6 月以上的患者，偶可发生间质性肺炎或肺纤维化。

【注意事项】呋喃妥因宜与食物同服，以减少胃肠道刺激。

十、其他抗生素

1. 克林霉素 clindamycin

【剂型规格】（盐酸盐）片剂、胶囊：0.15 g。（盐酸盐）注射液：2 ml∶0.15 g（盐酸盐）注射用无菌粉末：0.15 g。

【适应证】由链球菌属、葡萄球菌属及厌氧菌等敏感菌株所致的下述感染：中耳炎、鼻窦炎、化脓性扁桃体炎、肺炎、皮肤软组织感染、骨和关节感染、腹腔感染、盆腔感染、脓胸、肺脓肿、骨髓炎、败血症等。

【禁忌证】对克林霉素和林可霉素有过敏史的患者禁用。

【用法用量】口服：成人一次口服 0.15～0.3 g，一日 4 次，重症感染可增至一次口服 0.45 g，一日 4 次。4 周或 4 周以上儿童，每日按体重 8～16 mg/kg，分 3～4 次口服。

静脉滴注：若为轻中度感染，成人一日 0.6～1.2 g，分 2～4 次给药；儿童每日按体重 15～25 mg/kg，分 2～4 次给药。若为重度感染，成人一日 1.2～2.7 g，分 2～4 次给药；儿童每日按体重 25～40 mg/kg，分 2～4 次给药（q12h～q6h）。

【不良反应】胃肠道反应、过敏反应，可出现肝功能异常、肾功能异常，偶见中性粒细胞减少和嗜酸性粒细胞增多等，极少数患者可产生假膜性结肠炎。

十一、抗结核病药

1. 异烟肼 isoniazid

【剂型规格】注射液：2 ml∶50 mg、2 ml∶100 mg。片剂：50 mg、100 mg、300 mg

【适应证】与其他抗结核药联合用于各种类型结核病及部分非结核分枝杆菌病的治疗。

【禁忌证】肝功能不正常者，精神病患者和癫痫患者禁用。对本品过敏的患者禁用。

【用法用量】静脉滴注：用氯化钠注射液或 5％葡萄糖注射液稀释后使用。成人一日给药 0.3～0.4 g 或按体重 5～10 mg/kg 给药；儿童每日按体重 10～15 mg/kg 给药，一日不超过 0.3 g。治疗急性粟粒型肺结核或结核性脑膜炎时，成人每日按体重 10～15 mg/kg

给药，每日不超过 0.9 g。采用间歇疗法时，成人每次 0.6～0.8 g，每周 2～3 次。

口服：在预防用药时，成人一日口服 0.3 g，顿服；儿童每日按体重 10 mg/kg，顿服，一日总量不超过 0.3 g。治疗成人与其他抗结核药合用，每日按体重口服 5 mg/kg，最大剂量为 0.3 g；或每日 15 mg/kg，最大剂量为900 mg，每周 2～3 次。儿童每日按体重 10～20 mg/kg，顿服，每日不超过 0.3 g。对于某些严重结核病患儿（如结核性脑膜炎），每日可高达按体重 30 mg/kg（最大剂量为 500 mg），但要注意肝功能损害和周围神经炎的发生。

【不良反应】肝毒性：本品可引起轻度一过性肝损害如血清氨基转移酶升高及黄疸等。神经系统毒性：表现为步态不稳、麻木针刺感、烧灼感或手脚疼痛。血液系统毒性：表现为粒细胞减少、嗜酸性粒细胞增多、血小板减少、高铁血红蛋白血症等。其他毒性反应如兴奋、欣快感、失眠、丧失自主力、中毒性脑病或中毒性精神病则均属少见，视神经炎及萎缩等严重毒性反应偶有报道。

【注意事项】成人每日同时口服维生素 B_6 50～100 mg 有助于防止或减轻周围神经炎及（或）维生素 B_6 缺乏症状。

2. 利福平 rifampicin

【剂型规格】片剂、胶囊：0.15 g、0.3 g。

【适应证】本品与其他抗结核药联合用于各种结核病的初治与复治，包括结核性脑膜炎的治疗。与其他药物联合用于麻风、非结核分枝杆菌感染的治疗。与万古霉素（静脉）可联合用于甲氧西林耐药葡萄球菌所致的严重感染。用于无症状脑膜炎奈瑟球菌带菌者，以消除鼻咽部脑膜炎奈瑟球菌。

【禁忌证】对本品或利福霉素类抗菌药过敏者禁用。肝功能严重不全、胆道阻塞者和怀孕 3 个月以内孕妇禁用。

【用法用量】用于抗结核治疗时，成人一日口服 0.45～0.60 g，空腹顿服，每日剂量不超过 1.2 g；1 个月以上儿童每日按体重 10～20 mg/kg，空腹顿服，每日剂量不超过 0.6 g。用于脑膜炎奈瑟菌带菌者时，成人 5 mg/kg，每 12 h 一次，连续 2 日服用；1 个月以上儿童每日按体重 10 mg/kg，每 12 h 一次，连服 4 次；老年患者按每日按体重 10 mg/kg，空腹顿服。

【不良反应】消化道反应最为多见，肝毒性为本品的主要不良反应；大剂量间歇疗法后偶可出现“流感样症候群”。服用本品后，尿液、粪便、唾液、痰液、泪液等可呈橘红色。实验室检查偶见白细胞减少、凝血酶原时间缩短。偶有头痛、眩晕、视力障碍等。

【注意事项】单用利福平治疗结核病或其他细菌性感染时病原菌可迅速产生耐药性，因此本品必须与其他药物合用。应于餐前 1 小时或餐后 2 小时服用，清晨空腹一次服用时，吸收最好。

3. 吡嗪酰胺 pyrazinamide

【剂型规格】片剂、胶囊：0.25 g。

【适应证】本品仅对分枝杆菌有效，与其他抗结核药（如链霉素、异烟肼、利福平及乙胺丁醇）联合用于治疗结核病。

【禁忌证】尚不明确

【用法用量】成人每日按体重 15～30 mg/kg 顿服，或 50～70 mg/kg,每周 2～3 次；每日服用者最大剂量为 2 g/d，每周服 3 次者为 3 g/d，每周服 2 次者为 4 g/d。

【不良反应】关节痛（由于高尿酸血症引起，常轻度，有自限性）、食欲减退、发热、畏寒、乏力或软弱、巩膜或皮肤黄染（肝毒性）。

4. 乙胺丁醇 ethambutol

【剂型规格】片剂、胶囊：0.25 g。

【适应证】本品适用于与其他抗结核药联合治疗结核分枝杆菌所致的肺结核和肺外结核，亦可用于非典型结核分枝杆菌感染的治疗。

【禁忌证】对本品过敏者、已知视神经炎患者、乙醇中毒者及年龄＜13 岁者应谨慎使用。

【用法用量】需与其他抗结核药物联合使用。初治时，每日按体重 15 mg/kg，一日 1 次；或一次 25～30 mg/kg，最大剂量为 2.5 g，一周 3 次；或按体重 50 mg/kg，最大剂量为 2.5 g，一周 2 次服用。复治时，每日按体重 25 mg/kg 口服，一日 1 次，连续 60 日后，继以每日按体重 15 mg/kg 口服，一日 1 次。治疗非典型结核分枝杆菌感染时，按体重 15～25 mg/kg 口服，一日 1 次。

【不良反应】常见视神经损害，如球后视神经炎、视神经中心纤维损害，表现为视力模糊、眼痛、红绿色盲或视力减退、视野缩小；少见畏寒、关节肿痛；偶见胃肠道不适、肝功能损害、周围神经炎和过敏反应等。

【注意事项】单用本品细菌可迅速产生耐药性，因此必须与其他抗结核药联合应用。

十二、抗麻风病药

1. 氨苯砜 dapsone

【剂型规格】片剂：50 mg、100 mg。

【适应证】本品与其他抑制麻风药联合用于由麻风分枝杆菌引起的各种类型麻风和疱疹样皮炎的治疗，也用于脓疱性皮肤病、类天疱疮、坏死性脓皮病、复发性多软骨炎、环形肉芽肿、系统性红斑狼疮的某些皮肤病变、放线菌性足分枝菌病、聚会性痤疮、银屑病、带状疱疹的治疗。与乙胺嘧啶联合用于预防氯喹耐药性疟疾等。

【禁忌证】对本品及磺胺类药物过敏者、严重肝功能损害和精神障碍者禁用。

【用法用量】抑制麻风时，与一种或多种其他抗麻风药合用。成人一次口服 50～100 mg，一日 1 次；或每次按体重 0.9～1.4 mg/kg 口服，一日 1 次，最高剂量为 200 mg/d。开始可每日口服 12.5～25 mg，以后逐渐加量到 100 mg/d。儿童每次按体重 0.9～1.4 mg/kg 口服，一日 1 次。由于本品有蓄积作用，故每服药 6 日停药 1 日，每服药 10 周停药 2 周。

治疗疱疹样皮炎时，成人初始剂量为 50 mg/d，如症状未完全抑制，剂量可增加至 300 mg/d，成人最高剂量为 500 mg/d，待病情控制后减至最低有效维持量。儿童初始剂量为每次按体重 2 mg/kg，一日 1 次服用，如症状未完全控制，可逐渐增加剂量，待病情控制后减至最小有效量。

预防疟疾时，用 100 mg 本品与 12.5 mg 乙胺嘧啶联合，1 次顿服，每 7 日服药 1 次。

【不良反应】不良反应有背痛、腿痛、胃痛、食欲缺乏、皮肤苍白、发热、溶血性贫血、皮疹、异常乏力或软弱、变性血红蛋白血症。

十三、抗真菌药

1. 氟康唑 fluconazole

【剂型规格】氯化钠注射液：100 ml∶0.2 g。片剂、胶囊：50 mg、100 mg

【适应证】用于治疗口咽部和食管念珠菌感染，播散性念珠菌病（包括腹膜炎、肺炎、尿路感染等），念珠菌外阴阴道炎，脑膜以外的新型隐球菌病，球孢子菌病等。治疗隐球菌脑膜炎时，本品可作为两性霉素 B 联合氟胞嘧啶初治后的维持治疗药物。

【禁忌证】对本品或其他咪唑类药物有过敏史者禁用。

【用法用量】成人静脉滴注：治疗播散性念珠菌病时，首次剂量为 0.4 g，之后一次给药 0.2 g，一日 1 次，持续 4 周，症状缓解后至少持续 2 周。治疗食管念珠菌病时，首次剂量为 0.2 g，之后一次 0.1 g，一日 1 次，持续至少 3 周，症状缓解后至少持续 2 周；根据治疗反应，也可加大剂量至一次 0.4 g，一日 1 次。治疗口咽部念珠菌病时，首次剂量0.2 g，以后一次给药 0.1 g，一日 1 次，疗程至少 2 周。治疗念珠菌外阴阴道炎时，单药剂量为 0.15 g。治疗隐球菌脑膜炎时，一次 0.4 g，一日 1 次，直至病情明显好转，之后一次给药 0.2～0.4 g，一日 1 次，用至脑脊液病毒培养转阴后至少 10～12 周；或一次 0.4 g，一日 2 次，持续 2 日，之后一次给药 0.4 g，一日 1 次，疗程同前述。

儿童静脉滴注：治疗方案尚未建立。有资料报道起始剂量每日按体重 3～6 mg/kg，一日 1 次，治疗少数出生 2 周至 14 岁的儿童患者，结果是安全的。

成人口服：治疗播散性念珠菌病时，首次剂量 0.4 g，之后一次口服 0.2 g，一日 1 次，至少 4 周，症状缓解后至少持续 2 周。治疗食管念珠菌病时，首次剂量为 0.2 g，之后一次口服 0.1 g，一日 1 次，服用至少 3 周，症状缓解后至少持续 2 周。根据治疗反应，也可加大剂量至一次 0.4 g，一日 1 次。治疗口咽部念珠菌病时，首次剂量为 0.2 g，之后一次口服 0.1 g，一日 1 次，疗程至少 2 周。治疗念珠菌外阴阴道炎时，单药剂量为 0.15 g，一次服用。预防念珠菌病时，一次口服 0.2～0.4 g，一日 1 次。儿童口服：治疗方案尚未建立。有资料报道起始剂量为每日按体重 3～6 mg/kg 给药，一日 1 次，治疗少数出生 2 周至 14 岁的儿童患者，结果是安全的。

【不良反应】常见消化道反应、过敏反应、肝毒性；可见头晕、头痛，肾功能异常；偶可发生周围血象一过性中性粒细胞减少和血小板减少等血液学检查指标改变等。

十四、抗病毒药

1. 阿昔洛韦 aciclovir

【剂型规格】片剂、胶囊：0.2 g。

【适应证】单纯疱疹病毒感染：用于生殖器疱疹病毒感染初发和复发病例，对反复发作病例口服本品用作预防。带状疱疹：用于免疫功能正常者带状疱疹和免疫缺陷者轻症病例的治疗和免疫缺陷者水痘的治疗。

【禁忌证】对本品过敏者禁用。

【用法用量】生殖器疱疹初治和免疫缺陷者皮肤黏膜单纯疱疹时，成人常用量为一次 0.2 g，一日 5 次，共口服 10 日，或一次 0.4 g，一日 3 次，共 5 日。治疗复发性感染时，一次口服 0.2 g，一日 5 次，共 5 日。用于复发性感染的慢性抑制疗法时，一次口服 0.2 g，一日 3 次，共 6 个月，必要时剂量可加至一日 5 次，一次口服 0.2 g，共 6～12 个月。治疗带状疱疹时，成人常用量一次口服 0.8 g，一日 5 次，共 7～10 日。

治疗水痘时，2 岁以上儿童每次按体重 20 mg/kg 口服，一日 4 次，持续 5 日，出现症状立即开始治疗。40 kg 以上儿童和成人常用量为一次口服 0.8 g，一日 4 次，共 5 日。

【不良反应】偶有头晕、头痛、关节痛、恶心、呕吐、腹泻、胃部不适、食欲缺乏、口渴、皮肤瘙痒等症状，偶见白细胞下降、蛋白尿及尿素氮轻度升高等实验室指标改变长程给药偶见痤疮、失眠、月经紊乱。

【注意事项】在给药期间应给予患者充足的水，防止本品在肾小管内沉淀。生殖器复发性疱疹感染以间歇短程疗法给药有效。生殖器复发性疱疹的长程疗法也不应超过 6 个月。

抗寄生虫病药

一、抗疟药

1. 氯喹 chloroquine

【剂型规格】注射液：2 ml∶80 mg、5 ml∶322 mg。片剂：75 mg、250 mg。

【适应证】用于治疗恶性疟、间日疟及三日疟，并可用于预防、抵制疟疾症状，也可用于治疗肠外阿米巴病、结缔组织病、光敏感性疾病（如日晒红斑）等。

【禁忌证】肝、肾功能不全、心脏病患者禁用，孕妇禁用。

【用法用量】使用片剂时，成人常用量：治疗间日疟时，口服首次剂量为 1 g，第 2、3 日各 0.75 g。预防疟疾时，每次口服 0.5 g，每周 1 次。治疗肠外阿米巴病时，每日口服 1 g，连服 2 日后改为每日 0.5 g，总疗程为 3 周。治疗类风湿关节炎时，每日口服 0.25～0.5 g，待症状控制后，改为每日口服 0.125 g，一日 2～3 次，需服用 6 周至 6 个月才能达到最大的疗效，可作为水杨酸制剂及递减肾上腺皮质激素时的辅助药物。儿童常用量：治疗间日疟时，首次剂量按体重 10 mg/kg（以氯喹计算，以下同）口服，最大剂量不超过 600 mg，6 小时后按体重 5 mg/kg 再服 1 次，第 2、3 日每日按体重 5 mg/kg 服用。肠外阿米巴病，每日按体重 10 mg/kg（最大量不超过 600 mg）口服，分 2～3 次，连续 2 周，休息 1 周后，可重复 1 个疗程。

使用注射液时，脑型疟患者第 1 天按体重静脉滴注 18～24 mg/kg（体重超过 60 kg 者按 60 kg 计算），第 2 天 12 mg/kg，第 3 天 10 mg/kg。静脉滴注速度为每分钟 12～20 滴。

【不良反应】头晕、头痛、目眩、食欲减退、恶心、呕吐、腹痛、腹泻、皮肤瘙痒、皮疹，甚至剥脱性皮炎、耳鸣、烦躁等；也可引起窦房结的抑制，导致心律失常、休克，严重时可发生 Adams-Stokes 综合征，甚至死亡。久服可有畏光、色视受损、视力下降，严重时可能失明。

二、抗阿米巴病药及抗滴虫病药

1. 甲硝唑，见硝基咪唑类。

三、抗利什曼原虫病药

1. 葡萄糖酸锑钠 sodium stibogluconate

【剂型规格】注射液：6 ml（按锑计为 0.6 g，约相当于葡萄糖酸锑钠 1.9 g）。

【适应证】用于治疗黑热病。

【禁忌证】肺炎、肺结核及严重心、肝、肾疾患者禁用。

【用法用量】肌内或静脉注射，成人一次注射 6 ml（含五价锑 0.6 g），一日 1 次，连用 6～10 日；或总剂量为按体重 90～130 mg/kg（以50 kg 为限），等分 6～10 次，每日 1 次。儿童总剂量按体重 150～200 mg/kg 给药，等分为 6 次，每日 1 次。对于敏感性较差的虫株感染，可重复 1～2 个疗程，间隔 10～14 日。全身情况较差者，可每周注射 2 次，疗程为 3 周或更长。新近曾接受锑剂治疗者，可减少剂量。

【不良反应】有时出现恶心、呕吐、咳嗽、腹痛、腹泻现象，实验室检查偶见白细胞减少。特殊反应包括肌内注射所致局部痛、肌痛和关节僵直。后期出现心电图改变（如T波低平或倒置、Q-T间期延长等），为可逆性，但可能为严重心律失常的先兆，肝、肾功能异常者应加强监测。休克和突然死亡罕见。

【注意事项】治疗过程中有出血倾向，体温突然上升呼吸加速、剧烈咳嗽、水肿、腹水时，或检查发现粒细胞减少时应暂停注射。

四、抗血吸虫病药

1. 吡喹酮 praziquantel

【剂型规格】片剂：0.2 g。

【适应证】为广谱抗吸虫和绦虫的治疗药物。适用于各种血吸虫病、华支睾吸虫病、肺吸虫病、姜片虫病，以及绦虫病和囊虫病。

【禁忌证】眼囊虫病患者禁用。

【用法用量】治疗吸虫病：对于血吸虫病，各种慢性血吸虫病采用总剂量60 mg/kg的1～2日疗法，每日量分2～3次餐间服用。对于急性血吸虫病，总剂量为按体重120 mg/kg口服，每日量分2～3次，连服4日。体重超过60 kg者按60 kg计算。对于华支睾吸虫病，总剂量为按体重210 mg/kg，每日3次，连服3日。对于肺吸虫病，每次按体重25 mg/kg口服，每日3次，连服3日。对于姜片虫病，总剂量为按体重15 mg/kg口服，顿服。治疗绦虫病：对于牛肉和猪肉绦虫病，10 mg/kg口服清晨顿服，1小时后服用硫酸镁。对于短小膜壳绦虫和阔节裂头绦虫病，每次按体重25 mg/kg口服，顿服。治疗囊虫病时，总剂量为按体重120～180 mg/kg，分3～5日服，每日量分2～3次服。

【不良反应】常见的副作用有头昏、头痛、恶心、腹痛、腹泻、乏力、四肢酸痛等；少数病例出现心悸、胸闷等症状，心电图显示T波改变和期外收缩，偶见室上性心动过速、心房颤动；少数病例可出现一过性转氨酶升高；偶可发生精神失常或出现消化道出血。

【注意事项】有明显头昏、嗜睡等神经系统反应者，治疗期间与停药后24小时内勿进行驾驶、机械操作等工作。

五、驱肠虫药

1. 阿苯达唑 albendazole。

【剂型规格】片剂、胶囊：0.1 g、0.2 g。

【适应证】用于蛔虫病、蛲虫病。

【禁忌证】孕妇、哺乳期妇女及2岁以下儿童禁用。严重肝、肾、心功能不全及活动性溃疡病患者禁用。

【用法用量】驱钩虫、蛔虫、蛲虫、鞭虫时，每次0.4 g顿服。2周岁以上儿童单纯蛲虫、单纯蛔虫感染时，每次0.2 g顿服。治疗囊虫病时，每日15～20 mg/kg口服，分2次服用，10日为1个疗程。停药15～20天后，可进行第2疗程治疗。一般治疗2～3个疗程。必要时可重复治疗。治疗其他寄生虫如粪类圆线虫等，每日口服0.4 g，连服6日。必要时重复给药1次，12岁以下儿童用量减半。

【不良反应】可见恶心、呕吐、腹泻、口干、乏力、发热、皮疹或头痛；治疗蛔虫病时，偶见口吐蛔虫的现象。

【注意事项】蛲虫病易自身重复感染，故在治疗2周后应重复治疗一次。

镇痛、解热、抗炎、抗风湿、抗痛风药

一、镇痛药

1. 吗啡 morphine

【剂型规格】注射液、缓释片、片剂。

【适应证】本品为强效镇痛药，适用于其他镇痛药无效的急性锐痛，如严重创伤、战伤、烧伤、晚期癌症导致的疼痛。

【禁忌证】呼吸抑制已有发绀、颅内压增高和颅脑损伤、支气管哮喘、肺源性心脏病失代偿期、甲状腺功能减退、皮质功能不全、前列腺肥大、排尿困难及严重肝功能不全、休克尚未纠正、炎性肠梗阻等患者禁用。

【用法用量】注射液：皮下注射成人常用量为一次 5～15 mg，一日 15～40 mg；最大剂量为一次 20 mg，一日 60 mg。静脉注射用于成人镇痛时常用量 5～10 mg；用于静脉全麻时，按体重不得超过 1 mg/kg，药效不够时加用作用时效短的本类镇痛药，以免苏醒迟延，术后发生血压下降和长时间呼吸抑制。用于手术后镇痛时，注入硬膜外间隙，成人自腰脊部位注入，最大剂量为一次 5 mg，胸脊部位应减为 2～3 mg，按一定的间隔可重复给药多次；注入蛛网膜下隙时，一次 0.1～0.3 mg，原则上不再重复给药。对于重度癌痛患者，首次剂量范围较大，每日 3～6 次，以预防癌痛发生及充分缓解癌痛。

口服：常用量为一次 5～15 mg。一日 15～60 mg；最大剂量为一次30 mg，一日 100 mg。对于重度癌痛患者，应个体化给药，逐渐增量，以充分缓解癌痛。首次剂量范围可较大，每日 3～6 次，临睡前一次剂量可加倍。硫酸吗啡缓释片必须整片吞服，不可截开或嚼碎。成人每隔 12 h 按时服用一次。最初应用本品者，宜从每 12 h 服用 10 mg 或 20 mg 开始，根据镇痛效果调整剂量，以及随时增加剂量，达到缓解疼痛的目的。

【不良反应】恶心、呕吐、呼吸抑制、嗜睡、眩晕、便秘、排尿困难、胆绞痛等，偶见瘙痒、荨麻疹、皮肤水肿等过敏反应。连用 3～5 天即产生耐药性，1 周以上可成瘾，需慎用。

【注意事项】本品为国家特殊管理的麻醉药品。

二、解热镇痛、抗炎、抗风湿药

1. 对乙酰氨基酚 paracetamol

【剂型规格】口服溶液剂：100 ml∶2.4 g。颗粒剂：0.1 g。片剂：0.5 g

【适应证】用于普通感冒或流行性感冒引起的发热，也用于缓解轻至中度疼痛如头痛、关节痛、偏头痛、牙痛、肌肉痛、神经痛、痛经。

【禁忌证】严重肝肾功能不全者禁用。

【用法用量】口服溶液剂：成人一次 15～25 ml，若持续发热或疼痛，可间隔 4～6 h 重复用药 1 次。一日不超过 80 ml。片剂：6～12 岁儿童，一次 0.5 片；12 岁以上儿童及成人一次 1 片，若持续发热或疼痛，可间隔 4～6 h 重复用药一次，24 h 内不得超过 4 次。

【不良反应】偶见皮疹、荨麻疹、药物热等症状及粒细胞减少。长期大量用药会导致肝肾功能异常。

【注意事项】本品为对症治疗药，用于解热连续使用不超过 3 日，用于止痛不超过 5 日。

三、抗痛风药

1. 别嘌醇 allopurinol

【剂型规格】片剂：0.1 g。

【适应证】用于原发性和继发性高尿酸血症，尤其是尿酸生成过多而引起的高尿酸血症；反复发作或慢性痛风者；痛风石；尿酸性肾结石和（或）高尿酸血症肾病；有肾功能不全的高尿酸血症。

【禁忌证】对本品过敏、严重肝肾功能不全和明显血细胞低下者禁用。

【用法用量】成人常用量：初始剂量一次 50 mg，一日 1～2 次，每周可递增 50～100 mg，增至一日 200～300 mg，分 2～3 次口服。每 2 周测血和尿尿酸水平，如已达正常水平，则不再增量，如仍高于正常值可再递增。一日最大剂量为 600 mg。

儿童常用量治疗继发性高尿酸血症时，6 岁以下为每次 50 mg，一日 1～3 次；6～10 岁儿童，一次 100 mg，一日 1～3 次。剂量可酌情调整。

【不良反应】导致贫血、骨髓抑制，实验室检查发现白细胞或血小板减少，皮疹、肾肠道反应多见；其他反应有脱发、发热、淋巴结肿大、肝毒性、间质性肾炎及过敏性血管炎等。

【注意事项】本品不能控制痛风性关节炎的急性炎症症状，不能作为抗炎药使用。必须在痛风性关节炎的急性炎症症状消失后（一般在发作后两周左右）方开始应用。服药期间应多饮水，并使尿液呈中性或碱性，以利尿酸排泄。

2. 秋水仙碱 colchicine

【剂型规格】片剂：0.5 mg。

【适应证】治疗痛风性关节炎的急性发作，预防复发性痛风性关节炎的急性发作。

【禁忌证】对骨髓增生低下，及肝肾功能不全者禁用。

【用法用量】治疗痛风性关节炎急性发作：成人常用量为每1～2 h服0.5～1 mg，直至关节症状缓解或出现腹泻或呕吐，达到治疗量一般为3～5 mg/d，24 h内不宜超过6 mg，停服72 h后，继续用药，一日用量为0.5～1.5 mg，分次服用，共7天。预防痛风性关节炎：一日0.5～1.0 mg，分次服用，但疗程酌定，如出现不良反应应随时停药。

【不良反应】胃肠道症状如腹痛、腹泻、呕吐及食欲缺乏为常见的早期不良反应，发生率可达80%，严重者可有脱水及电解质紊乱等表现。其他反应有血小板减少、中性粒细胞下降，甚至发生再生障碍性贫血、休克、脱发、皮疹、发热及肝损害等。

神经系统用药

一、抗震颤麻痹药

1. 金刚烷胺 amantadine

【剂型规格】片剂：0.1 g。

【适应证】用于治疗帕金森病、帕金森综合征、药物诱发的锥体外系疾患，一氧化碳中毒后帕金森综合征及老年人合并有脑动脉硬化的帕金森综合征，也用于防治A型流感病毒所引起的呼吸道感染。

【禁忌证】对本品过敏者。

【用法用量】用于治疗帕金森病、帕金森综合征时，一次口服100 mg，一日1～2次，一日最大剂量为400 mg。用于抗病毒时，成人一次口服200 mg，一日1次或一次口服100 mg，每12 h一次；

1～9 岁儿童每次按体重 1.5～3 mg/kg 口服，8 h 一次，或每次按体重 2.2～4.4 mg/kg，12 h 一次；9～12 岁儿童，每 12 h 口服 100 mg；12 岁及 12 岁以上儿童，用量同成人。

【不良反应】眩晕、失眠和神经质，恶心、呕吐、厌食、口干、便秘。偶见抑郁、焦虑、幻觉、精神错乱、共济失调、头痛，罕见惊厥；少见白细胞减少、中性粒细胞减少。

【注意事项】治疗帕金森病时不应突然停药。用药期间不宜驾驶车辆，操纵机械和高空作业。每日最后一次服药时间应在下午 4 时前，以避免失眠。

二、抗重症肌无力药

1. 溴吡斯的明 pyridostigmine bromide

【剂型规格】片剂：60 mg。

【适应证】用于重症肌无力，手术后功能性肠胀气及尿潴留等。

【禁忌证】心绞痛、支气管哮喘、机械性肠梗阻及尿路梗塞患者禁用。

【用法用量】一般成人为 60～120 mg，每 3～4 h 一次。

【不良反应】常见的反应有腹泻、恶心、呕吐、胃痉挛、汗及唾液增多等。较少见的反应有尿频、缩瞳等。接受大剂量治疗的重症肌无力患者，常出现精神异常。

三、抗癫痫药

1. 卡马西平 carbamazepine

【剂型规格】片剂：0.1 g、0.2 g。

【适应证】用于治疗癫痫复杂部分性发作（亦称精神运动性发作或颞叶癫痫）、大发作及上述两种混合性发作或其他部分性或全身性发作，缓解三叉神经痛和舌咽神经痛、脊髓痨和多发性硬化、糖尿病周围神经痛、幻肢痛和外伤后神经痛以及疱疹后神经痛等疼痛。预防或治疗躁狂、抑郁症、部分性中枢性尿崩症。

【禁忌证】有房室传导阻滞、血清铁严重异常、骨髓抑制、严重肝功能不全等病史者。

【用法用量】成人常用量：抗惊厥时，开始一次 0.1 g，一日 2～3 次；第二日后每日增加 0.1 g，直到出现疗效为止；维持量根据调整至最低有效量，分次服用；注意个体化，最高量每日不超过 1.2 g。镇痛时，开始一次 0.1 g，一日 2 次；第 2 日后每隔一日增加 0.1～0.2 g，直到疼痛缓解，维持量为 0.4～0.8 g/d，分次服用；最大剂量每日不超过 1.2 g。治疗尿崩症时，单用时每日 0.3～0.6 g，如与其他抗利尿药合用，每日 0.2～0.4 g，分 3 次服用。抗躁狂或抗精神病时，开始时每日 0.2～0.4 g，每周逐渐增加至最大剂量 1.6 g，分 3～4 次服用。每日需限制用量，12～15 岁人群，每日用量不超过 1 g；15 岁以上人群，每日用量不超过 1.2 g；有少数用至 1.6 g。通常成人限量为 1.2 g，12～15 岁每日不超过 1 g，少数人需用至 1.6 g。作止痛用时，每日不超过 1.2 g。

儿童常用量：抗惊厥时，6 岁以下儿童初始剂量每日按体重 5 mg/kg 服用，每 5～7 日增加一次用量，达每日 10 mg/kg，必要时增至 20 mg/kg，维持量调整至维持血药浓度 8～12 μg/kg，一般为按体重 10～20 mg/kg 口服，约 0.25～0.3 g，不超过 0.4 g；6～12 岁儿童第一日口服 0.05 g ～0.1 g，分 2 次，隔周增加 0.1 g 至出现疗效；维持量调整到最小有效剂量，一般为每日 0.4～0.8 g，不超过 1 g，分 3～4 次服用。

【不良反应】视力模糊、复视、眼球震颤；水潴留和低钠血症（或水中毒）；史-约综合征或中毒性表皮坏死溶解症、皮疹、荨麻疹、瘙痒；儿童行为障碍，严重腹泻，红斑狼疮样综合征（荨麻疹、瘙痒、皮疹、发热、咽喉痛、骨或关节痛、乏力）等。

2. 丙戊酸钠 sodium valproate

【剂型规格】片剂：0.1 g、0.2 g。

【适应证】主要用于癫痫的单纯或复杂失神发作、肌阵挛发作，大发作的单药或合并用药治疗，有时对复杂部分性发作也有一定疗效。

【禁忌证】有药源性黄疸个人史或家族史者、有肝病或明显肝功能损害者禁用。有血液病、肝病史，肾功能损害、器质性脑病时慎用。

【用法用量】成人常用量：每日按体重 15 mg/kg 口服或每日 600～1200 mg 分 2～3 次服用。开始时按体重 5～10 mg/kg 服用，一周后递增，至能控制发作为止。当每日用量超过 250 mg 时应分次服用，以减少胃肠刺激。每日最大量为按体重不超过 30 mg/kg 或每日 1.8～2.4 g。

儿童常用量：按体重计算方式与成人相同，也可每日按体重 20～30 mg/kg，分 2～3 次服用或每日 15 mg/kg 口服，按需每隔一周剂量按体重增加 5～10 mg/kg，至有效或不能耐受为止。

【不良反应】常见不良反应表现为腹泻、消化不良、胃肠道痉挛，还可引起月经周期改变；较少见的反应为短暂的脱发、便秘、嗜睡、眩晕、疲乏、头痛、共济失调、轻微震颤、异常兴奋、不安和烦躁。长期服用偶见胰腺炎及急性重型肝炎；还导致血小板减少引起紫癜、出血和出血时间延长、血清碱性磷酸酶和氨基转移酶升高，偶有过敏、听力下降和可逆性听力损坏。

【注意事项】用药期间避免饮酒，饮酒可加重镇静作用。

四、脑血管病用药及降颅压药

1. 尼莫地平 nimodipine

【剂型规格】片剂、胶囊：20 mg、30 mg。

【适应证】适用于改善各种原因的蛛网膜下隙出血后的脑血管痉挛和急性脑血管病恢复期的血液循环。

【禁忌证】尚不明确。

【用法用量】急性脑血管病恢复期，一次 30～40 mg，一日 4 次，或每 4 h 口服一次。

【不良反应】血压下降，血压下降的程度与药物剂量有关。常见肝炎、皮肤刺痛、胃肠道出血、血小板减少；偶见一过性头晕、头痛、面部潮红、呕吐、胃肠不适等。

【注意事项】脑水肿及颅内压增高患者须慎用。

2. 甘露醇 mannitol

【剂型规格】注射液：20 ml∶4 g、50 ml∶10 g、100 ml∶20 g、250 ml∶50 g。注射液：3000 ml∶150 g（冲洗用）。

【适应证】组织脱水药，可降低眼内压、作为渗透性利尿药；对某些药物中毒可促进上述物质的排泄，并防止它们的肾毒性；作为冲洗剂，应用于经尿道内做前列腺切除术和术前肠道准备。

【禁忌证】已确诊为急性肾小管坏死的无尿患者、严重失水者、颅内活动性出血者（颅内手术时除外）、急性肺水肿或严重肺淤血。

【用法用量】成人常用量：利尿常用量为按体重 1～2 g/kg 给药，一般用 250 ml 20%浓度的溶液静脉滴注，并调整剂量使尿量维持在 30～50 ml/h。治疗脑水肿、颅内高压和青光眼时，按体重 0.25～2 g/kg 给药，配制 15%～25%浓度的溶液，于 30～60 min 内静脉滴注。体弱患者剂量应减小至 0.5 g/kg，应严密随访肾功能。鉴别肾前性少尿和肾性少尿时，按体重 0.2 g/kg 给药，以 20%浓度于 3～5 min 内静脉滴注，如用药后 2～3 h 以后尿量仍低于 30～50 ml/h，最多再试用一次，如仍无反应则应停药。预防急性肾小管坏死时，先给予 12.5～25 g，10 分钟内静脉滴注，若无特殊情况，再给予 50 g，1 h 内静脉滴注，若尿量能维持在 50 ml/h 以上，则可继续应用 5%溶液静脉滴注，若无效则立即停药。治疗药物中毒时，50 g 甘露醇以 20%的浓度静脉滴注，调整剂量使尿量维持在 100～500 ml/h。用作肠道准备时，术前 4～8 小时，1000 ml 10%浓度的溶液于 30min 内口服完毕。儿童常用量：利尿时，按体重 0.25～2 g/kg 或按体表面积 60 g/m^2 给药，用 15%～20%浓度的溶液 2～6 h 内静脉滴注。治疗脑水肿、颅内高压和青光眼时，按体重 1～2 g/kg 或按体表面积 30～60 g/m^2，以 15%～20%浓度的溶液于 30～60 min 内静脉滴注。体弱患者剂量应减小至按体重 0.5 g/kg。鉴别肾前性少尿和肾性少尿时，按体重 0.2 g/kg 或按体表面积 6 g/m^2 给药，以 15%～25%的浓度静脉滴注 3～5 min，如用药后 2～3 h 内尿量无明显增多，可再用 1 次，如仍无反应则不再使用。治疗药物中毒时，按体重 2 g/kg 或按体表面积 60 g/m^2 给药，以 5%～10%浓度的溶液静脉滴注。

【不良反应】水和电解质紊乱最为常见，可导致心力衰竭、稀释性低钠血症，偶可致高钾血症；不适当的过度利尿导致血容量减少，加重少尿；大量细胞内液转移至细胞外可致组织脱水，并可引起中枢神经系统症状；甘露醇外渗可致组织水肿、皮肤坏死；过敏反应引起皮疹、荨麻疹、呼吸困难、过敏性休克、头晕、视力模糊；高渗状态可引起口渴和渗透性肾病；其他反应有寒战、发热、排尿困难、血栓性静脉炎。

【注意事项】除作肠道准备用外，其他均应静脉内给药。甘露醇遇冷易结晶，故应用前应仔细检查，如有结晶，可置热水中或用力振荡待结晶完全溶解后再使用。当甘露醇浓度高于15%时，应使用有过滤器的输液器。

五、中枢兴奋药

1. 尼可刹米 nikethamide

【剂型规格】注射液：1.5 ml∶0.375 g、2 ml∶0.5 g。

【适应证】用于中枢性呼吸抑制及各种原因引起的呼吸抑制。

【禁忌证】抽搐及惊厥患者。

【用法用量】可皮下注射、肌内注射、静脉注射。成人：常用量为一次 0.25～0.5 g，必要时 1～2 h 重复用药；最大剂量为一次 1.25 g。儿童：6 个月以下，一次 75 mg；1 岁儿童，一次 0.125 g；4～7 岁儿童，一次 0.175 g。

【不良反应】常见面部刺激征、烦躁不安、抽搐、恶心呕吐等。大剂量使用时可出现血压升高、心悸、出汗、面部潮红、呕吐、震颤、心律失常、惊厥，甚至昏迷。

【注意事项】作用时间短暂，应视病情间隔给药。

六、抗痴呆药

2. 石杉碱甲 huperzine A

【剂型规格】片剂、胶囊：50 μg。

【适应证】本品适用于良性记忆障碍，提高患者指向记忆、联想学习、图像回忆、无意义图形再认及人像回忆等能力。对痴呆患者和脑器质性病变引起的记忆障碍亦有改善作用。

【禁忌证】癫痫、肾功能不全、机械性肠梗阻、心绞痛等患者禁用。

【用法用量】一次口服 0.1 mg～0.2 mg，一日 2 次，一日剂量最多不超过 9 片，或遵医嘱。

【不良反应】剂量过大时可引起头晕、恶心、胃肠道不适、乏力等反应，一般可自行消失，反应明显时应将药物减量或停药，后症状可缓解或消失。

治疗精神障碍药

一、抗精神病药

1. 氟哌啶醇 haloperidol

【剂型规格】注射液：1 ml∶5 mg。片剂：2 mg、4 mg。

【适应证】用于急、慢性各型精神分裂症、躁狂症，也可用于脑器质性精神障碍和老年性精神障碍。

【禁忌证】基底神经节病变、帕金森病、帕金森综合征、严重中枢神经抑制状态、骨髓抑制、青光眼、重征肌无力患者及对本品过敏者。

【用法用量】肌内注射：常用于兴奋、躁动和精神运动性兴奋，成人剂量为一次 5～10 mg，一日 2～3 次，安静后改为口服。

静脉滴注：10～30 mg 加入 250～500 ml 葡萄糖注射液内静脉滴注。

片剂口服：从小剂量开始，起始剂量为一次口服 2～4 mg，一日 2～3 次。逐渐增加至常用量（10～40 mg/d），维持剂量为 4～20 mg/d。治疗抽动秽语综合征时，一次口服 1～2 mg，一日 2～3 次。

【不良反应】锥体外系反应较重且常见，急性肌张力障碍在儿童和青少年更易发生；长期大量使用可出现迟发性运动障碍；可出现口干、视物模糊、乏力、便秘、出汗等，可引起溢乳、男子乳房女性化、月经失调、闭经；少数患者可能引起抑郁反应，偶见过敏性皮疹、粒细胞减少及恶性综合征，还可引起注射局部红肿、疼痛、硬结。

【注意事项】用药期间不宜驾驶车辆、操作机械或高空作业。

二、抗抑郁药

1. 帕罗西汀 paroxetine

【剂型规格】片剂：20 mg。

【适应证】可用于治疗抑郁症。亦可治疗强迫症、惊恐障碍或社交焦虑障碍。

【禁忌证】对本品过敏者禁用。

【用法用量】治疗抑郁症时，一次口服 20 mg，一日 1 次。治疗强迫症时，初始剂量为 20 mg/d，随病情逐渐以每周增加 10 mg 为阶梯递增，治疗剂量范围为 20 mg～60 mg/d，分次口服。治疗惊恐障碍与社交焦虑障碍时，初始剂量为 10 mg/d，随病情变化逐渐以每周增加 10 mg 为阶梯递增，治疗剂量范围为 20～ 50 mg/d，分次口服。

【不良反应】可有胃肠道不适，如恶心、厌食、腹泻等表现，亦可出现头痛、不安、无力、嗜睡、失眠、头晕等。少见不良反应有过敏性皮疹及性功能减退。突然停药可见停药综合征，如失眠、焦虑、恶心、出汗、眩晕或感觉异常等

【注意事项】用药期间不宜驾驶车辆、操作机械或高空作业。

三、抗焦虑药

1. 地西泮 diazepam

【剂型规格】片剂：2.5 mg、5 mg。注射液：2 ml∶10 mg。

【适应证】主要用于对抗焦虑、镇静催眠，还可用于抗癫痫和抗惊厥，缓解炎症引起的反射性肌肉痉挛等，治疗焦虑症，肌紧

张性头痛，家族性、老年性和特发性震颤；也可用于麻醉前给药。

【禁忌证】孕妇、妊娠期妇女、新生儿禁用或慎用。

【用法用量】片剂：成人抗焦虑使用时，一次口服 2.5～10 mg，一日 2～4 次；成人镇静使用时，一次口服 2.5～5 mg，一日 3 次；催眠使用时，睡前服用 5～10 mg。成人治疗急性酒精戒断症状时，第一日每次口服 10 mg，一日 3～4 次，以后按需要减少到一次 5 mg，每日 3～4 次。儿童常用量：6 个月以下不用；6 个月以上，一次口服 1～2.5 mg 或按体重 40～200 μg/kg 或按体表面积 1.17～6 mg/m^2 服用，每日 3～4 次，用量根据情况酌量增减，最大剂量不超过 10 mg。

注射液：成人用于基础麻醉或静脉全麻时，注射 10～30 mg。用于镇静、催眠或治疗急性酒精戒断症状的，起始剂量为 10 mg，以后按需每隔 3～4 h 加 5～10 mg。24 小时总量以 40～50 mg 为限。成人治疗癫痫持续状态和严重频发性癫痫，开始时静注 10 mg，每隔 10～15 min 可按需增加甚至达最大限用量。静脉注射宜缓慢，每分钟 2～5 mg。儿童用于抗癫痫、癫痫持续状态和严重、频发性癫痫时，30 日～5 岁，静脉注射为宜，每 2～5 min 注射 0.2～0.5 mg，最大剂量为 5 mg；5 岁以上每 2～5 min 注射 1 mg，最大剂量为 10 mg。如需要，2～4 h 后可重复治疗。儿童治疗重症破伤风、解痉时，30 日～5 岁一次注射 1～2 mg，必要时 3～4 h 后可重复注射，5 岁以上儿童注射 5～10 mg。儿童静脉注射宜缓慢，3 min 内按体重不超过 0.25 mg/kg，间隔 15～30 min 可重复。

【不良反应】常见的不良反应有嗜睡，头昏、乏力等，罕见的不良反应有皮疹、白细胞减少，个别患者发生兴奋、多语、睡眠障碍，甚至幻觉；大剂量使用时可有共济失调、震颤；长期连续用药可产生依赖性和成瘾性，停药可能发生停药综合征，表现为激动或忧郁。

【注意事项】为避免成瘾，应避免长期大量使用，如长期使用应逐渐减量，不宜骤停。

2. 艾司唑仑 estazolam

【剂型规格】片剂：1 mg、2 mg。

【适应证】主要用于抗焦虑，治疗失眠症状，也用于消除紧张、恐惧及抗癫痫和抗惊厥。

【禁忌证】中枢神经系统处于抑制状态的急性酒精中毒、肝肾功能损害、急性或易于发生的闭角型青光眼发作、严重慢性阻塞性肺疾病等情况和重症肌无力患者慎用。

【用法用量】成人常用量：用于镇静时，一次口服 1～2 mg，一日 3 次。用于催眠时，一次口服 1～2 mg，睡前服用。用于抗癫痫、抗惊厥时，一次口服 2～4 mg，一日 3 次。

【不良反应】常见的不良反应有口干、嗜睡、头昏、乏力等，大剂量可有共济失调、震颤；罕见的反应有皮疹、白细胞减少，个别患者会发生兴奋、多语、睡眠障碍，甚至幻觉，本药有依赖性，停药可能发生停药综合征，表现为激动或忧郁。

【注意事项】用药期间不宜饮酒。

四、抗躁狂药

1. 碳酸锂 lithium carbonate

【剂型规格】片剂：0.25 g。

【适应证】主要治疗躁狂症，对躁狂和抑郁交替发作的双相情感性精神障碍有很好的治疗和预防复发作用，对反复发作的抑郁症也有预防发作的作用，也用于治疗分裂情感性精神病。

【禁忌证】肾功能不全者、严重心脏疾病患者禁用。

【用法用量】成人用量为按体重 20～25 mg/kg，躁狂症治疗剂量为一日 600～2000 mg/d，分 2～3 次服用，宜在饭后服，以减少对胃的刺激，剂量应逐渐增加并参照血锂浓度调整。维持剂量为 500～1000 mg/d。

【不良反应】常见不良反应为口干、烦渴、多饮、多尿、便秘、腹泻、恶心、呕吐、上腹痛；神经系统不良反应有双手细震颤、萎靡、无力、嗜睡、视物模糊、腱反射亢进；还可引起白细胞升高。

【注意事项】治疗期应每 1～2 周测量血锂一次，维持治疗期可每月测定一次。急性治疗的血锂浓度为0.6～1.2 mmol/L，维持治疗的血锂浓度为0.4～0.8 mmol/L；1.4 mmol/L视为有效浓度的上限，超过此值容易出现锂中毒。

五、镇静催眠药

1. 地西泮，见抗焦虑药

2. 咪达唑仑 midazolam

【剂型规格】注射液：1 ml∶5 mg、2 ml∶10 mg。

【适应证】麻醉前给药、全麻醉诱导和维持、椎管内麻醉及局部麻醉时辅助用药、诊断或治疗性操作（如心血管造影、心律转复、支气管镜检查、消化道内镜检查等）时患者镇静、ICU患者镇静。

【禁忌证】对苯二氮䓬过敏的患者、重症肌无力患者、精神分裂症患者、严重抑郁状态患禁用。

【用法用量】肌内注射用0.9%氯化钠注射液稀释。静脉给药用0.9%氯化钠注射液、5%或10%葡萄糖注射液、5%果糖注射液、林格液稀释。

麻醉前给药：在麻醉诱导前20～60分钟使用，剂量为按体重0.05～0.075 mg/kg肌内注射，老年患者剂量酌减；全麻诱导常按体重5～10 mg（0.1～0.15 mg/kg）给药。局部麻醉或椎管内麻醉辅助用药：分次静脉注射0.03～0.04 mg/kg。ICU患者镇静：先静脉注射2～3 mg，继之以0.05 mg/(kg· h)静脉滴注维持。

【不良反应】麻醉或外科手术时最大的不良反应为潮气量和呼吸频率的减少；当与阿片类镇痛剂合用时，静脉注射患者可发生呼吸抑制。可发生精神运动障碍，亦可出现肌肉颤动、躯体不能控制的运动或跳动、罕见的兴奋等。常见的不良反应还有低血压、急性谵妄、失定向、焦虑、神经质等；此外还有心率增快、静脉炎、皮肤红肿、过度换气、呼吸急促等；肌内注射后有局部硬块、疼痛，静脉注射后，静脉触痛等。

心血管系统用药

一、抗心绞痛药

1. 硝酸甘油 nitroglycerin

【剂型规格】片剂：0.5 mg。注射液：1 ml∶5 mg。

【适应证】用于冠心病心绞痛的治疗及预防，也可用于降低血压或治疗充血性心力衰竭。

【禁忌证】禁用于心肌梗死早期（有严重低血压及心动过速时）、严重贫血、青光眼、颅内压增高和已知对硝酸甘油过敏的患者。还禁用于使用枸橼酸西地那非的患者，它会增强硝酸甘油的降压作用。

【用法用量】片剂：成人一次用 0.25～0.5 mg（1 片）舌下含服。每 5 min 可重复 1 片，直至疼痛缓解。如果 15 min 内总量达 3 片后疼痛持续存在，应立即就医。在活动或大便前 5～10 分钟预防性使用，可避免诱发心绞痛。

注射液：用 5%葡萄糖注射液或氯化钠注射液稀释后静脉滴注，开始剂量为 5 μg/min，最好用输液泵恒速输入。用于降低血压或治疗心力衰竭时，可每 3～5 min 增加 5 μg/min，如在 20 μg/min 时无效，可以 10 μg/min 递增，以后可为 20 μg/min。患者对本药的个体差异很大，应根据个体的血压、心率和其他血流动力学参数来调整用量。

【不良反应】头痛，偶可发生眩晕、虚弱、心悸和其他体位性低血压的表现；治疗剂量可发生明显的低血压反应；晕厥、面红、药疹和剥脱性皮炎均有报告。

【注意事项】应使用能有效缓解急性心绞痛的最小剂量，过量可能导致耐受现象。静脉使用本品时须采用避光措施。

二、抗心律失常药

1. 普罗帕酮 propafenone

【剂型规格】注射液：10 ml∶35 mg。片剂：50 mg、100 mg。

【适应证】用于阵发性室性心动过速、阵发性室上性心动过速及预激综合征伴室上性心动过速、心房扑动或心房颤动的预防，也可用于各种期前收缩的治疗。

【禁忌证】无起搏器保护的窦房结功能障碍、严重房室传导阻滞、双束支传导阻滞患者，严重充血性心力衰竭、心源性休克、严重低血压及对该药过敏者禁用。

【用法用量】注射液：静脉注射成人常用量1～1.5 mg/kg或以70 mg加5%葡萄糖液稀释，于10 min内缓慢注射，必要时10～20 min重复一次，总量不超过210 mg。静注起效后改为静脉滴注，滴速0.5～1.0 mg/min或口服维持。

口服：一次100～200 mg，一日3～4次。治疗量为一日300～900 mg，分4～6次服用。维持量为一日300～600 mg，分2～4次服用。由于其局部麻醉作用，宜在饭后与饮料或食物同时吞服，不得嚼碎。

【不良反应】口干、舌唇麻木、头痛、头晕、恶心、呕吐、便秘等，也会出现房室阻断症状。

2. 胺碘酮 amiodarone

【剂型规格】注射液：2 ml∶0.15 g。片剂：0.2 g。

【适应证】适用于危及生命的阵发室性心动过速及心室颤动的预防，也可用于其他药物无效的阵发性室上性心动过速、阵发心房扑动、心房颤动，包括合并预激综合征者及持续心房颤动、心房扑动电转复后的维持治疗。可用于持续房颤、房扑时心室率的控制。

【禁忌证】严重窦房结功能异常者、Ⅱ或Ⅲ度房室传导阻滞、双束支传导阻滞（除非已有起搏器）者、心动过缓引起晕厥、各种原因引起的弥漫性肺间质纤维化者对本品过敏者禁用。

【用法用量】静脉滴注：负荷量按体重3 mg/kg给药，然后以1～1.5 mg/min维持，6小时后减至0.5～1 mg/min，一日总量为1200 mg。以后逐渐减量，静脉滴注胺碘酮最好不超过3～4日。

口服：成人治疗室上性心律失常时，每日0.4～0.6 g，分2～3

次服，1～2 周后根据需要改为每日 0.2～0.4 g 维持，部分患者可减至 0.2 g，每周 5 天或更小剂量维持。治疗严重室性心律失常时，每日口服 0.6～1.2 g，分 3 次服，1～2 周后根据需要逐渐改为每日 0.2～0.4 g 维持。

【不良反应】不良反应包括窦性心动过缓、窦性停搏或窦房传导阻滞、房室传导阻滞，偶有 Q-T 间期延长伴扭转性室性心动过速、甲状腺功能亢进或低下、角膜中基底层下 1/3 有黄棕色色素沉着，可出现锥体外系反应、皮肤石板蓝样色素沉着、肝炎或脂肪浸润、氨基转移酶增高、过敏性肺炎、肺间质或肺泡纤维性肺炎，偶可发生低血钙及血清肌酐升高。

三、抗心力衰竭药

1. 地高辛 digoxin

【剂型规格】片剂：0.25 mg。

【适应证】用于高血压、瓣膜性心脏病、先天性心脏病等急性和慢性心功能不全，用于控制伴有快速心室率的心房颤动、心房扑动患者的心室率及室上性心动过速，尤其适用于伴有快速心室率的心房颤动的心功能不全。对于肺源性心脏病、心肌严重缺血、活动性心肌炎及心外因素（如严重贫血、甲状腺功能减退及维生素 B_1 缺乏症）的心功能不全疗效差。

【禁忌证】与钙注射剂合用。任何洋地黄类制剂中毒者和室性心动过速、心室颤动、梗阻性肥厚型心肌病（若伴收缩功能不全或心房颤动仍可考虑）、预激综合征伴心房颤动或心房扑动者禁用。

【用法用量】成人常用剂量为 0.125～0.5 mg，每日 1 次，7 日可达稳态血药浓度；若达快速负荷量，可每 6～8 h 给药0.25 mg，总剂量为 0.75～1.25 mg/d；维持量为 0.125～0.5 mg/d。

儿童常用量：按体重给药，早产儿 0.02～0.03 mg/kg；1 月以下新生儿为 0.03～0.04 mg/kg；1 个月～2 岁儿童为 0.05～0.06 mg/kg；2～5 岁儿童为 0.03～0.04 mg/kg；5～10 岁儿童为 0.02～0.035/kg；10 岁或 10 岁以上儿童照成人常用量。本品总量

分3次或每6～8小时给予。维持量为总量的1/5～1/3，分2次，每12 h一次或每日1次。婴幼儿（尤其早产儿）需仔细检查滴定剂量和密切监测血药浓度和心电图。

【不良反应】心律失常、食欲缺乏或恶心、呕吐（刺激延髓中枢）、下腹痛、异常的无力、软弱；少见的反应包括视力模糊或“色视”，如（黄视、绿视）腹泻、中枢神经系统反应（如精神抑郁或错乱）；罕见的反应包括嗜睡、头痛及过敏反应（皮疹、荨麻疹）。

【注意事项】应用时注意监测地高辛血药浓度。

四、抗高血压药

1. 卡托普利 captopril

【剂型规格】片剂：12.5 mg、25 mg。

【适应证】高血压、心力衰竭。

【禁忌证】对本品或其他血管紧张素转换酶抑制剂过敏者禁用。

【用法用量】成人常用量：治疗高血压时，一次口服12.5 mg，每日2～3次，按需要1～2周内增至50 mg，每日2～3次，疗效仍不满意时可加用其他降压药。治疗心力衰竭，初始剂量为一次口服12.5 mg，每日2～3次，必要时逐渐增至50 mg，每日2～3次，若需进一步加量，宜观察疗效2周后再考虑；对近期大量服用利尿剂，处于低钠、低血容量，而血压正常或偏低的患者，初始剂量宜为6.25 mg，每日3次，以后通过测试逐步增加至常用量。

儿童常用量：降压与治疗心力衰竭时，初始剂量为按体重0.3 mg/kg，每日3次给药，必要时，每隔8～24 h按体重增加0.3 mg/kg，得到最低有效量。

【不良反应】较常见的反应有皮疹、心悸、心动过速、胸痛、咳嗽、味觉迟钝。较少见的反应有蛋白尿、眩晕、头痛、昏厥、血管性水肿、心率快且心率不齐、面部潮红或苍白。少见的反应有白细胞与粒细胞减少。

【注意事项】宜在餐前1小时服药。

2. 缬沙坦 valsartan

【剂型规格】胶囊：80 mg。

【适应证】轻、中度原发性高血压。

【禁忌证】对本品过敏者禁用。

【用法用量】每日 1 次，每次 80 mg（1 粒），对血压控制不满意者可增至 160 mg（2 粒），或遵医嘱。抗高血压作用通常在服药 2 周内出现，4 周时达到最大疗效。

【不良反应】偶见轻度头痛、头晕、疲乏、腹痛、干咳，体位性血压改变少见。偶见血钾增高、中性粒细胞减少、血红蛋白和血细胞比容降低、血肌酐和氨基转移酶增高。有腹泻、鼻炎、咽炎、关节痛、恶心等不良反应的报道。

3. 硝苯地平 nifedipine

【剂型规格】片剂：5 mg、10 mg。缓释片：20 mg、30 mg。

【适应证】适用于心绞痛（变异型心绞痛、不稳定型心绞痛、慢性稳定型心绞痛）和高血压（单独或与其他降压药合用）患者。

【禁忌证】对硝苯地平过敏者禁用。

【用法用量】片剂：从小剂量开始服用，一般起始剂量为一次 10 mg，一日 3 次口服；常用的维持剂量为一次口服 10～20 mg，一日 3 次。部分有明显冠脉痉挛的患者，可用至每次 20～30 mg，一日 3～4 次。最大剂量不宜超过 120 mg/d。如果病情紧急，可嚼碎服或舌下含服一次 10 mg，根据患者对药物的反应，决定再次给药。在严格监测下的住院患者，可根据心绞痛或缺血性心律失常的控制情况，每隔 4～6 h 增加 1 次，每次 10 mg。

缓释片：一次 1 片，一日 1～2 次，或遵医嘱。

【不良反应】较多见的是踝、足与小腿肿胀；偶尔出现胸痛、头痛、面部潮红、眼花、心悸、血压下降、腹痛、恶心、食欲缺乏、便秘等反应，也可能出现牙龈肥厚。

五、抗休克药

1. 肾上腺素 adrenaline

【剂型规格】注射液：1 ml∶1 mg。

【适应证】主要适用于治疗因支气管痉挛所致严重呼吸困难，可迅速缓解药物等引起的过敏性休克，亦可用于延长浸润麻醉用药的作用时间。它也是各种原因引起的心搏骤停进行心肺复苏的主要抢救用药。

【禁忌证】下列情况慎用：器质性脑病、心血管病、青光眼、帕金森病、噻嗪类引起的循环虚脱及低血压、精神神经疾病。

【用法用量】常用量为一次皮下注射 0.25～1 mg；最大剂量为一次皮下注射 1 mg。

抢救过敏性休克时，皮下注射或肌内注射 0.5～1 mg，也可用 0.1～0.5 mg 缓慢静注（以 0.9%氯化钠注射液稀释到 10 ml）；如疗效不好，可改用 4～8 mg 静脉滴注（溶于 500～1000 ml5%葡萄糖溶液）。抢救心脏骤停时，0.25～0.5 mg 以 10 ml 生理盐水稀释后静脉（或心内）注射。与局麻药合用时，加少量的本品时，浓度为 2 ～5 μg/ml，（约 1∶20 万～50 万）于局麻药中（如普鲁卡因），总量不超过 0.3 mg，可减少局麻药的吸收而延长其药效，并减少其毒副作用，亦可减少手术部位的出血。

止鼻黏膜和齿龈出血时，将浸有 1∶20000～1∶1000 溶液的纱布填塞出血处。治疗荨麻疹、花粉症、血清反应等时，皮下注射 0.2～0.5 ml 的 1∶1000 溶液，必要时再以上述剂量注射一次。

【不良反应】常见的全身不良反应有心悸、头痛、血压升高、震颤、无力、眩晕、呕吐、四肢发凉，可有心律失常，用药局部可有水肿、充血、炎症。

2. 去甲肾上腺素 noradrenaline

【剂型规格】注射液：1 ml∶2 mg、2 ml∶10 mg。

【适应证】用于治疗急性心肌梗死、体外循环等引起的低血压、血容量不足所致的休克低血压或嗜铬细胞瘤切除术后的低血压，也可用于椎管内阻滞时的低血压及心搏骤停复苏后血压维持。

【禁忌证】禁止与含卤素的麻醉剂和其他儿茶酚胺类药合并使用，可卡因中毒及心动过速患者禁用。

【用法用量】用5%葡萄糖注射液或葡萄糖氯化钠注射液稀释后静脉滴注。

成人常用量：开始以8～12 μg/min速度静脉滴注，维持时为2～4 μg/min。在必要时可按医嘱，但需注意保持或补足血容量。

儿童常用量：开始按体重以0.02～0.1 μg/(kg·min)的速度静脉滴注，按需要调节滴速。

【不良反应】药液外漏可引起局部组织坏死；静脉输注时静脉径路皮肤发白、注射局部皮肤破溃，还可引起皮肤发绀、发红和严重眩晕。个别患者因出现过敏而引起皮疹、面部水肿、心律失常、血压升高后可出现反射性心率减慢。

【注意事项】用药过程中必须监测动脉压、中心静脉压、尿量、心电图。

3. 异丙肾上腺素 isoprenaline

【剂型规格】注射液：2 ml∶1 mg。

【适应证】用于治疗心源性或感染性休克和完全性房室传导阻滞、心搏骤停。

【禁忌证】心绞痛、心肌梗死、甲状腺功能亢进及嗜铬细胞瘤患者禁用。

【用法用量】救治心搏骤停，心内注射0.5～1 mg。治疗Ⅲ度房室传导阻滞时，心率小于40次/分钟时，可以本品0.5～1 mg加入200～300 ml 5%葡萄糖注射液内缓慢静滴。

【不良反应】常见反应有口咽发干、心悸不安，少见反应有头晕、目眩、面部潮红、恶心、心率增快、震颤、多汗、乏力等。

4. 间羟胺 metaraminol

【剂型规格】注射液：1 ml∶10 mg、5 ml∶50 mg。

【适应证】防治椎管内阻滞麻醉时发生的急性低血压，治疗由于出血、药物过敏，手术并发症及脑外伤或脑肿瘤合并休克而导致的低血压，也可治疗心源性休克或败血症所致的低血压。

【禁忌证】尚不明确。

【用法用量】成人常用量：在肌内或皮下注射一次2～10 mg

(1/5 支～1 支，以间羟胺计)，由于最大效应不是立即显现，在重复用药前对初始量效应至少观察 10 分钟；静脉注射时，初始剂量为 0.5～5 mg (1/20 支～1/2 支)，继而静脉滴注，用于重症休克；静脉滴注时，将 15～100 mg 间羟胺 (1.5 支～10 支)，加入 5%葡萄糖溶液或 500 ml 氯化钠注射液中滴注，调节滴速以维持合适的血压。最大剂量为一次 100 mg (10 支)，0.3～0.4 mg/min 给药。

儿童常用量：肌内或皮下注射：按体重 0.1 mg/kg，用于严重休克；静脉滴注时，按体重 0.4 mg/kg 或按体表面积 12 mg/m^2 给药，用氯化钠注射液稀释至每 25 ml 中含 1 mg 间羟胺，滴速以维持合适的血压水平为宜。

【不良反应】血压上升过快，过猛可致急性肺水肿、心律失常、心搏停顿，药物过量的表现为抽搐、严重高血压、严重心律失常，静脉注射时药液外溢可引起组织坏死、糜烂或红肿、硬结，形成脓肿，长期使用后骤然停药时可能发生低血压。

【注意事项】本品有蓄积作用，如用药后血压上升不明显，须观察 10 分钟以上再决定是否增加剂量。

5. 多巴胺 dopamine

【剂型规格】注射液：2 ml∶20 mg。

【适应证】适用于心肌梗死、创伤、内毒素血症、心脏手术、肾衰竭、充血性心力衰竭等引起的休克综合征，可用于补充血容量后休克仍不能纠正者，尤其有少尿及周围血管阻力正常或较低的休克，也用于洋地黄和利尿剂无效的心功能不全。

【禁忌证】嗜铬细胞瘤患者不宜使用。

【用法用量】成人静脉注射的初始剂量为按体重 1～5μg/(kg・min)，10 min 内以 1～4 μg/(kg・min) 的速度递增，以达到最大疗效。治疗慢性顽固性心力衰竭时，静脉滴注开始后，按体重 0.5～2 μg/(kg・d) 逐渐递增。多数患者按体重 1～3 μg/(kg・min) 给予即可生效。治疗闭塞性血管病变时，静脉滴注开始时按 1 μg/(kg・min)，逐增至 5～10 μg/(kg・min)，直到 20 μg/(kg・min)，以达到满意效应。若为危重病例，先按体重 5 μg/(kg・min) 滴注，然后以 5～10 μg/(kg・min)

递增至20～50 μg/(kg·min)，以达到满意效应，或使用20 mg本品加入5%葡萄糖注射液200～300 ml中静滴，开始时按75～100 μg/min滴入，以后根据血压调整，但最大剂量不超过每分钟500 μg。

【不良反应】常见的反应有胸痛、呼吸困难、心律失常、心搏快而有力、软弱、乏力感；少见的反应有心动过缓、头痛、恶心、呕吐、外周血管长时期收缩，可能导致手足疼痛或发冷，甚至局部坏死或坏疽。

6. 多巴酚丁胺 dobutamine

【剂型规格】注射液：2 ml∶20 mg。

【适应证】适用于心脏血液输出量不能满足体循环要求而出现低灌注状态，适用于心室充盈压异常升高引起肺充血和肺水肿的危险，而需要进行强心治疗的患者。

【禁忌证】以往对盐酸多巴酚丁胺有过敏表现的患者禁止使用。

【用法用量】由于盐酸多巴酚丁胺的半衰期短，所以必须以连续静脉输注的方式给药。

使心输出量增加的输注速度范围为2.5～10 μg/(kg·min)。要使血流动力学得到适当的改善，剂量常常需要高达20 μg/(kg·min)。给药速度与治疗的持续时间必须根据患者的反应进行调整。

【不良反应】心率加快、血压升高以及室性异位搏动、低血压、恶心、头痛、心绞痛、不明确的胸痛、心悸以及呼吸短促；静脉炎偶有报道。

六、调脂及抗动脉粥样硬化药

1. 辛伐他汀 simvastatin

【剂型规格】片剂：10 mg、20 mg。

【适应证】可用于治疗原发性高胆固醇血症包括杂合子家族性高胆固醇血症、高脂血症或混合性高脂血症。

【禁忌证】对本品任何成分过敏者、活动性肝炎患者或无法解释的血清转氨酶持续升高者、妊娠及哺乳期妇女禁用。

【用法用量】患者在接受辛伐他汀治疗以前应接受标准降胆固

醇饮食并在治疗过程中继续维持。

治疗高胆固醇血症时，一般起始剂量为 10 mg/d，晚间顿服。对于胆固醇水平轻、中度升高的患者，起始剂量为 5 mg/d。若需调整剂量，应间隔 4 周以上，最大剂量为 40 mg/d，晚间顿服。冠心病患者可以 20 mg/日为起始剂量。如需调整剂量，应间隔 4 周以上，最大剂量为 40 mg/d，晚间顿服。严重肾功能不全（肌酐清除率＜30 ml/min）的患者应慎用本品，此类患者的起始剂量应为 5 mg/d，当剂量超过 10 mg/d 时，应严密监测。

【不良反应】常见反应有肝功能异常、腹痛、便秘和胃肠胀气、疲乏无力和头痛，罕见的反应有肌病。

呼吸系统用药

一、祛痰药

1. 氨溴索 ambroxol

【剂型规格】口服溶液剂：100 ml∶0.3 g。片剂、胶囊、分散片：30 mg。

【适应证】适用于痰液黏稠不易咳出者。

【禁忌证】对盐酸氨溴索或配方中其他任何成分过敏者禁用。

【用法用量】口服溶液剂最好在进餐时间服用。成人及 12 岁以上的儿童，每次口服 10ml，一日 2 次。6～12 岁儿童，每次 5ml，一日 2～3 次；2～6 岁儿童，每次 2.5ml，一日 3 次；1～2 岁儿童，每次 2.5ml，一日 2 次。

片剂、胶囊、分散片：成人一次 1～2 片，一日 3 次，饭后服用。

【不良反应】偶见皮疹、恶心、胃部不适、食欲缺乏、腹痛、腹泻等反应。

2. 复方甘草 compound Liquorice

【剂型规格】口服溶液剂，复方片剂。

【适应证】用于上呼吸道感染、支气管炎和感冒时所产生的咳嗽及咳痰不爽。

【禁忌证】妊娠期及哺乳期妇女禁用。对本品过敏者禁用。

【用法用量】口服溶液剂：一次5～10 ml，一日3次，服时振摇。片剂：成人一次3～4片，一日3次。

【不良反应】有轻微的恶心、呕吐。

二、镇咳药

1. 可待因 codeine

【剂型规格】片剂：15 mg、30 mg。

【适应证】用于缓解较剧烈的频繁干咳，用于中度以上的疼痛的镇痛；用于局麻或全麻时镇静。

【禁忌证】对本品过敏的患者禁用。

【用法用量】成人常用量为一次口服15～30 mg，一日30～90 mg；最大剂量为一次100 mg，一日250 mg。

儿童常用量：用于镇痛时，每次按体重0.5～1 mg/kg口服，一日3次。镇咳用量为上述的1/2～1/3。新生儿、婴儿慎用。

【不良反应】较多见的不良反应有心理障碍或幻觉、呼吸浅表、缓慢或不规则、心率异常。少见的不良反应有惊厥、耳鸣、震颤或不能自控的肌肉运动等，荨麻疹、瘙痒、皮疹或脸肿等过敏反应；精神抑郁和肌肉强直等。长期应用可引起依赖性。

三、平喘药

1. 茶碱 theophylline

【剂型规格】缓释片：0.1 g。

【适应证】适用于缓解支气管哮喘、喘息型支气管炎、阻塞性肺气肿等的喘息症状，也可用于心力衰竭时喘息。

【禁忌证】对本品过敏的患者，活动性消化溃疡和未经控制的惊厥患者禁用。

【用法用量】本品不可压碎或咀嚼。成人或12岁以上儿童，起始剂量为0.1～0.2 g，一日2次。剂量视病情和疗效调整，但每日量不超过0.9 g，分2次服用。

【不良反应】茶碱的毒性常出现在浓度为15～20 μg/ml，早期多见的有恶心、呕吐、易激动、失眠等，当浓度超过20 μg/ml，可出现心动过速、心律失常等反应，当血清中茶碱超过40 μg/ml，可发生发热、失水、惊厥等症状，严重时甚至有呼吸、心搏骤停致死。

消化系统用药

一、抗酸药及抗溃疡病药

1. 法莫替丁 famotidine

【剂型规格】注射液：2 ml：20 mg。注射用无菌粉末：20 mg；片剂、胶囊：20 mg。

【适应证】用于缓解胃酸过多所致的胃痛、胃灼热（烧心）、反酸。

【禁忌证】对本品过敏者、严重肾功能不全者禁用。孕妇、哺乳期妇女禁用。

【用法用量】注射液，注射用无菌粉末：20 mg本品用250 ml 5%葡萄糖稀释静脉滴注，时间维持30min以上；或加20 ml生理盐水静脉缓慢推注（不少于3min），一日2次，间隔12 h，疗程为5日。

片剂、胶囊：成人一次口服20 mg，一日2次。

【不良反应】偶见转氨酶升高等肝功能异常。罕见腹胀、食欲缺乏、便秘、腹泻、软便、口渴、恶心及呕吐等。

2. 奥美拉唑 omeprazole

【剂型规格】注射用无菌粉末：40 mg。肠溶（片剂、胶囊）：10 mg、20 mg。

【适应证】用于短期缓解胃酸过多引起的胃灼热和反酸症状。

【禁忌证】对本品过敏者禁用。

【用法用量】注射用无菌粉末：一次注射40 mg，每日1～2次。临用前将10 ml专用溶剂注入冻干粉小瓶内，禁止用其他溶剂溶解。本品溶解后必须在2 h内使用，推注时间不少于20 min。片剂、胶囊：治疗消化性溃疡时，一次20 mg，一日1～2次。每日晨起吞服或早晚各一次，胃溃疡疗程通常为4～8周，十二指肠溃疡疗程通常2～4周。治疗反流性食管炎时，一次20～60 mg，一日1～2次。晨起吞服或早晚各一次，疗程通常为4～8周。治疗佐林格—埃利森综合征时，一次60 mg，一日1次，以后每日总剂量可根据病情调整为20～120 mg，若一日总剂量超过80 mg，应分为两次服用。

【不良反应】本品常见不良反应为头痛、腹泻、恶心、呕吐、便秘、腹痛及腹胀。偶见头晕、嗜睡、乏力、睡眠紊乱、感觉异常、皮疹、瘙痒、荨麻疹，也可有肝功能检查异常等。

二、助消化药

1. 乳酶生 lactasin

【剂型规格】片剂：0.15 g、0.3 g。

【适应证】用于治疗消化不良、腹胀及儿童饮食失调所引起的腹泻、绿便等。

【禁忌证】尚不明确。

【用法用量】成人一次2～6片，一日3次，饭前服用。

儿童用量见表3-3-1。

表3-3-1　不同年龄的儿童的乳酶生用量

年龄（岁）	体重（公斤）	一次用量（片）	一日次数
1～3	10～14	1～2	3次，饭前服
4～6	16～20	2～3	
7～9	22～26	2～4	
10～12	28～32	3～4	

【不良反应】尚不明确

【注意事项】本品为活菌制剂，不应置于高温处。

三、胃肠解痉药及胃动力药

1. 山莨菪碱 anisodamine

【剂型规格】注射液：1 ml∶2 mg、1 ml∶10 mg。片剂：5 mg、

10 mg。

【适应证】主要用于解除平滑肌痉挛，可用于治疗胃肠绞痛、胆道痉挛以及急性微循环障碍及有机磷中毒等。

【禁忌证】颅内压增高、脑出血急性期、青光眼、幽门梗阻、肠梗阻及前列腺肥大者禁用；反流性食管炎、重症溃疡性结肠炎慎用。

【用法用量】注射液：常用量为成人每次肌内注射 5～10 mg，儿童每次按体重肌内注射 0.1～0.2 mg/kg，每日 1～2 次。抗休克及有机磷中毒时，成人每次静脉注射 10～40 mg，儿童每次按体重静脉注射 0.3～2 mg/kg，必要时每隔 10～30 min 重复给药，也可增加剂量。

片剂：成人每次口服 5～10 mg，每日 3 次。儿童每次按体重 0.1～0.2 mg/kg，每日 3 次服用。

【不良反应】常见的有口干、面部潮红、视物模糊等；少见的有心率加快、排尿困难等，用量过大时可出现阿托品样中毒症状。

2. 甲氧氯普胺 metoclopramide

【剂型规格】片剂：5 mg。注射液：1 ml∶10 mg。

【适应证】主要用于各种病因所致恶心、呕吐、嗳气、消化不良、胃部胀满、胃酸过多等症状的对症治疗，治疗反流性食管炎、胆汁反流性胃炎、功能性胃滞留、胃下垂等，残胃排空延迟、迷走神经切除后胃潴留、糖尿病性胃轻瘫，以及尿毒症、硬皮病等胶原疾患所致胃排空障碍。

【禁忌证】下列情况禁用：对普鲁卡因或普鲁卡因胺过敏者；癫痫发作的频率与严重性均可因用药而增加者；胃肠道出血、机械性肠梗阻或穿孔患者，且可因用药使胃肠道的动力增加、病情加重；嗜铬细胞瘤患者且可因用药出现高血压危象；因行化疗和放疗而呕吐的乳腺癌患者。

【用法用量】片剂：成人常用量为每次口服 5～10 mg，每日 3 次。用于糖尿病性胃排空功能障碍患者，于症状出现前 30 min 口服10 mg；或于餐前及睡前服 5～10 mg，每日 4 次。成人总剂量每日不得超过 0.5 mg/(kg・d)。儿童常用量为 5～14 岁儿童每次口服 2.5～5 mg，每日 3 次，餐前 30 分钟服，宜短期服用。儿童总剂量按体重不得超过 0.1 mg/(kg・d)。

注射液：用于肌内或静脉注射。成人，一次注射 10～20 mg，剂量不超过 0.5 mg/(kg・d)；

儿童，6 岁以下儿童每次按体重 0.1 mg/kg 给药，6～14 岁儿童每次注射 2.5～5 mg。肾功能不全者，剂量减半。

【不良反应】较常见的不良反应为昏睡、烦躁不安、疲怠无力，少见的反应有乳腺肿痛、恶心、便秘、皮疹、腹泻、睡眠障碍、眩晕、严重口渴、头痛、易激惹。用药期间出现乳汁增多，是由于催乳素的刺激所致。注射给药可引起直立性低血压，大剂量长期应用可导致锥体外系反应。

四、泻药及止泻药

1. 开塞露（含甘油、山梨醇）glycerine enema or sorbitol enema

【剂型规格】每支 20 ml，含主要成分甘油。

【适应证】用于便秘。

【禁忌证】尚不明确。

【用法用量】将容器顶端盖拔开，涂以油脂少许，缓慢插入肛门，然后将药液挤入直肠内，成人一次使用 1 支，儿童一次使用 0.5 支。

【不良反应】尚不明确。

2. 蒙脱石 smectite

【剂型规格】散剂：3 g。

【适应证】用于成人及儿童急、慢性腹泻。

【禁忌证】尚不明确。

【用法用量】成人每次 1 袋，一日 3 次。1 岁以下儿童每日 1 袋，分 3 次服用；1～2 岁儿童每日 1～2 袋，分 3 次服用；2 岁以上每日 2～3 袋，分 3 次服，服用时将本品倒入半杯温开水（约 50 ml）中混匀快速服完。治疗急性腹泻时剂量应加倍。

【不良反应】少数患者可能产生轻度便秘。

五、肝病辅助治疗药

1. 联苯双酯 bifendate

【剂型规格】滴丸剂：1.5 mg。片剂：25 mg。

【适应证】临床用于慢性迁延性肝炎伴谷丙转氨酶升高者，也可用于化学毒物、药物引起的 ALT 升高。

【禁忌证】对本品过敏者、失代偿性肝硬化患者、孕妇及哺乳期妇女禁用

【用法用量】滴丸剂：每次口服 5 粒，每日 3 次，必要时每次口服 6～10 粒，每日 3 次，3 个月后，若 ALT 正常，改为每次口服 5 粒，每日 3 次，连服 3 个月。

片剂：一次口服 25～50 mg（1～2 片），一日 3 次。

【不良反应】个别病例可出现口干、轻度恶心等反应，偶有皮疹发生，一般加用抗变态反应药物后即可消失。

六、微生态制剂

1. 地衣芽孢杆菌活菌 live bacillus licheniformis

【剂型规格】胶囊：0.25 g。颗粒剂：0.5 g。

【适应证】用于细菌或真菌引起的急、慢性肠炎，腹泻；也可用于其他原因引起的胃肠道菌群失调的防治。

【禁忌证】尚不明确。

【用法用量】胶囊剂：成人一次口服 2 粒，一日 3 次；儿童，一次口服 1 粒，一日 3 次。首次剂量加倍。

颗粒剂：成人，一次服用 2 袋；儿童，一次服用 1 袋；一日 3 次。首次剂量加倍。服用时将颗粒溶于水或牛奶中混匀后服用。

【不良反应】推荐剂量未有明显不良反应，超剂量服用可导致便秘。

【注意事项】本品为活菌制剂，切勿将本品置于高温处，溶解时水温不宜高于 40℃。服用本品时应避免与抗菌药合用。

七、利胆药

1. 熊去氧胆酸 ursodeoxycholic acid

【剂型规格】片剂：50 mg。

【适应证】本品用于胆固醇型胆结石，及胆汁缺乏性脂肪泻，也可用于预防药物性结石形成及治疗脂肪痢（回肠切除术后）。

【禁忌证】胆道完全梗阻和严重肝功能减退者禁用。

【用法用量】成人：每日按体重 8～10 mg/kg，早、晚进餐时分次给予。疗程最短为 6 个月，6 个月后超声检查及胆囊造影无改善者可停药，如结石已有部分溶解则继续服药直至结石完全溶解。

【不良反应】偶见的不良反应有便秘、过敏、头痛、头晕、胰腺炎和心动过速等。

八、治疗炎性肠病药

1. 小檗碱（黄连素）berberine

【剂型规格】片剂：50 mg、100 mg。

【适应证】用于肠道感染患者，如胃肠炎。

【禁忌证】溶血性贫血患者及葡萄糖-6-磷酸脱氢酶缺乏患者禁用。

【用法用量】成人：一次 0.1～0.3 g，一日 3 次。

儿童用量见表 3-3-2。

表 3-3-2　不同年龄的儿童的小檗碱用量

年龄（岁）	体重（公斤）	一次用量（片）	一日次数
1～3	10～14	0.5～1	3 次
4～6	16～20	1～1.5	
7～9	22～26	1.5～2	
10～12	28～32	2～2.5	

【不良反应】偶有恶心、呕吐、皮疹和药物热，停药后即消失。

泌尿系统用药

一、利尿药

1. 呋塞米 furosemide

【剂型规格】片剂：20 mg。注射液：2 ml∶20 mg。

【适应证】用于治疗水肿性疾病（包括充血性心力衰竭、肝硬化、肾疾病），与其他药物合用治疗急性肺水肿和急性脑水肿、高血压等。预防急性肾衰竭用于各种原因导致肾血流灌注不足，高钾血症及高钙血症，治疗抗利尿激素分泌失调综合征（SIADH）。

【禁忌证】尚不明确。

【用法用量】片剂：成人治疗水肿性疾病时，起始剂量为口服20～40 mg，每日1次，必要时6～8 h后追加20～40 mg，直至出现满意利尿效果。最大剂量虽可达600 mg/d，但一般应控制在100 mg/d以内，分2～3次服用；部分患者剂量可减少至20～40 mg，隔日1次，或每周中连续服药2～4日，每日口服20～40 mg。成人治疗高血压时，起始剂量为每日口服40～80 mg，分2次服用，并酌情调整剂量。治疗高钙血症，每日口服80～120 mg，分1～3次服。儿童治疗水肿性疾病时，起始剂量为按体重2 mg/kg，必要时每4～6 h追加1～2 mg/kg。新生儿应延长用药间隔。

注射液：治疗水肿性疾病，初始剂量为20～40 mg，必要时每2 h追加剂量，直至出现满意疗效。治疗急性左心衰竭时，初始剂量为40 mg静脉注射，必要时每小时追加80 mg，直至出现满意疗效。治疗急性肾衰竭时，可用200～400 mg加于100 ml氯化钠注射液内静脉滴注，滴注速度不超过4 mg/min。有效者按原剂量重复应用或酌情调整剂量，总剂量不超过1 g/d。治疗慢性肾功能不全时，一般剂量为40～120 mg/d。治疗高血压危象时，初始剂量为40～80 mg静脉注射，伴急性左心衰竭或急性肾衰竭时，可酌情增加剂量。治疗高钙血症时，可每次静脉注射20～80 mg。儿童治疗水肿性疾病时，初始剂量为按1 mg/kg静脉注射，必要时每隔2 h

追加 1 mg/kg。最大剂量按体重可达每日 6 mg/kg。新生儿应延长用药间隔。

【不良反应】水电解质紊乱，常见少见过敏反应、骨髓抑制、肝功能损害，指（趾）感觉异常，高糖血症、高尿酸血症。耳鸣、听力障碍多见于大剂量静脉快速注射时。

二、良性前列腺增生用药

1. 坦洛新（坦索罗辛）tamsulosin

【剂型规格】缓释胶囊：0.2 mg。

【适应证】用于缓解前列腺增生（BPH）引起的排尿障碍。

【禁忌证】对本药过敏者及肾功能不全患者禁用。

【用法用量】饭后一次 0.2 mg，一日 1 次。根据年龄、症状的不同可适当增减。

【不良反应】偶见头晕、蹒跚感、血压下降、心率加快等反应，可出现皮疹、恶心、呕吐、胃部不适、腹痛、食欲缺乏、肝功能异常、鼻塞、水肿、吞咽困难、疲倦等。

三、透析用药

1. 腹膜透析液 peritoneal dialysis solution

【剂型规格】（乳酸盐）注射液（腹腔用药）。

【适应证】用于治疗急性肾衰竭、慢性肾衰竭、急性药物或毒物中毒、顽固性心力衰竭、顽固性水肿、电解质紊乱及酸碱平衡失调。

【禁忌证】广泛肠粘连及肠梗阻、严重呼吸功能不全、腹部皮肤广泛感染、腹腔内血管疾患、腹腔内巨大肿瘤、多囊肾患者和高分解代谢者、长期不能摄入足够蛋白质及热量者、疝未修补者，以及腹部手术 3 日以内，且腹部有外科引流者禁用。

【用法用量】治疗急、慢性肾衰竭伴水潴留者时，用间歇性腹膜透析。每次使用 2 L，留置 1～2 h，每日交换 4～6 次。无水潴留者，用连续性不卧床腹膜透析（CAPD），一般每日 4 次，每次使用 2 L，日间每次间隔 4～5 h，夜间一次留置 9～12 h，以增加引起尿毒症的毒素中的中分子毒素的清除。一般每日透析液量为 8 L。留置 1 h，可脱水 100～300 ml。治疗急性左心衰竭，酌情用 2 L2.5%或 4.25%葡萄糖透析液；留置 30 min，可脱水 300～500 ml。

【不良反应】腹膜透析液常见不良反应有脱水、低钾血症、高糖血症、低钠血症、低氯血症、代谢性碱中毒、化学性腹膜炎。

血液系统用药

一、抗贫血药

1. 琥珀酸亚铁 ferrous succinate

【剂型规格】片剂：0.1 g。

【适应证】用于缺铁性贫血的预防和治疗。

【禁忌证】肝肾功能严重损害，尤其是伴有未经治疗的尿路感染者禁用；铁负荷过高、血色病或含铁血黄素沉着症患者禁用；除缺铁性贫血（如地中海贫血）之外的其他贫血患者禁用。

【用法用量】用于预防时，成人一日口服 1 片，孕妇一日口服 2 片，儿童一日口服 0.5 片。用于治疗时，成人一日口服 2～4 片，儿童一日口服 1～3 片，分次服用。

【不良反应】可见胃肠道不良反应，如恶心、呕吐、上腹疼痛、便秘。本品可减少肠蠕动，引起便秘，并导致黑便。

二、抗血小板药

1. 阿司匹林 aspirin

【剂型规格】肠溶片：25 mg、50 mg、0.1 g、0.3 g。

【适应证】临床用于预防一过性脑缺血发作，心肌梗死，心房颤动，人工心脏瓣膜、动静脉瘘或其他手术后的血栓形成；也可用于治疗不稳定型心绞痛。

【禁忌证】下列情况应禁用：对本品过敏者，活动性溃疡病或其他原因引起的消化道出血，血友病或血小板减少；有阿司匹林或其他非甾体抗炎药过敏史者，尤其是出现哮喘、血管性水肿或休克者。

【用法用量】成人常用量为 80～300 mg/d，每日 1 次，或遵医嘱。

【不良反应】较常见的有恶心、呕吐、上腹部不适或疼痛等胃肠道反应，可逆性耳鸣、听力下降，表现为哮喘、荨麻疹、神经性水肿或休克的过敏反应，以及肝、肾功能损害等。

三、促凝血药

1. 维生素 K_1 fitamin K_1

【剂型规格】注射液：1 ml∶10 mg。

【适应证】用于维生素 K 缺乏引起的出血。

【禁忌证】严重肝疾患或肝功能异常者禁用。

【用法用量】治疗低凝血酶原血症时，每次肌内或深部皮下注射10 mg，每日 1～2 次，24 h 内总量不超过 40 mg；预防新生儿出血：可于分娩前 12～24 h 给母亲肌内注射或缓慢静脉注射 2～5 mg，也可在新生儿出生后肌内或皮下注射 0.5～1 mg，8 h 后可重复。本品用于重症患者静脉注射时，给药速度不应超过 1 mg/min。

【不良反应】偶见过敏反应，可引起面部潮红、出汗、支气管痉挛、心动过速、低血压等。肌内注射可引起局部红肿和疼痛。新生儿应用本品后可能出现高胆红素血症、新生儿黄疸和溶血性贫血。

四、抗凝血药及溶栓药

1. 肝素 heparin

【剂型规格】（钙）注射液：1 ml∶5000 U、1 ml∶10000 U（钠）注射液：2 ml∶5000 U、2 ml∶12500 U。

【适应证】用于防止血栓的形成。

【禁忌证】对本品过敏者禁用。

【用法用量】成人剂量：皮下注射时，首次剂量为 5000～10000 U，以后每 8 h 注射 5000～10000 U 或每 12 h 注射 10000～20000 U，或根据凝血试验监测结果调整。静脉注射时，首次剂量为 5000～10000 U，之后按体重每 4 h 按体重给药注射 50～100 U/kg，或根据凝血试验监测结果确定。用前先用氯化钠注射液 50～100 ml 稀释。

静脉滴注时，每日20000～40000 U，加至氯化钠注射液1000 ml中，24 h持续静脉滴注，之前常先以5000 U静脉注射作为初始剂量。预防性应用时，术前2 h深部皮下注射5000 U，之后每8～12 h重复上述剂量，持续7日。

儿童剂量：静脉注射时，首次剂量按体重50 U/kg给药，之后每4 h给药50～100 U/kg，或根据凝血试验监测结果调整。静脉滴注时，首次剂量为按体重50 U/kg，之后为50～100 U/kg，每4 h一次，或按体表面积10000～20000 U/m^2，24 h持续静脉滴注，亦可根据部分凝血活酶时间（APTT或KPTT）试验结果确定。对于心血管外科手术时，首次剂量及持续60 min以内的手术用量同成人常用量。用于治疗弥散性血管内凝血时，每4 h按体重25～50 U/kg持续静脉滴注。若4～8 h后病情无好转，即应停用。

【不良反应】注射部位有局部刺激，可见注射局部小结节和血肿；常见出血、血小板减少及骨质疏松等反应；过敏反应较少见。

2. 低分子量肝素 low molecular heparin

【剂型规格】注射液。

【适应证】本品主要用于预防和治疗深部静脉血栓形成，也可用于血液透析时预防血液凝固。

【禁忌证】对本品过敏者（过敏反应症状与普通肝素相同）禁用；急性细菌性心内膜炎患者禁用；血小板减少患者，本品体外凝集反应呈阳性者禁用。

【用法用量】本品给药途径为腹壁皮下注射（以下注射剂量以“AXaIu抗因子Xa活性国际单位IU”表示）。

用于血液透析时预防血凝块形成时，每次血液透析开始时应从血管通道动脉端注入本品单一剂量。对没有出血危险的患者，可根据其体重使用下列起始剂量：对体重小于50 kg、50～69 kg、大于或等于70 kg者分别给予0.3 ml、0.4 ml、0.6 ml。对于有出血倾向的患者应适当减小上述推荐剂量。若血透时间超过4 h，应根据最初血透观察到的效果进行调整，再给予小剂量本品。用于普通手术预防血栓形成时，每日0.3 ml，皮下注射通常至少持续7日。首剂在术前 2～4 h 给予（但硬膜下麻醉方式者术前 2～4 小时慎用）。对于骨科手术（常规麻醉），第 1 日术前 12 小时，术后 12 小时及 24 小时各按体重皮下注射给药 40 AXaIu/kg。术后第 2、3 日每天给药 40 AXaIu/kg，术后第 4 日起每天给药 60 AXaIu/kg，至少持续 10 日。实际应用时的参考剂量见表 3-3-3。

表 3-3-3　不同体重的患者在术前、术后的低分子肝素的药剂量

体重	术前至术后第 3 天（AXaIu）	术后第 4 天起（AXaIu）
＜50 kg	0.2 ml (2050)	0.3 ml (3075)
50～70 kg	0.3 ml (3075)	0.4 ml (4100)
≥70 kg	0.4 ml (4100)	0.6 ml (6150)

治疗用药：对深部静脉血栓治疗量应根据患者体重及血栓或出血的高危情况确定，一般每日用量为 184～200 AXaIu/kg，分 2 次给予（即 92～100 AXaIu/kg bid），每 12 h 给药一次，持续 10 日。实际应用时的参考推荐用量见表 3-3-4。

表 3-3-4　对不同体重的患者深部血检时的低分子肝素的给药剂量

体重	剂量（AXaIu）Bid
＜50 kg	0.4 ml (4100)
50～70 kg	0.6 ml (6150)
＞70 kg	0.9 ml (9200)

【不良反应】出血倾向低，但用药后仍有出血的危险，本品偶可发生过敏反应（如皮疹、荨麻疹）；罕见中度血小板减少和注射部位轻度血肿和坏死。

3. 华法林 warfarin

【剂型规格】片剂。

【适应证】适用于需长期持续抗凝的患者。它能防止血栓的形成及发展，可用于治疗血栓栓塞性疾病，如可治疗手术后或创伤后的静脉血栓形成，并可作心肌梗死的辅助用药；对曾有血栓栓塞病患者及有术后血栓并发症危险者，可予预防性用药。

【禁忌证】肝肾功能损害、严重高血压、凝血功能障碍伴有出血倾向、活动性溃疡，外伤，先兆流产患者及近期手术者禁用；妊娠期禁用。

【用法用量】成人进行冲击治疗时，第1～3日口服3～4 mg（年老体弱及糖尿病患者一半剂量即可），3日后可给予维持量2.5～5 mg/d（可参考凝血时间调整剂量使INR值达2～3）。因本品起效缓慢，治疗前3日由于血浆抗凝蛋白细胞被抑制，可以存在短暂高凝状态，如需立即产生抗凝作用，可在开始同时应用肝素，待本品充分发挥抗凝效果后再停用肝素。

【不良反应】可导致各种出血，早期表现有淤斑、紫癜、牙龈出血、鼻出血、伤口出血经久不愈、月经量过多等；出血可发生在任何部位，特别是泌尿和消化道。偶见不良反应有恶心、呕吐、腹泻、瘙痒性皮肤病，过敏反应及皮肤坏死。

五、血容量扩充剂

1. 右旋糖酐（40，70）dextran（40，70）

【剂型规格】氯化钠注射液（40）、葡萄糖注射液（40）：500 ml∶30 g。氯化钠注射液（70）、葡萄糖注射液（70）：500 ml∶30 g。

【适应证】用于失血、创伤、烧伤等各种原因引起的休克和中毒性休克；用于肢体再植和血管外科手术等，预防术后血栓形成；用于治疗血管栓塞性疾病；体外循环时，可代替部分血液，预充人工心肺机。

【禁忌证】充血性心力衰竭及其他原因导致血容量过多的患者禁用，严重血小板减少、凝血障碍等出血患者禁用，心、肝、肾功能不良患者慎用，少尿或无尿者禁用。

【用法用量】静脉滴注时，成人常用量为一次滴注250～500 ml，24 h内不超过1000～1500 ml。婴儿用量为按体重5 ml/kg，儿童用量为按体重10 ml/kg。对于休克病例，滴注速度为20～40 ml/min，第一天最大剂量可按体重用至 20 ml/kg，在使用前必须纠正脱水。预防术后血栓形成时，术中或术后给予 500 ml 本品，通常术后第1、2 日 500 ml/d，以 2～4 h 的速度静脉滴注；对于高危患者，疗程可用至 10 日。治疗血管栓塞性疾病时，应缓慢静脉滴注，一般每次 250～500 ml，每日或隔日一次，7～10 次为 1 个疗程。

【不良反应】过敏反应表现为皮肤瘙痒、荨麻疹、恶心、呕吐、哮喘，重者有口唇发绀、虚脱、血压剧降、支气管痉挛，个别患者甚至出现过敏性休克，直至死亡。偶见发热、寒战、淋巴结肿大、关节炎等反应，也可引起凝血障碍，使出血时间延长，该反应常与剂量有关。

激素及影响内分泌药

一、下丘脑垂体激素及其类似物

1. 去氨加压素 desmopressin

【剂型规格】注射液：1 ml∶4 μg、1 ml∶15 μg。片剂：0.1 mg、0.2 mg。

【适应证】主要用于治疗中枢性尿崩症以及颅外伤或手术所致暂时性尿崩症、夜间遗尿症（6 岁或 6 岁以上的患者）、血友病 A（FⅧ∶C 缺乏症）、血管性血友病（vWD）；还可用于尿崩症的诊断和鉴别诊断和肾浓缩功能试验。

【禁忌证】习惯性及精神性烦渴症者、不稳定性心绞痛患者、心功能不全失代偿期患者；ⅡB 型血管性血友病的患者、需服用利尿剂的其他疾病患者禁用。

【用法用量】静脉滴注：中枢性尿崩症时，一次滴注 1～4 μg，一日 1～2 次。治疗和预防出血，通常一次按体重 0.3 μg/kg 给药，溶于生理盐水 50～100 ml 在 15～30 min 内静脉输注。若效果显著，可间隔 6～12 h 重复 1～2 次；若再多次重复此剂量，效果将会降低。治疗血友病 A 时，通常一次给药 16～32 μg，溶于 30 ml 生理盐水内快速滴入，每 12 h 一次。治疗血管性血友病时，按体重

0.4 μg/kg 给药，溶于 30 ml 生理盐水内快速滴入，每 8～12 h 一次。

皮下注射：治疗中枢性尿崩症时，一日 2～4 μg，通常早晚各 1 次。治疗血友病 A 时，剂量同静脉滴注。治疗血管性血友病时，用于轻度出血者，剂量同静脉滴注。用于肾浓缩功能试验时，注射 4 μg。

肌内注射：肾浓缩功能试验，剂量同皮下注射。

片剂：治疗成人中枢性尿崩症时，初始剂量为一次口服 100 μg，一日 1～3 次，之后根据疗效调整剂量。多数患者的适宜剂量为一次 100～200 μg，一日 3 次。一日总量为 200 μg～1.2 mg。治疗夜间遗尿症时，首次剂量为睡前口服 200 μg，如疗效不显著可增至 400 μg，连续使用 3 个月后至少停用 1 周，以便评估是否需要继续治疗。

【不良反应】常见头痛、恶心、胃痛，还可见鼻黏膜充血、鼻出血、鼻炎、子宫绞痛、低钾血症、过敏反应。偶见血压升高、发绀、心肌缺血、面部潮红、皮肤红斑、皮肤肿胀和烧灼感等反应，极少数患者可引起脑血管或冠状血管血栓形成、血小板减少等。大剂量使用可见疲劳、短暂的血压降低、反射性心跳加快及眩晕。此外，注射给药时，可导致注射部位疼痛、肿胀。

二、肾上腺皮质激素类药

1. 氢化可的松 hydrocortisone

【剂型规格】片剂：10 mg、20 mg。注射液：2 ml∶10 mg、5 ml∶25 mg、20 ml∶100 mg。（琥珀酸钠）注射用无菌粉末：50 mg、100 mg。

【适应证】片剂主要用于肾上腺皮质功能减退症的替代治疗及先天性肾上腺皮质功能增生症的治疗，也可用于类风湿关节炎、由风湿引起的发热、痛风、支气管哮喘、过敏性疾病，并可用于严重感染和抗休克治疗等。

注射液用于抢救危重患者如中毒性感染（结核性脑膜炎、胸膜炎、关节炎、腱鞘炎、急性和慢性挨伤、肌腱劳损）、过敏性休克、严重的肾上腺皮质功能减退症、结缔组织病、严重的支气管哮喘等过敏性疾病，并可用于预防和治疗移植物急性排斥反应。

【禁忌证】对本品及其他甾体激素过敏者禁用。严重的精神病（过去或现在），癫痫，活动性消化性溃疡病，新近有胃肠吻合手术史，骨折，创伤修复期，角膜溃疡，肾上腺皮质功能亢进，高血压，糖尿病，抗菌药物不能控制的感染如水痘、麻疹、真菌感染、较重的骨质疏松症等疾病及妊娠期禁用。肾上腺皮质功能减退症及先天性肾上腺皮质功能增生症患者在妊娠合并糖尿病等情况时可以使用。

【用法用量】片剂：治疗成人肾上腺皮质功能减退症时，每日剂量为 20～30 mg，清晨服 2/3，午餐后服用 1/3。有应激情况时，应适当加量，可增至每日 80 mg，分次服用。儿童的治疗剂量为按体表面积 20～25/(m^2 • d)，分 3 次，每小时服 1 次。

注射液：一次给予 50～100 mg，用生理盐水注射液或 5%葡萄糖注射液 500 ml 混合均匀后静脉滴注。用于治疗成人肾上腺皮质功能减退症及垂体前叶功能减退危象、严重过敏反应、哮喘持续状态、休克，每次使用 100 mg 游离型氢化可的松或 135 mg 氢化可的松琥珀酸钠，静脉滴注，可用至每日滴注 300 mg，疗程不超过 3～5 日。软组织或关节腔内注射用于治疗类风湿关节炎、骨关节炎、腱鞘炎、肌腱劳损等。关节腔内注射，每次注射 1～2 ml（25 mg/ml）；鞘内注射每次注射 1 ml。肌内注射，一日注射 50～100 mg，分 4 次注射。

【不良反应】长程使用可引起医源性库欣综合征面容和体态、体重增加、下肢水肿、紫纹、出血倾向、创口愈合不良、痤疮、月经紊乱、肱骨或股骨头缺血性坏死、骨质疏松症及骨折（包括脊椎压缩性骨折、长骨病理性骨折）、肌无力、肌萎缩、低血钾综合征、胃肠道刺激（恶心、呕吐）、胰腺炎、消化性溃疡或穿孔，儿童生长抑制、青光眼、白内障、良性颅内压升高综合征、糖耐量减低和糖尿病加重。患者可出现精神症状，如欣快感、激动、谵妄、不安、定向障碍，也可表现为抑制。此物还会诱发感染和停药综合征。

2. 泼尼松 prednisone

【剂型规格】片剂：5 mg。

【适应证】主要用于过敏性与自身免疫性炎症性疾病。适用于结缔组织病、系统性红斑狼疮、严重的支气管哮喘、皮肌炎、血管炎等过敏性疾病，急性白血病，恶性淋巴瘤，以及适用于其他肾上腺皮质激素类药物的病症等。

【禁忌证】对本品及肾上腺皮质激素类药物有过敏史患者禁用。高血压、血栓症、胃与十二指肠溃疡、精神病、电解质代谢异常、心肌梗死、青光眼等患者及有内脏手术史患者一般不宜使用，特殊情况下权衡利弊，注意有使病情恶化的可能。

【用法用量】一般一次口服 5～10 mg，一日 10～60 mg。必要时酌量增减，由医生决定。治疗系统性红斑狼疮、肾病综合征、溃疡性结肠炎、自身免疫性溶血性贫血等自身免疫性疾病，可每日口服 40～60 mg，病情稳定后逐渐减量。治疗药物性皮炎、荨麻疹、支气管哮喘等过敏性疾病时，可每日口服 20～40 mg，症状减轻后减量，每隔 1～2 日减少 5 mg。防止器官移植排异反应时，一般在术前 1～2 日开始每日口服 100 mg，术后一周改为每日口服 60 mg，之后逐渐减量。治疗急性白血病、恶性肿瘤时，每日口服 60～80 mg，症状缓解后减量。

【不良反应】使用本品较大剂量易引起糖尿病、消化道溃疡和类库欣综合征症状，对下丘脑—垂体—肾上腺轴抑制作用较强。诱发感染也是主要的不良反应。

3. 地塞米松 dexamethasone

【剂型规格】注射液：1 ml∶2 mg、1 ml∶5 mg。片剂：0.75 mg。

【适应证】主要用于过敏性与自身免疫性炎症性疾病。多用于结缔组织病、活动性风湿病、类风湿关节炎、红斑狼疮、严重支气管哮喘、严重皮炎、溃疡性结肠炎、急性白血病等，也用于某些严重感染及中毒、恶性淋巴瘤的综合治疗。

【禁忌证】对本品及肾上腺皮质激素类药物有过敏史患者禁用，

特殊情况下权衡利弊使用，注意有病情恶化的可能；高血压、血栓症、胃与十二指肠溃疡、精神病、电解质代谢异常、心肌梗死、青光眼等患者及有内脏手术史者一般不宜使用

【用法用量】注射液：静脉注射的一般剂量为每次 2～20 mg。静脉滴注时，应以 5%葡萄糖注射液稀释，可 2～6 h 重复给药至病情稳定，但大剂量连续给药一般不超过 72 h。当用于缓解恶性肿瘤所致的脑水肿时，静脉推注的首次剂量为 10 mg，随后每 6 h 肌内注射 4 mg，一般 12～24 h 患者可有所好转，2～4 日后逐渐减量，5～7 日停药。治疗不宜手术的脑肿瘤时，静脉推注的首次剂量为 50 mg，以后每 2 h 重复给予 8 mg，数日后再减至每天 2 mg，分 2～3 次静脉给予。用于鞘内注射时，每次注射 5 mg，间隔 1～3 周注射一次；由于关节腔内注射时，一般每次注射 0.8～4 mg，按关节腔大小而定。

片剂：成人初始剂量为一次 0.75～3.00 mg，一日 2～4 次。维持量约为一日 0.75 mg，视病情而定。

【不良反应】同氢化可的松

三、胰岛素及口服降血糖药

1. 胰岛素 insulin

【剂型规格】重组人胰岛素注射液（短效、中效和预混 30R）：300 U、400 U。动物源胰岛素注射液（短效、中效、长效和预混）：400 U。重组人胰岛素注射液（短效、中效和预混 30R）：300 U、400 U。

【适应证】1 型糖尿病；2 型糖尿病经合理饮食、体力活动和口服降糖药治疗控制不满意者，或有口服降糖药禁忌时，如妊娠、哺乳期妇女、妊娠糖尿病、继发于严重胰腺疾病的糖尿病。

【禁忌证】有胰岛素过敏史者禁用。

【用法用量】重组人胰岛素注射液（短效、中效和预混 30R）：白色悬浮液，于早晚餐前 1 小时左右皮下注射，具体时间由医生根据病情决定。

动物源胰岛素注射液（短效、中效、长效和预混）：皮下注射，一般每日 3 次，餐前 15～30 分钟注射，必要时睡前加注 1 次小量。剂量根据病情、血糖、尿糖情况，由小剂量（视体重等因素每次 2～4 U）开始，逐步调整。

1 型糖尿病患者每日胰岛素需用总量为按体重 0.5～10 U/kg，根据血糖监测结果调整。2 型糖尿病患者每日需用总量变化较大，在无急性并发症情况下，敏感者每日仅需 5～10 U，一般约 20 U。肥胖、对胰岛素敏感性较差者需用量可明显增加。在有急性并发症（感染、创伤、手术等）的情况下，对 1 型及 2 型糖尿病患者，应每 4～6 h 注射一次，剂量根据病情变化及血糖监测结果调整。静脉注射主要用于糖尿病酮症酸中毒、糖尿病高渗性昏迷的治疗。成人可以 4～6 U/h 的速度静脉持续滴入，儿童按体重 0.1 U/(kg·h)，根据血糖变化调整剂量；也可首次静脉滴注 10 U 加肌内注射 4～6 U，根据血糖变化调整剂量。病情较重者，可先静脉注射 10 U，继之以静脉滴注，当血糖下降到 13.9 mmol/L (250 mg/ml) 以下时，胰岛素剂量及注射频率随之减少。

【不良反应】低血糖，偶有注射局部红肿、瘙痒等过敏反应及局部皮下脂质增生。全身过敏反应（全身皮疹、呼吸短促、喘息、血压下降、脉搏加快、多汗、严重病例可危及生命）罕有报道。

【注意事项】

胰岛素应贮藏于冰箱中，2～8℃保存。

2. 二甲双胍 metformin

【剂型规格】肠溶胶囊：0.25 g、0.5 g。肠溶片：0.25 g、0.5 g。胶囊：0.25 g、0.5 g。片剂：0.25 g、0.5 g。

【适应证】用于单纯饮食控制不满意的 2 型糖尿病患者，尤其是肥胖和伴高胰岛素血症者。

【禁忌证】下列情况应禁用：糖尿病合并严重的慢性并发症（如糖尿病肾病、糖尿病眼底病变），2 型糖尿病伴有酮症、酸中毒、肝肾功能不全（血清肌酐＞1.5 mg/dl）、肺功能不全、心力衰竭、呼吸功能衰竭、急性心肌梗死、严重感染和外伤患者，以及有重大手术史和临床有低血压和缺氧情况者禁用。酗酒者、过度饮酒者、有脱水症状者、痢疾和营养不良者，以及对本品和双胍类药物过敏者禁用。静脉肾盂造影或动脉造影前禁用。维生素 B_{12}、叶酸和铁缺乏和全身情况较差的患者禁用。

【用法用量】肠溶胶囊：餐前半小时服用，成人初始剂量为一次 0.25 g，一日 2～3 次，以后根据血糖和尿糖情况调整剂量，最大剂量不超过 2 g/d，或遵医嘱。

肠溶片：成人初始剂量为一次 0.25 g，一日 2～3 次，以后根据血糖和尿糖情况调整剂量，一般剂量为 1～1.5 g/d，最大剂量不超过 2 g/d。餐前半小时服用，肠溶片能减轻胃肠道反应。

胶囊：进餐时或餐后即刻服用，成人初始剂量为一次 0.25 g，一日 2～3 次，以后根据血糖和尿糖调整用量，最大剂量不超过 2.0 g/d，或遵医嘱。

片剂：成人初始剂量为一次 0.25 g，一日 2～3 次，以后根据疗效逐渐加量，一般剂量为 1～1.5 g/d，最多不超过 2 g/d。餐中或餐后即刻服用，可减轻胃肠道反应。

【不良反应】胃肠道反应，表现为食欲缺乏、恶心、呕吐、腹泻、胃痛、口中金属味；有时有乏力、疲倦、体重减轻、头晕、皮疹等反应。乳酸性酸中毒虽然发生率很低，但应予注意，临床表现为呕吐、腹痛、过度换气、神志不清等。

3. 格列吡嗪 glipizide

【剂型规格】片剂、胶囊：5 mg。

【适应证】用于 2 型糖尿病。

【禁忌证】1 型糖尿病、糖尿病酮症酸中毒、糖尿病昏迷前期或昏迷期禁用。肝功能不全、肾上腺功能不全患者及对本品过敏者禁用。

【用法用量】一般推荐剂量为 2.5～20 mg/d，餐前 30 分钟服用。若每日剂量超过 15 mg，宜在早、中、晚分 3 次餐前服用。单用饮食疗法失败者的起始剂量为每日 2.5～5 mg，以后根据血糖和尿糖情况增减剂量，每次增减 2.5～5.0 mg。每日剂量超过 15 mg，应分 2～3 次餐前服用。已使用其他口服磺酰脲类降糖药者在停用其他磺酰脲药3天后，复查血糖再开始服用本品，从5 mg起逐渐加大剂量，直至产生理想的疗效。最大剂量不超过30 mg/d。

【不良反应】较常见的为肠胃道症状（如恶心，上腹胀满）和头痛等，减少剂量即可缓解。个别患者可出现皮肤过敏，偶见低血糖和造血系统可逆性变化的报道。

4. 阿卡波糖 acarbose

【剂型规格】片剂、胶囊：50 mg。

【适应证】配合饮食控制治疗2型糖尿病。

【禁忌证】对阿卡波糖过敏者禁用。糖尿病昏迷及昏迷前期，酸中毒或酮症患者禁用，有明显消化和吸收障碍的慢性胃肠功能紊乱患者禁用，患有由于肠胀气而可能恶化的疾患（如Roemheld综合征、严重的疝、肠梗阻、肠道术后和肠溃疡）的患者禁用。肝肾功能损害的患者禁用。

【用法用量】用餐前即刻整片吞服或与前几口食物一起咀嚼服用。起始剂量为每次50 mg，每日3次。以后可逐渐增加至每次0.1 g，每日3次；个别情况下，可增至每次0.2 g，每日3次，或遵医嘱。

【不良反应】常有胃肠胀气和肠鸣音，偶有腹泻，极少见有腹痛。如果不控制饮食，则胃肠道副作用可能加重。如果控制饮食后仍有严重不适的症状，应咨询医生以便暂时或长期减小剂量。个别病例可能出现诸如红斑、皮疹和荨麻疹等皮肤过敏反应。

四、甲状腺激素及抗甲状腺药

1. 左甲状腺素钠 levothyroxine sodium

【剂型规格】片剂：50 μg。

【适应证】适用于先天性甲状腺功能减退（克汀病）与各种原因引起的儿童及成人的甲状腺功能减退的长期替代治疗，也可用于单纯性甲状腺肿、慢性淋巴细胞性甲状腺炎、甲状腺癌手术后的抑制（及替代）治疗，还可用于诊断甲状腺功能亢进的抑制试验。

【禁忌证】患有非甲状腺功能低下性心衰、快速型心律失常和近期出现心肌梗死者禁用，对本药过敏者禁用。

【用法用量】成人的一般初始剂量为25～50 μg/d，最大剂量不超过100 μg/d，可每隔2～4周增加25～50 μg，直至维持正常代谢为止。一般维持剂量为50～200 μg/d。对于老年或有心血管疾病患者，初始剂量以12.5～25 μg为宜，可每3～4周增加一次剂量，每次增加12.5～25 μg。用药后应密切观察患者是否有心率加快、心律不齐、血压改变的情况，并定期监测甲状腺激素水平，必要时暂缓加量或减少用量。

新生儿和儿童甲状腺功能减退或克汀病，剂量见表3-3-5

表3-3-5　不同年龄的儿童服用左甲状腺素钠的剂量

年龄	每日剂量
0～6个月	25～50 μg（8～10 μg/kg）
7～12个月	50～70 μg（6～8 μg/kg）
2～5周岁	75～100 μg（5～6 μg/kg）
6～12周岁	100～150 μg（4～5 μg/kg）
12岁以上	150～200 μg（2～3 μg/kg）

用药后2～4周增加一个剂量（12.5～25 μg），至临床表现及甲状腺激素水平完全正常。

【不良反应】剂量过度的表现有心绞痛、心律失常、心悸、腹泻、呕吐、震颤、兴奋、头痛、不安、失眠、多汗、面部潮红、体重减轻、骨骼肌痉挛等，通常在减少用量或停药数日后，上述表现消失。

2. 甲巯咪唑 thiamazole

【剂型规格】片剂：5 mg。

【适应证】适用于各种类型的甲状腺功能亢进。

【禁忌证】哺乳期妇女禁用。

【用法用量】成人的初始剂量一般为30 mg/d，可按病情轻重调节为15～40 mg/d，最大剂量为60 mg/d，分次口服；病情控制后，逐渐减量，维持量按病情需要为 5～15 mg/d，疗程一般为 18～24 个月。

儿童常用量，开始时剂量为每天按体重 0.4 mg/kg，分次口服。维持量约减半，按病情决定。

【不良反应】较常见的反应为皮疹或皮肤瘙痒及白细胞减少，可能出现再生障碍性贫血，较少见严重的粒细胞缺乏症，少见致血小板减少、凝血酶原减少或因子Ⅶ减少；还可能致味觉减退、恶心、呕吐、上腹部不适、关节痛、头晕、头痛、脉管炎、红斑狼疮样综合征。肝炎、间质性肺炎、肾炎和累及肾的血管炎罕见。

五、雄激素及同化激素

1. 丙酸睾酮 testosterone propionate

【剂型规格】注射液：1 ml∶25 mg。

【适应证】用于原发性或继发性男性性功能减退、男性青春期发育迟缓、绝经期后女性乳腺癌晚期的姑息性治疗。

【禁忌证】有过敏反应者应立即停药。肝、肾功能不全、孕妇及前列腺癌患者禁用。

【用法用量】成人使用深部肌内注射，用于男性性腺功能低下激素替代治疗时，一次注射 25～50 mg，每周 2～3 次。用于绝经后女性晚期乳腺癌时，一次注射 50～100 mg，每周 3 次。用于功能失调性子宫出血时，配合黄体酮使用，一次注射 25～50 mg，每日 1 次，共 3～4 次。

治疗男性儿童青春发育延缓时，一次 12.5～25 mg，每周 2～3 次，疗程不超过 4～6 个月。

【不良反应】注射部位可出现疼痛、硬结、感染及荨麻疹；大剂量可致女性男性化，男性睾丸萎缩、精子减少、水肿、黄疸、肝功能异常、皮疹等。

【注意事项】应作深部肌内注射，不能静脉注射。

六、雌激素、孕激素及抗孕激素

1. 黄体酮 progesterone

【剂型规格】注射液：1 ml∶10 mg、1 ml∶20 mg。

【适应证】用于月经失调，如闭经和功能失调性子宫出血、黄体功能不足、先兆流产和习惯性流产（因黄体不足引起）、经前期紧张综合征的治疗；

【禁忌证】严重肝损伤患者禁用（使症状恶化）。

【用法用量】肌内注射：治疗先兆流产时，一般给药 10～20 mg，用至疼痛及出血停止；有习惯性流产史者，自妊娠开始，一次给药 10～20 mg，每周 2～3 次；治疗功能失调性子宫出血时，用于撤退性出血的血色素低于 7 mg 时，一日给药 10 mg，连用 5 日，或一日给药 20 mg，连用 3～4 日；治疗闭经时，在预计月经前 8～10 日，每日肌内注射 10 mg，共 5 日，或每日肌内注射20 mg，连用 3～4 日；治疗经前期紧张综合征时，在预计月经前 12 日，注射 10～20 mg，连续 10 日。

【不良反应】偶见恶心、头晕及头痛、倦怠感、荨麻疹、乳房肿胀，长期连续应用可月经减少或闭经、肝功能异常、水肿、体重增加等。

2. 尼尔雌醇 nilestriol

【剂型规格】片剂：1 mg、2 mg、5 mg。

【适应证】临床用于雌激素缺乏引起的绝经期或更年期综合征，如潮热、出汗、头痛、目眩、疲劳、烦躁易怒、神经过敏、外阴干燥、老年性阴道炎等。

【禁忌证】雌激素依赖性疾病（如乳腺癌、子宫内膜癌、宫颈癌、较大的子宫肌瘤等）病史者，血栓病、高血压患者禁用。

【用法用量】口服：一次口服 2 mg，每两周 1 次。症状改善后维持量为每次 1～2 mg，每月 2 次，3 个月为 1 个疗程。

【不良反应】轻度胃肠道反应，表现为恶心、呕吐、腹胀、头痛、头晕；其他反应有突破性出血、乳房胀痛、白带增多、高血压，偶有肝功能损害。

【注意事项】应每两个月给予孕激素 10 日，以抑制雌激素的促进内膜增生作用，一般孕激素停用后可产生撤药性子宫出血。如使用者已切除子宫，则不需加用孕激素。

七、钙代谢调节药及抗骨质疏松药

1. 阿法骨化醇 alfacalcidol

【剂型规格】片剂、胶囊、软胶囊：0.25 μg、0.5 μg。

【适应证】适用于佝偻病和软骨病、肾性骨病、骨质疏松症、甲状旁腺功能减退。

【禁忌证】对维生素 D 及其类似物过敏者、高钙血症患者、有维生素 D 中毒征象者禁用。

【用法用量】口服：成人一日口服 0.25～1 μg。

【不良反应】长期大剂量用药或与钙剂合用可能会引起高钙血症和高钙尿症。

抗变态反应药

1. 氯苯那敏 chlorphenamine

【剂型规格】片剂：4 mg。

【适应证】本品适用于皮肤过敏症，包括荨麻疹、湿疹、皮炎、药疹、皮肤瘙痒、神经性皮炎、虫咬症、日光性皮炎，也可用于过敏性鼻炎、血管运动性鼻炎、药物及食物过敏。

【禁忌证】尚不明确

【用法用量】成人一次口服 1 片，一日 3 次。

【不良反应】主要不良反应为嗜睡、口渴、多尿、咽喉肿痛、困倦、虚弱感、心悸、皮肤淤斑、出血倾向。

【注意事项】服药期间不得驾驶机、车、船、从事高空作业、机械作业及操作精密仪器。

免疫系统用药

1. 环孢素 ciclosporin

【剂型规格】口服溶液剂、胶囊、软胶囊。

【适应证】预防和治疗同种异体器官移植或骨髓移植的排斥反应或移植物抗宿主反应（GVHD），治疗经其他免疫抑制剂治疗无效的狼疮肾炎、难治性肾病综合征等自身免疫性疾病。

【禁忌证】对环孢素过敏者，严重肝、肾损害者，未控制的高血压、感染及恶性肿瘤者忌用或慎用。

【用法用量】用于器官移植时，若采用三联免疫抑制方案，起始剂量为6～11 mg/(kg·d)，并根据血药浓度调整剂量，根据血药浓度每两周减量0.5～1 mg/(kg·d)，维持剂量为2～6 mg/(kg·d)，分2次口服。在整个治疗过程，必须在有免疫抑制治疗经验医生的指导下进行。骨髓移植时，为了预防GVHD，在移植前一天先用环孢素注射液，按体重2.5 mg/(kg·d)，分2次静脉滴注，待胃肠反应消失后，改服本品，起始剂量6 mg/(kg·d)，分2次口服，1个月后缓慢减量，总疗程约半年。加为治疗GVHD，应单独或在原用肾上腺皮质激素基础上加用本品，按体重2～3 mg/(kg·d)，分2次口服，待病情稳定后缓慢减量，总疗程半年以上。治疗狼疮肾炎、难治性肾病综合征时，初始剂量为按体重4～5 mg/(kg·d)，分2～3次口服，出现明显疗效后缓慢按体重减量至2～3 mg/(kg·d)，疗程为3～6月以上。

胶囊、软胶囊：用于器官移植时，采用三联免疫抑制方案，起始剂量为6～11 mg/(kg·d)，并根据血药浓度调整剂量，根据血药浓度每两周减量0.5～1 mg/(kg·d)，维持剂量为2～6 mg/(kg·d)，分2次口服。在整个治疗过程中，必须在有免疫抑制治疗经验医生的指导下进行。骨髓移植时，为了预防GVHD：移植前一天起先用环孢素注射液，2.5 mg/(kg·d)，分2次静脉滴注，待胃肠反应消失后（约0.5～1个月），改服本品，起始剂量为6 mg/(kg·d)，分2次口服，一个月后缓慢减量，总疗程约半年。治疗GVHD

时，单独或在原用肾上腺皮质激素基础上加用本品，按体重2～3 mg/(kg·d)，分2次口服，待病情稳定后缓慢减量，总疗程为半年以上。治疗狼疮肾炎、难治性肾病综合征时，初始剂量为按体重4～5 mg/(kg·d)，分2～3次口服，出现明显疗效后缓慢减量至2～3 mg/(kg·d)，疗程为3～6月以上。

【不良反应】较常见的反应有厌食、恶心、呕吐等胃肠道反应，牙龈增生伴出血、疼痛，且本品有肾毒性；不常见的反应有惊厥、肝损伤、高血糖症、多毛症、震颤、高尿酸血症伴血小板减少、微血管病性溶血性贫血、四肢感觉异常、下肢痛性痉挛等。此外，有本品诱发血栓形成报告。

抗肿瘤药

一、烷化剂

1. 环磷酰胺 cyclophosphamide

【剂型规格】注射用无菌粉末：100 mg、200 mg、500 mg。片剂：50 mg。

【适应证】本品为目前广泛应用的抗癌药物，对恶性淋巴瘤、急性或慢性淋巴细胞白血病、多发性骨髓瘤有较好的疗效，对乳腺癌、睾丸肿瘤、卵巢癌、肺癌、头颈部鳞癌、鼻咽癌、神经母细胞瘤、横纹肌肉瘤及骨肉瘤均有一定的疗效。

【禁忌证】凡有骨髓抑制状态、感染、肝肾功能损害者禁用或慎用，对本品过敏者禁用，妊娠及哺乳期妇女禁用。

【用法用量】注射用无菌粉末：单药治疗时，静脉注射按体表面积每次注射1.2～2.5 g/m^2，连续5日为1个疗程。联合用药时，静脉注射按体表面积每次注射1.2～2.0 g/m^2，连续5日为1个疗程。每一疗程间隙3～4周。

片剂：成人常用量为每日按体重口服2～4 mg/kg，连用10～14日，休息1～2周重复。儿童常用量为每日按体重口服2～6 mg/kg，连用10～14日，休息1～2周重复。

【不良反应】常见反应有骨髓抑制、引起肝功能异常、食欲缺乏、恶心、呕吐出血性膀胱炎、焦虑、慌乱、幻觉等，少见晕厥、癫痫样发作、昏迷和一过性无症状肝肾功能异常。若高剂量用药可因肾毒性产生代谢性酸中毒，心脏和肺毒性罕见。其他反应包括脱发、注射部位产生静脉炎。长期用药可引起免疫抑制、垂体功能减退症、不育症和转移性肿瘤。

【注意事项】本品的代谢产物对尿路有刺激性，应用时应鼓励患者多饮水，大剂量应用时应对患者进行水化、利尿，同时给予尿路保护剂美司钠。

二、抗代谢药

1. 甲氨蝶呤 methotrexate

【剂型规格】注射用无菌粉末：5 mg、100 mg。片剂：2.5 mg。

【适应证】抗肿瘤治疗，治疗乳腺癌、妊娠性绒毛膜癌、恶性葡萄胎时单独使用；治疗急性白血病、Burketts 淋巴瘤、淋巴肉瘤晚期和蕈样肉芽肿晚期联合使用。大剂量甲氨蝶呤单独应用或与其他化疗药物联合应用治疗下列肿瘤：成骨肉瘤、急性白血病、支气管肺癌或头颈部上皮癌。甲氨蝶呤可用于治疗严重、已钙化的、对常规疗法不敏感的致残性银屑病。

【禁忌证】肾功能受损、营养不良、肝功能异常或伴有血液病者（如白细胞减少、血小板减少、贫血及骨髓抑制）及妊娠期妇女禁用。

【用法用量】注射用无菌粉末：抗肿瘤化疗：甲氨蝶呤可采用肌内注射、静脉途径给药。治疗绒毛膜癌及类似滋养层疾病，常规剂量是 15～30 mg/d，肌内注射 5 日。通常几周后，在所有毒性反应全部消失后，再开始下一个疗程。通常需要 3～5 个疗程。在人绒毛膜促性腺激素水平恢复正常后，建议继续给予 1 或 2 个疗程甲氨蝶呤的治疗。每个疗程开始前，必须进行仔细地临床评估，甲氨蝶呤可与其他抗肿瘤药物联合使用。治疗乳腺癌时，对于淋巴结阳性的早期乳腺癌患者，作为根治性乳房切除术后的辅助疗法，甲氨蝶呤与环磷酰胺、氟尿嘧啶联合应用，交替进行长期化疗可得到较好的疗效。甲氨蝶呤的剂量为按体表面积 40 mg/m^2 给药，于第 1 日和第 8 日静脉给药。治疗蕈样肉芽肿时：使用甲氨蝶呤 50 mg，每周 1 次，或每次 25 mg，每周 2 次肌内注射，可以作为口服疗法的替代方法。

大剂量疗法：甲氨蝶呤 10～25 mg，每周肌内注射或静脉注射一次，对严重、难以控制的银屑病可能有效。可根据患者的反应调整剂量到每周50 mg，达到最佳反应时，应调整至尽可能低的剂量和尽可能长的间隔。

片剂：成人一次 5～10 mg，一日 1 次，每周 1～2 次，一个疗程安全剂量为 50～100 mg。用于急性淋巴细胞白血病的维持治疗时，每次按体表面积 15～20 mg/m^2 服药，每周一次。

【不良反应】常见的反应有骨髓抑制、皮疹、胃肠道不适、肝毒性、膀胱炎、卵子或精子减少，胎儿先天缺陷和严重的肾病，还可发生头痛、视物模糊、失语症、轻度偏瘫和惊厥等。

【注意事项】大剂量甲氨蝶呤仅能由专家，并在有必需的设备和人员的医院内使用，同时应采用甲酰四氢叶酸解救疗法。

三、抗肿瘤抗生素

1. 多柔比星 doxorubicin

【剂型规格】注射用无菌粉末：10 mg。

【适应证】多柔比星能成功地诱导多种恶性肿瘤的缓解，包括急性白血病、淋巴瘤、软组织和骨肉瘤、儿童恶性肿瘤及成人实体瘤，尤其适用于乳腺癌和肺癌。

【禁忌证】严重器质性心脏病和心功能异常及对本品及蒽环类过敏者禁用。由于既往细胞毒药物治疗，持续的骨髓抑制或严重的口腔溃疡患者禁用。全身性感染、明显的肝功能损害、严重心律失常、心肌功能不全、既往心肌梗死患者，以及既往蒽环类治疗已用到药物最大累积剂量者禁用。膀胱内灌注治疗的禁忌证为侵袭性肿瘤已穿透膀胱壁、泌尿系统感染、膀胱炎症、导管插入困难。

【用法用量】静脉用药：配制后的溶液通过通畅的输液管进行

静脉输注，约 2～3 min。这样可减少血栓形成和由药物外溢导致的蜂窝织炎和水泡的危险，常用的溶液为氯化钠注射液、5%葡萄糖注射液或氯化钠葡萄糖注射液。

阿霉素单一用药时，每 3 周一次，以体表面积 60～75 mg/m^2 给药，当与其他有重复毒性的抗肿瘤制剂合用时，多柔比星的剂量须减少至每 3 周一次，以体表面积 30～40 mg/m^2 给药。如剂量根据体重计算，则每 3 周一次，以 1.2～2.4 mg/kg 单剂量给药。

【不良反应】常见反应有骨髓抑制、口腔溃疡、心脏毒性、尿液呈红色、胃肠道反应、肝肾功能异常、脱发。

四、抗肿瘤植物成分药

1. 紫杉醇 paclitaxel

【剂型规格】注射液：5 ml∶30 mg、10 ml∶60 mg。

【适应证】卵巢癌和乳腺癌及非小细胞肺癌的一线和二线治疗，以及治疗头颈部肿瘤、食管癌、精原细胞瘤、非霍金氏淋巴瘤复发等。

【禁忌证】对聚氧乙基代蓖麻油过敏者、中性粒细胞低于 $1.5\times 10^9/L$ 者、妊娠期和哺乳妇女禁用。

【用法用量】为了预防发生过敏反应，在紫杉醇治疗前 12 小时口服地塞米松 10 mg，治疗前 6 小时再口服地塞米松 10 mg，治疗前 30～60 分钟给予苯海拉明肌内注射 20 mg，静脉注射西咪替丁 300 mg 或雷尼替丁 50 mg。单药剂量按体表面积为 135～200 mg/m^2，在粒细胞集落刺激因子的支持下，剂量可达 250 mg/m^2。将紫杉醇用生理盐水或 5%葡萄糖盐水稀释，静脉滴注 3 h。联合用药剂量为按体表面积 135～175 mg/m^2，3～4 周重复。

【不良反应】常见反应有过敏反应、骨髓抑制、神经毒性、心血管毒性（低血压和无症状的过性心动过缓）、肌肉关节疼痛、胃肠道反应、肝毒性、脱发。静脉输注药物时，可引起静脉药物外渗局部的炎症。

五、其他抗肿瘤药

1. 顺铂 cisplatin

【剂型规格】注射液：2 ml∶10 mg、6 ml ∶30 mg。注射用无菌粉末：10 mg、20 mg、30 mg。

【适应证】与依托泊苷联合（EP 方案）为治疗小细胞肺癌或非小细胞肺癌一线方案，联合丝裂霉素、异环磷酰胺（IMP 方案），或 NVB 等方案为目前治疗非小细胞肺癌常用方案，以顺铂为主的联合化疗亦为晚期卵巢癌、骨肉瘤及神经母细胞瘤的主要治疗方案，与阿霉素、环磷酰胺等联用对多部位鳞状上皮癌、移行细胞癌有效，如头颈部、宫颈、食管及泌尿系肿瘤等。PVB 方案（顺铂、长春新碱、博莱霉素）可治疗大部分Ⅳ期睾丸瘤非精原细胞。

【禁忌证】肾损害患者及妊娠期妇女禁用。

【用法用量】一般剂量：每次按体表面积 20 mg/m^2，一日 1 次，连用 5 日；或每次 30 mg/m^2，连用 3 日，并需适当水化利尿。

大剂量：每次按体表面积 80～120 mg/m^2，静脉滴注，每 3～4 周 1 次，最大剂量不应超过按体表面积 120 mg/m^2，以 100 mg/m^2 为宜。为预防本品的肾毒性，需充分水化。

【不良反应】常见反应有消化道反应、肾毒性、神经毒性、骨髓抑制；少见的反应有心脏功能异常、肝功能改变。

2. 亚砷酸（三氧化二砷）arsenious acid（arsenic trioxide）

【剂型规格】注射液：5 ml∶5 mg、10 ml∶10 mg。注射用无菌粉末：5 mg、10 mg。

【适应证】适用于急性早幼粒细胞性白血病、原发性肝癌晚期。

【禁忌证】非白血病所致的严重肝肾功能损害、妊娠期妇女、长期接触砷或有砷中毒者禁用。

【用法用量】治疗白血病时，成人每日 1 次，每次给药 10 mg（或每次按体表面积 7 mg/m^2），用 5%葡萄糖注射液或 0.9%氯化钠注射液 500 ml 稀释后，静脉滴注 3～4 h。4 周为 1 个疗程，间歇 1～2 周，也可连续用药。儿童每次按体重 0.16 mg/kg 给药，用法同上。治疗肝癌时，每日1次，每次按体表面积7～8 mg/m^2 给药，每日1次用5%葡萄糖注射液或0.9%氯化钠注射液500 ml稀释后，静脉滴注3～4 h。2周为1个疗程，间歇1～2周可进行下一疗程。

【不良反应】较常见的不良反应为食欲减退、腹胀或腹部不适、恶心、呕吐及腹泻等，皮肤干燥、红斑或色素沉着等皮肤改变，以及肝功能改变；其他反应有关节或肌肉酸痛、水肿、轻度心电图异常、尿素氮偏高、头痛等、极少产生精神及神经症状等。

六、抗肿瘤激素类

1. 他莫昔芬 tamoxifen

【剂型规格】片剂：10 mg。

【适应证】治疗女性乳腺癌复发和转移；用于乳腺癌手术后转移的辅助治疗，预防复发。

【禁忌证】有眼底疾病者禁用。

【用法用量】每次口服10 mg，每日2次；也可每次20 mg，每日2次。

【不良反应】治疗初期骨痛和癌痛可一过性加重，继续治疗可逐渐减轻。少见反应有食欲缺乏、恶心、呕吐、腹泻、月经失调、外阴瘙痒、子宫内膜增生、子宫内膜息肉和内膜癌、面部潮红、皮疹、脱发；偶见反应有白细胞和血小板减少、肝功能异常。长时间（17个月以上）大量（240～320 mg/d）使用可出现视网膜病变或角膜浑浊。

七、抗肿瘤辅助药

1. 美司钠 mesna

【剂型规格】注射液：2 ml∶0.2 g、4 ml∶0.4 g。

【适应证】本品可防治高剂量异环磷酰胺或环磷酰胺进行肿瘤化疗所引起的出血性膀胱炎等泌尿系统上皮毒性。

【禁忌证】尚不明确。

【用法用量】本品常用量为环磷酰胺、异环磷酰胺、曲磷胺剂量的 20%，静脉注射或静脉滴注，给药时间为 0 小时段（用细胞抑制剂的同一时间）、4 小时后及 8 小时后的时段，共 3 次。对儿童给药次数应较频密（例如 6 次）及在较短的间隔时段（例如 3 小时）为宜。使用环磷酰胺连续性静脉滴注时，在治疗的 0 小时段，一次大剂量静脉注射本品，然后再将本品加入环磷酰胺输注液中，同时给药（本品剂量可高达环磷酰胺剂量的 100%）。在输注液用完后约 6～12 h 内连续使用本品（剂量可高达环磷酰胺剂量的 50%）以保护尿道。

【不良反应】少见静脉刺激作用及过敏反应（如皮肤、黏膜表现）。本品单一剂量按体重超过 60 mg/kg 给药时，可出现恶心、呕吐、痉挛性腹痛及腹泻等反应。

维生素、矿物质类药

一、维生素

1. 维生素 B_1 vitamin B_1

【剂型规格】注射液：2 ml∶50 mg、2 ml∶100 mg。

【适应证】适用于维生素 B_1 缺乏导致的脚气病或 Wernicke 脑病的治疗，亦可用于维生素 B_1 缺乏引起的周围神经炎、消化不良等疾病的辅助治疗。

【禁忌证】尚不明确。

【用法用量】对于成人重型脚气病，一次肌内注射 50～100 mg，每日 3 次，症状改善后改口服；对于儿童重型脚气病，每日肌内注射 10～25 mg，症状改善后改为口服。

【不良反应】肌内注射大剂量本品时，需注意过敏反应，表现为吞咽困难，皮肤瘙痒，面、唇、眼睑浮肿，喘鸣等。

2. 维生素 B_2 vitamin B_2

【剂型规格】片剂：5 mg、10 mg。

【适应证】用于预防和治疗维生素 B_2 缺乏症，如口角炎、嘴唇干裂、舌炎、阴囊炎、结膜炎、脂溢性皮炎等。

【禁忌证】尚不明确。

【用法用量】成人一次5～10 mg，一日3次。

【不良反应】服用后尿呈黄色。

3. 维生素B_6 Vitamin B_6

【剂型规格】片剂：10 mg。注射液：1 ml∶50 mg、2 ml∶0.1 g。

【适应证】适用于维生素B_6缺乏的预防和治疗，防治异烟肼中毒；也可用于妊娠、放射病及抗癌药所致的呕吐、脂溢性皮炎等。全胃肠道外营养及因摄入不足所致营养不良、进行性体重下降时维生素B_6的补充。

下列情况对维生素B_6需要量增加：妊娠期及哺乳期、甲状腺功能亢进、烧伤、长期慢性感染、发热、先天性代谢缺陷（胱硫醚尿症、高草酸盐症、胱氨酸尿症、黄嘌呤尿症）、充血性心力衰竭、长期血液透析、吸收不良综合征伴肝胆系统疾病（如酒精中毒伴肝硬化）、肠道疾病（乳糜泻、热带口炎性肠炎、局限性肠炎、持续腹泻）、胃切除术后、新生儿遗传性维生素B_6依赖综合征。

【禁忌证】尚不明确。

【用法用量】皮下注射、肌内或静脉注射，1次50～100 mg，一日1次。用于环丝氨酸中毒的解毒时，每日注射300 mg或以上。用于异烟肼中毒解毒时，每1 g异烟肼给予1 g维生素B_6静脉注射。

片剂：成人每日10～20 mg；儿童每日5～10 mg，连用3周。

【不良反应】维生素B_6在肾功能正常时几乎不产生毒性，罕见过敏反应。若每天应用200 mg，持续30日以上，可致依赖综合征。

4. 维生素C vitamin C

【剂型规格】注射液：2 ml∶0.5 g、5 ml∶1 g。

【适应证】用于治疗维生素C缺乏病，也可用于各种急慢性传染性疾病及紫癜等辅助治疗，慢性铁中毒的治疗，特发性高铁血红蛋白症的治疗。下列情况对维生素C的需要量增加：①患者接受慢性血液透析、胃肠道疾病（长期腹泻、胃或回肠切除术后）、结核病、癌症、溃疡、甲状腺功能亢进、发热、感染、创伤、烧伤、手术等；②因严格控制或选择饮食，接受肠道外营养的患者，因营养不良，体重骤降的患者，以及在妊娠期和哺乳期的患者；③应用巴比妥类、四环素类、水杨酸类，或以维生素C作为泌尿系统酸化药时。

【禁忌证】尚不明确。

【用法用量】肌内或静脉注射：成人每次注射100～250 mg，每日1～3次；儿童每日注射100～300 mg，分次注射。必要时，成人每次注射2～4 g，每日注射1～2次，或遵医嘱。

【不良反应】每日2～3 g长期应用，可引起停药后维生素C缺乏病。长期应用大量维生素C偶可产生尿酸盐、半胱氨酸盐或草酸盐结石。快速静脉注射可引起头晕、晕厥等症状。

二、矿物质

1. 葡萄糖酸钙 calcium gluconate

【剂型规格】片剂：0.5 g。注射液：10 ml∶1 g。

【适应证】治疗低钙血症，缓解急性低钙血症、碱中毒及甲状旁腺功能减退所致的手足搐弱。可用于过敏性疾患的治疗、镁中毒时的解救、氟中毒的解救，可在心脏复苏时应用（如高血钾或低血钙，或钙离子通道阻滞引起的心功能异常的解救）。

【禁忌证】高钙血症、高钙尿症、含钙肾结石或有肾结石病史患者禁用。

【用法用量】注射液：用10%葡萄糖注射液稀释后缓慢注射，速度不超过5 ml/min。成人用于低钙血症时，一次注射1 g，需要时可重复。用于高镁血症时，一次注射1～2 g；用于氟中毒解救时，静脉注射本品1 g，1小时后重复，如有搐搦可静注本品3 g，氟化物导致的皮肤组织损伤，10%葡萄糖酸钙接受损体表面积50 mg/cm^2 给药。儿童用于低钙血症时，按体重25 mg/kg（6.8 mg钙）缓慢静脉注射。但因刺激性较大，本品一般情况下不用于儿童。

片剂：一次口服1～4片，一日3次。

【不良反应】静脉注射可导致全身发热，静脉注射过快可产生心律失常甚至心搏停止、呕吐、恶心。可致高钙血症，早期可表现便秘、倦睡、持续头痛、食欲缺乏、口中有金属味、异常口干等；晚期表现为精神错乱、高血压、眼和皮肤有光敏性、恶心、呕吐、心律失常等。

三、肠外营养药

1. 复方氨基酸18AA compound amino acid 18AA

【剂型规格】注射液：250ml：12.5 g（总氨基酸）。儿童复方氨基酸注射液（18AA-Ⅰ）：20 ml：1.348 g（总氨基酸）。

【适应证】用于蛋白质摄入不足、吸收障碍等氨基酸不能满足机体代谢需要的患者；亦用于改善手术后患者的营养状况。

【禁忌证】严重肝肾功能不全、病情严重的尿毒症患者和有氨基酸代谢障碍的患者禁用，严重酸中毒、充血型心力衰竭患者慎用。

【用法用量】成人一次静脉滴注250～500 ml。儿童初始剂量按体重15 ml/(kg·d）给药，之后递增至39 ml/(kg·d)，疗程结束时应逐渐减量。

【不良反应】本品可致皮疹样过敏反应。偶有恶心、呕吐、胸闷、心悸、发冷、发热或头痛等反应。

调节水、电解质及酸碱平衡药

一、水、电解质平衡调节药

1. 口服补液盐 oral rehydration salts

【剂型规格】散剂（Ⅰ、Ⅱ、Ⅲ）。

【适应证】治疗和预防急、慢性腹泻造成的轻度脱水。

【禁忌证】少尿或无尿、严重失水者，有休克征象时应静脉补液；严重腹泻，粪便量超过30 ml/(kg·h)，此时患者往往不能口服足够的口服补液盐。葡萄糖吸收障碍者，由于严重呕吐等原因不能口服补液盐者；肠梗阻、肠麻痹和肠穿孔患者，酸碱平衡紊乱且伴有代谢性碱中毒者慎用。

【用法用量】散剂Ⅰ：临用时，将一袋（大、小各一包）溶于500 ml温水中，一般每日服用3000 ml，直至腹泻停止。

散剂Ⅱ：临用时，将本品一袋溶于500 ml温水中，一般每日服用3000 ml，直至腹泻停止。

散剂Ⅲ：临用时，将本品一袋溶解于250 ml温开水中，随时口服。成人初始按体重50 ml/kg服用，4～6 h内服完，之后根据患者脱水程度调整剂量直至腹泻停止。儿童初始时按体重50 ml/kg服用，4 h内服完，之后根据患者脱水程度调整剂量直至腹泻停止。婴幼儿应用本品时需少量多次给予。重度脱水或严重腹泻应以静脉补液为主，直至腹泻停止。

【不良反应】胃肠道不良反应可见恶心、胃肠道刺激症状，多因未按规定溶解本品，导致浓度过高而引起。

二、酸碱平衡调节药

1. 乳酸钠林格 sodium lactate ringer’s

【剂型规格】注射液：500 ml。

【适应证】用于调节体液、电解质及酸碱平衡，用于代谢性酸中毒或有代谢性酸中毒的脱水病例。

【禁忌证】心力衰竭及急性肺水肿、脑水肿患者，严重的乳酸性酸中毒和肝功能不全患者，严重肾衰竭且有少尿或无尿症状者禁用。

【用法用量】静脉滴注：成人一次滴注500～1000 ml，按年龄、体重及症状不同可适当增减。成人以300～500 ml/h的速度给药。

【不良反应】有低钙血症者（如尿毒症），在纠正酸中毒后易出现手足发麻、疼痛、搐搦、呼吸困难等症状，常因血钙离子浓度降低所致；其他反应有心率过速、胸闷、气急等肺水肿、心力衰竭表现，血压升高，体重增加、水肿。使用过量时出现碱中毒、血钾浓度下降，有时出现低钾血症表现。

三、其他

1. 葡萄糖 glucose

【剂型规格】注射液：5%、10%、25%、50%（20 ml、100 ml、250 ml、500 ml、1000 ml）。

【适应证】用于各种原因引起的进食不足或大量体液丢失（如呕吐、腹泻等）、全静脉内营养、饥饿性酮症、低血糖症、高钾血症时，补充能量和体液；还可用于配制腹膜透析液、药物稀释剂、极化液，以及进行静脉法葡萄糖耐量试验。高渗溶液用作组织脱水剂。

【禁忌证】糖尿病酮症酸中毒未控制者，非酮症性高血糖高渗状态时禁用。

【用法用量】用于补充能量，患者因某些原因进食减少或不能进食时，一般可予25%葡萄糖注射液静脉注射，并同时补充体液。葡萄糖用量根据所需能量计算。用于全静脉营养疗法时，在非蛋白质供能物质中，葡萄糖与脂肪供给能量之比为2∶1，具体用量依据临床热量需要而定。根据补液量的需要，葡萄糖可配制为25%～50%的不同浓度的溶液，必要时加入胰岛素，每5～10 g葡萄糖加入1 U胰岛素。由于正常应用高渗葡萄糖溶液对静脉刺激性较大，并需要输注脂肪乳剂，故一般选用大静脉滴注。用于治疗低血糖症时，重者可先予20～40 ml 50%葡萄糖注射液静脉推注。用于治疗饥饿性酮症时，严重者应用5%～25%葡萄糖注射液静脉滴注，每日100 g葡萄糖可基本控制病情。用于治疗失水时，等渗性失水给予5%葡萄糖注射液静脉滴注。用于治疗高钾血症时，应用10%～25%葡萄糖注射液，每2～4 g葡萄糖加1 U胰岛素输注，可降低血清钾浓度。但此疗法仅使细胞外钾离子进入细胞内，体内总钾含量不变。如不采取排钾措施，仍有再次出现高钾血症的可能。用于组织脱水时，高渗溶液（一般采用50%葡萄糖注射液）快速静脉注射20～50 ml，但作用短暂。临床上应注意产生高血糖，目前少用。用于调节腹膜透析液渗透压时，20ml 50%葡萄糖注射液可使1 L腹膜透析液渗透压提高55 $mOsm/kgH_2O$。

【不良反应】高渗葡萄糖注射液滴注时可发生静脉炎，高浓度葡萄糖注射液外渗可致局部肿痛。其他反应有反应性低血糖、高血糖非酮症昏迷、电解质紊乱、高钾血症等。

解毒药

一、氰化物中毒解毒药

1. 硫代硫酸钠 sodium thiosulfate

【剂型规格】注射液：10 ml∶0.5 g、20 ml∶1.0 g、20 ml∶10 g。注射用无菌粉末：0.32 g、0.64 g。

【适应证】主要用于氰化物中毒，也可用于砷、汞、铅、铋、碘等中毒。

【禁忌证】尚不明确。

【用法用量】用于氰化物中毒时，成人缓慢静脉注射 12.5～25 g。必要时可在 1 小时后重复半量或全量。洗胃时，口服中毒物用本品 5%溶液洗胃，并保留本品适量于胃中。

【不良反应】本品静脉注射后除有暂时性渗透压改变外，尚未见其他不良反应。

二、有机磷酸酯类中毒解毒药

2. 氯解磷定 pralidoxime chloride

【剂型规格】注射液：2 ml∶0.25 g、2 ml∶0.5 g。

【适应证】用于解救多种有机磷酸酯类杀虫剂的中毒。

【禁忌证】尚不明确。

【用法用量】解救一般中毒时，肌内注射或静脉缓慢注射 0.5～1 g；解救严重中毒时，注射 1～1.5 g。之后根据临床病情和血清胆碱酯酶水平，每 1.5～2 h 可重复 1～3 次。

儿童常用量：按体重 20 mg/kg 肌内注射或静脉缓慢注射，视病情需要可重复注射。

【不良反应】注射后可引起恶心、呕吐、心率增快、心电图出现暂时性 S-T 段压低和 Q-T 时间延长。注射速度过快引起眩晕、视力模糊、复视、协调性差。使用剂量过大可抑制胆碱酯酶的作用、抑制呼吸和引起痫样发作。

三、亚硝酸盐中毒解毒药

1. 亚甲蓝 methylthioninium chloride

【剂型规格】注射液：2 ml∶20 mg、5 ml∶50 mg、10 ml∶100 mg。

【适应证】本品对化学物亚硝酸盐、硝酸盐、苯胺、硝基苯、三硝基甲苯、苯醌、苯肼等和含有或产生芳香胺的药物（乙酰苯胺、对乙酰氨基酚、非那西丁、苯佐卡因等）引起的高铁血红蛋白血症有效。

【禁忌证】尚不明确。

【用法用量】静脉注射：亚硝酸盐中毒，一次按体重 1～2 mg/kg 给药；氰化物中毒，一次按体重 5～10 mg/kg 给药，最大剂量为 20 mg/kg。

【不良反应】本品静脉注射速度过快，可引起头晕、恶心、呕吐、胸闷、腹痛；剂量过大时，除上述症状加剧外，还出现头痛、血压降低、心率增快伴心率失常、大汗和意识障碍。用药后尿呈蓝色，排尿时可有尿道口刺痛。

四、阿片类中毒解毒药

1. 纳洛酮 naloxone

【剂型规格】注射液：1 ml∶0.4 mg 、1 ml∶1 mg 、2 ml∶2 mg。注射用无菌粉末：0.4 mg、1.0 mg、2.0 mg。

【适应证】解救麻醉性镇痛药急性中毒、拮抗麻醉性镇痛药的残余作用、解救急性乙醇中毒，以及全麻催醒及抗休克和某些昏迷患者的促醒。

【禁忌证】尚不明确。

【用法用量】常用剂量为先按体重给予纳洛酮 5 μg/kg，待 15 min 后再肌注10 μg/kg；或先按体重 1.5～3.5 μg/kg 给予负荷量，以 3 μg/(kg·h) 维持。

脱瘾治疗时，可每次肌内注射或静脉注射 0.4～0.8 mg。用于戒除美沙酮时，可试用小剂量美沙酮（5～10 mg/d），每半小时给纳洛酮 1.2 mg，为时数小时（3～6 小时），然后换用纳洛酮，每周使用 3 次即可达到戒除目的。

【不良反应】本品不良反应少见，偶可出现嗜睡、恶心、呕吐、心动过速、高血压和烦躁不安等反应。

五、鼠药解毒药

1. 乙酰胺 acetamide

【剂型规格】注射液：2 ml∶1.0 g、5 ml∶2.5 g、10 ml∶5.0 g。

【适应证】为氟乙酰胺（有机氟农药）、氟乙酸钠（杀鼠剂）、甘氟（鼠甘伏）中毒的特效解毒剂。

【禁忌证】尚不明确。

【用法用量】一次肌内注射 2.5～5 g，一日 2～4 次，或每日按体重 0.1～0.3/kg，分 2～4 次注射，一般连续注射 5～7 日；危重患者一次可给予 5～10 g。

【不良反应】注射时可引起局部疼痛，剂量过大可引起血尿。

六、其他

1. 氟马西尼 flumazenil

【剂型规格】注射液：2 ml∶0.2 mg、5 ml∶0.5 mg、10 ml∶1.0 mg。

【适应证】用于逆转苯二氮䓬类药物所致的中枢镇静作用。

【禁忌证】对本品过敏患者禁用，使用苯二氮䓬类药物以控制对生命构成威胁的情况（例如用于控制严重头部损伤后的颅内压或癫痫情形）的患者禁用，严重抗抑郁药物中毒者禁用。

【用法用量】可用 5%的葡萄糖溶液、乳酸林格液或普通生理盐水稀释后注射，稀释后应在 24 h 内使用。终止苯二氮䓬类药物诱导及维持的全身麻醉时，推荐的初始剂量为 15 秒内静脉注射 0.2 mg。如果首次注射后 60 s 内清醒程度未达到要求，则追加给药 0.1 mg，必要时可间隔 60 s 后再追加给药一次，直至最大总量

1 mg。通常剂量为0.3～0.6 mg。作为苯二氮䓬类药物过量的中枢作用的特效逆转剂时，推荐的首次静脉注射剂量为0.3 mg。如果在60秒内未达到所需的清醒程度，可重复使用直至患者清醒或达总量2 mg。如果再度出现昏睡，0.1～0.4 mg/h的速度静脉滴注，滴注的速度应根据所要求的清醒程度进行个体调整。如果意外出现神经过度兴奋的体征，可静脉注射5 mg安定或5 mg咪达唑仑，并根据患者的反应小心调整用量。

【不良反应】在快速注射氟马西尼后，偶尔会有焦虑、心悸、恐惧等不适感，有癫痫发作的报道。注射本品过快可能会出现苯二氮䓬类激动剂的戒断症状。缓慢注射5 mg安定或5 mg咪达唑仑后，这些症状将消失。

生物制品

1. 破伤风抗毒素 tetanus antitoxin

【剂型规格】注射液、注射用无菌粉末：1500 IU、10000 IU。

【适应证】用于预防和治疗破伤风。

【禁忌证】过敏试验为阳性反应者慎用。

【用法用量】皮下注射应在上臂三角肌附着处，同时注射类毒素时，注射部位需分开。肌内注射应在上臂三角肌中部或臀大肌外上部。只有经过皮下或肌内注射未发生反应者方可作静脉注射。静脉注射应缓慢，初始不应超过1 ml/min，之后不宜超过4 ml/min。一次静脉注射不应超过40 ml，儿童按体重不应超过0.8 ml/kg，亦可将抗毒素加入葡萄糖注射液、氯化钠注射液等输液中静脉点滴。静脉注射前将安瓿在温水中加热至接近体温，若注射中发生异常反应，应立即停止。

预防使用时，一次皮下或肌内注射1500～3000 IU，儿童与成人用量相同；伤势严重者可增加用量1～2倍。经5～6日，如破伤风感染危险未消除，应重复注射。治疗使用时，首次肌内或静脉注射5万～20万IU，儿童与成人用量相同，之后视病情决定注射剂量与间隔时间，同时还可以将适量的抗毒素注射于伤口周围的组织中。治疗新生儿破伤风时，2 h 内分次肌内或静脉注射 2 万～10 万 IU。

【不良反应】常见反应为过敏性休克，患者突然表现抑郁或烦躁、脸色苍白或潮红、胸闷或气喘、出冷汗、恶心或腹痛、脉搏细速、血压下降、重者神志不清，如不及时抢救可以迅速死亡；还可导致血清病，主要症状为荨麻疹、发热、淋巴结肿大、局部水肿，偶有蛋白尿、呕吐、关节痛，注射部位可出现红斑、瘙痒及水肿。

2. 抗狂犬病血清 rabies antiserum

【剂型规格】注射液：400 IU、700 IU、1000 IU。

【适应证】用于配合狂犬病疫苗对被发疯动物严重咬伤者（如头、脸、颈部或多部位咬伤者）进行预防注射。

【禁忌证】过敏试验为阳性反应者慎用。

【用法用量】受伤部位应先进行处理。若伤口曾用其他化学药品处理过时，应冲洗干净。先在受伤部位进行浸润注射，余下的血清进行肌内注射。(头部咬伤可注射于颈、背部肌肉)。注射量均按体重 40 IU/kg 给药（特别严重可酌情增至 80～100 IU/kg)，在 1～2 日内分次注射，注射完毕后开始注射狂犬病疫苗；亦可同时注射狂犬病疫苗。

【不良反应】同破伤风抗毒素

3. 抗蛇毒血清 snake antivenin

【剂型规格】注射液、注射用无菌粉末。

【适应证】用于蛇咬伤者的治疗，其中蝮蛇毒血清对竹叶青蛇和烙铁头蛇咬伤亦有疗效。

【禁忌证】过敏试验为阳性反应者慎用

【用法用量】通常采用静脉注射，也可作肌内或皮下注射，一次完成。

用于蛇咬伤者的治疗时，一般蝮蛇咬伤注射抗蝮蛇毒血清 6000 U；五步蛇咬伤注射抗五步蛇毒血清 8000 U；银环蛇或眼镜蛇咬伤注射抗银环蛇毒血清 10000 U 或抗眼镜蛇毒血清 2000 IU。以上剂量约可中和一条相应蛇的排毒量。视病情可酌情增减。注射前必须做过敏试验，阴性者才可全量注射。

过敏试验方法：取0.1 ml抗蛇毒血清加1.9 ml生理氯化钠注射液，即20倍稀释。在前臂掌侧皮内注射0.1 ml，经20～30 min，注射皮丘在2 cm以内，且皮丘周围无红晕及蜘蛛足者为阴性，可在严密观察下直接注射。若注射部位出现皮丘增大、红肿、浸润，特别是形似伪足或有痒感者，为阳性反应。若为阳性可疑者，预先注射氨苯那敏10 mg（儿童根据体重酌减），15分钟后再注射本品，若阳性者应采用脱敏注射法。

脱敏注射法：取氯化钠注射液将抗血清稀释20倍。分数次皮下注射，每次观察10～20 min，首次注射0.4 ml。如无反应，可酌情增量注射。注射观察3次以上，无异常反应者，即可做静脉、肌内或皮下注射。注射前将制品在37℃水浴加温数分钟。注射时速度应慢，初始不超过1 ml/min，之后亦不宜超过4 ml/min。注射时，如有异常反应，应立即停止注射。

【不良反应】同破伤风抗毒素

【注意事项】对蛇咬伤者，应同时注射破伤风抗毒素1500～3000 IU。

诊断用药

一、造影剂

1. 泛影葡胺 maglumine diatrizoate

【剂型规格】注射液：1 ml∶0.3 g、20 ml∶12 g。

【适应证】泛影葡胺注射液用于静脉和逆行性尿路造影，脑、胸、腹及四肢血管造影，静脉造影及CT。泛影葡胺注射液还可用于关节腔造影、瘘管造影、子宫输卵管造影、内镜逆行性胰胆管造影（ERCP）、涎管造影及其他检查。

【禁忌证】明显的甲状腺功能亢进和失代偿性心功能不全的患者禁用。妊娠期妇女或急性盆腔炎患者，禁行子宫输卵管造影。急性胰腺炎患者，禁行内镜逆行性胰胆管造影（ERCP）。泛影葡胺注射液不能用于脊髓造影、脑室造影或脑池造影。

【用法用量】推荐剂量：静脉尿路造影一般情况下使用 30 ml，注射时间超过 2～3 min。剂量增加至 60 ml 可以显著增强诊断效果。在特殊情况下，如必要还可进一步增加剂量。儿童、婴幼儿的肾单位尚未成熟，肾的浓缩功能在正常生理状况下较差，因此需要相对大剂量的造影剂：1 岁以下儿童为 8～12 ml；1～2 岁儿童为 12～15 ml；2～6 岁儿童为 15～20 ml；6～10 岁儿童为 20～25 ml；10～15 岁儿童为 25～30 ml。泛影葡胺注射液用于头颅肿瘤及其他病变的 CT 增强检查，剂量为按体重 1～2 ml/kg（最多 2 ml），于 2～6 min 内静脉注射或输注。对于慢速扫描机，建议分两步注射 100 ml 造影剂（前 50 ml 于约 3 min 内注入，其余 50 ml 于约 7 min 内注入），以使血液内造影剂浓度相对一致（尽管不是最大浓度）。腹部 CT 腹部检查所需的造影剂剂量差异较大。肝检查时需泛影葡胺注射液 80～100 ml 于 2～5 min 内静脉注射，在正常体重的患者可达到良好的对比增强。用于体腔的逆行性尿路造影用约相同量的注射用水稀释 65％的泛影葡胺注射液可获得约 30％的溶液，对于逆行性尿路造影通常已足够。建议将造影剂加热至体温以避免低温刺激和所引起的输尿管痉挛。

【不良反应】恶心、呕吐、疼痛和潮热是最常见的反应。过敏样反应包括血管性水肿、结膜炎、咳嗽、瘙痒、鼻炎、喷嚏和荨麻疹。

二、其他

1. 结核菌素纯蛋白衍生物 purified protein derivative of tuberculin

【剂型规格】注射液。

【适应证】使用本品 5U 用于结核病的临床诊断，卡介苗接种对象的选择及卡介苗接种后机体免疫反应的监测。使用 2U 制品用于临床诊断及流行病学监测。

【禁忌证】禁用于患急性传染病（如麻疹、百日咳、流行性感冒、肺炎等）、急性结膜炎、急性中耳炎、广泛性皮肤病者及过敏体质者。

【用法用量】皮内注射，吸取本品 0.1 ml (5 U)，皮内注射于前臂掌侧，于注射后 48～72 h 检查注射部位反应。测量应以硬结的横径及其垂直径的毫米数记录。5U 制品反应平均直径应不低于 5 mm 为阳性反应。凡有水疱、坏死、淋巴管炎者均属强阳性反应，应详细注明。

【不良反应】曾患过重度结核病者或过敏体质者，局部可出现水疱、浸润或溃疡，有的出现不同程度的发热，一般能自行消退或自愈。偶有严重者，可作局部消炎或退热处理。

皮肤科用药

一、抗感染药

1. 红霉素 erythromycin

【剂型规格】软膏剂：1%。

【适应证】用于脓疱疮等化脓性皮肤病、小面积烧伤、溃疡表面的感染和寻常痤疮。

【禁忌证】对红霉素过敏者禁用。

【用法用量】局部外用。取本品适量，涂于患处，一日 2 次。

【不良反应】偶见刺激症状和过敏反应。

2. 阿昔洛韦 aciclovir

【剂型规格】乳膏剂：3%。

【适应证】单纯疱疹、带状疱疹。

【禁忌证】对本品过敏者禁用，孕妇、哺乳妇禁用或慎用。

【用法用量】局部外用。取适量本品涂患处，成人与儿童均为白天每 2 h 涂抹 1 次，一日 4～6 次，共 7 日。

【不良反应】偶见胃肠道反应，皮疹、头痛、轻度肝肾功能异常等，发生率低于 5%。静脉滴注时个别患者可能有手足麻木、震颤、全身倦怠等反应。

二、角质溶解药

1. 尿素 urea

【剂型规格】软膏剂、乳膏剂：10%、20%。

【适应证】本品用于手足皲裂，也可用于角化型手、足癣所引起的皲裂。

【禁忌证】对本品成分过敏者禁用。

【用法用量】局部外用，涂于患处并轻轻揉搓，一日 2～3 次。

【不良反应】偶见皮肤刺激症状和过敏反应。

三、肾上腺皮质激素类药

1. 氢化可的松 hydrocortisone

【剂型规格】（含醋酸酯）乳膏剂：1%。（丁酸酯）乳膏剂：0.1%。

【适应证】用于过敏性、非感染性皮肤病和一些增生性皮肤疾患，如皮炎、湿疹、神经性皮炎、脂溢性皮炎及瘙痒。

【禁忌证】感染性皮肤病禁用。

【用法用量】局部外用。取适量本品涂于患处，并轻揉片刻，每日 2～4 次。

【不良反应】长期使用可致皮肤萎缩、毛细血管扩张、色素沉着以及继发感染。偶见过敏反应。

四、其他

1. 炉甘石 calamine

【剂型规格】洗剂。

【适应证】用于急性瘙痒性皮肤病，如荨麻疹和痱子，也可用于夏日蚊虫叮咬后产生的红疹。

【禁忌证】尚不明确。

【用法用量】局部外用，用时摇匀，取适量涂于患处，每日 2～3 次。

【不良反应】本药对完整皮肤的刺激性不大，用药后可能引起短暂的轻微疼痛，一般不会引起剧痛，如果患处皮肤有破损或渗液，可能会引起明显的疼痛，此时应慎用。用药后1～2日，可能出现患处皮肤脱皮，属于正常现象。

眼科用药

一、抗感染药

1. 左氧氟沙星 levofloxacin

【剂型规格】滴眼剂：0.3%（5 ml、8 ml）。

【适应证】对左氧氟沙星敏感的葡萄球菌属、链球菌属、肺炎球菌、细球菌属、肠球菌属、棒状杆菌属、假单胞菌属、绿脓杆菌、嗜血杆菌属（流感嗜血杆菌、结膜炎嗜血杆菌）、（布兰氏）卡他莫拉菌、莫拉杆菌、莫拉—阿氏杆菌、沙雷氏菌属、克雷伯氏菌属、变形杆菌属、不动杆菌属、肠杆菌属、厌氧菌属（短棒菌苗）所引起的下述感染性疾病：眼睑炎、睑腺炎、泪囊炎、结膜炎、睑板腺炎、角膜炎、术后感染性疾病有效。

【禁忌证】对本品的成分、氧氟沙星及喹喏酮类抗菌制剂有过敏既往史的患者禁用。

【用法用量】一般一次1滴、一日3次滴眼，根据症状可适当增减。用于治疗角膜炎时，在急性期每15～30 min滴眼1次，对严重的病例在开始30 min内每5 min滴眼1次，病情控制后逐渐减少滴眼次数。治疗细菌性角膜溃疡推荐使用高浓度的抗生素滴眼制剂。

【不良反应】最常报道的不良反应是暂时性视力下降、发热、头痛、暂时性眼睛发热、眼痛或不适、咽炎及畏光。其他反应有过敏、眼睑水肿、眼睛干燥及瘙痒。

2. 阿昔洛韦 aciclovir

【剂型规格】滴眼剂：8 ml∶8 mg。

【适应证】用于单纯疱疹性角膜炎。

【禁忌证】尚不明确。

【用法用量】滴入眼睑内，每 2 h 一次。

【不良反应】滴眼可引起轻度疼痛和烧灼感。

【注意事项】本品在低温条件下易析出结晶。若有结晶，应将塑瓶放置在热水中使其溶解后再使用。

二、青光眼用药

1. 毛果芸香碱 pilocarpine

【剂型规格】注射液：1 ml∶2 mg。

【适应证】用于治疗开角型青光眼和急、慢性闭角型青光眼和继发性闭角型青光眼。在白内障人工晶体植入手术中缩瞳，以及阿托品类药物的中毒对症治疗。

【禁忌证】虹膜睫状体炎，瞳孔阻滞性青光眼患者禁用。对本品过敏者禁用。

【用法用量】皮下注射，一次 2～10 mg，术中稀释后注入前房或遵医嘱。

【不良反应】可见流涎、出汗、胃肠道不适、腹痛等症状。

三、其他

2. 阿托品 atropine

【剂型规格】眼膏剂：1%。

【适应证】角膜炎、虹膜睫状体炎，白内障手术前后及验光前扩瞳。

【禁忌证】青光眼及青光眼可疑患者禁用。

【用法用量】一日 3 次，涂于眼睑内。

【不良反应】尚不明确。

耳鼻喉科用药

1. 麻黄碱 ephedrine

【剂型规格】滴鼻剂：1%。

【适应证】用于急慢性鼻炎及上呼吸道感染引起的鼻塞等。

【禁忌证】鼻腔干燥、萎缩性鼻炎禁用。

【用法用量】滴鼻。一次1～2滴，一日3～4次，滴鼻时应采取立式或坐式。连续使用不得超过3日。

【不良反应】偶见一过性轻微烧灼感、干燥感、头痛、头晕、心率加快，长期使用可致心悸、焦虑不安、失眠等症状。

妇产科用药

一、子宫收缩药

1. 缩宫素 oxytocin

【剂型规格】注射液：1 ml∶5 U、1 ml∶10 U。

【适应证】用于引产、催产、产后及流产后因宫缩无力或子宫缩复不良而引起的子宫出血；用于催产素激惹试验，了解胎盘储备功能。

【禁忌证】骨盆过窄，产道阻力过大，明显头盆不称及胎位异常，有剖宫产史，子宫肌瘤剔除术史者及脐带先露或脱垂、前置胎盘、胎儿窘迫、宫缩过强、子宫收缩乏力长期用药无效、产前出血(包括胎盘早剥)、多胎妊娠、子宫过大（包括羊水过多)、严重的妊娠高血压综合征。

【用法用量】用于引产或催产时，静脉滴注，一次2.5～5 U，用氯化钠注射液稀释至每1 ml中含有0.01 U。静滴初始时不超过0.001～0.002 U/min，每15～30 min增加0.001～0.002 U，至达到宫缩与正常分娩期相似，最快每分钟不超过0.02 U/min，通常为0.002～0.005 U/min。用于控制产后出血时，静脉滴注0.02～0.04 U/min，胎盘排出后可肌内注射5～10 U。

【不良反应】偶有恶心、呕吐、心率加快或心律失常等反应。大剂量应用时可引起高血压或水潴留。

2. 米非司酮 mifepristone

【剂型规格】片剂：10 mg、25 mg、200 mg。

【适应证】米非司酮片与前列腺素药物序贯合并使用，可用于终止停经49天内的妊娠。

【禁忌证】对本品过敏者。心、肝、肾疾病患者及肾上腺皮质功能不全者禁用；有使用前列腺素类药物禁忌者禁用，如青光眼、哮喘及对前列腺素类药物过敏等；带宫内节育器妊娠和怀疑宫外孕者禁用。

【用法用量】停经≤49天的健康早孕妇女，在空腹或进食2小时后，口服25～50 mg米非司酮片，一日2次，连服2～3天，总量150 mg，每次服药后禁食2 h，第3～4天清晨于阴道后穹窿放置卡前列甲酯栓1枚（1 mg），或使用其他同类前列腺素药物。之后卧床休息1～2 h，门诊观察6 h。注意用药后出血情况和副反应，以及有无妊娠产物。

【不良反应】部分早孕妇女服药后，有轻度恶心、呕吐、眩晕、乏力、皮疹和下腹痛、肛门坠胀感和子宫出血。使用前列腺素后可有腹痛，部分患者可发生呕吐、腹泻，少数患者有潮红和发麻现象。

3. 依沙吖啶 ethacridine

【剂型规格】注射液：2 ml∶50 mg。

【适应证】中期妊娠引产药，用于终止12～26周妊娠。

【禁忌证】尚不明确。

【用法用量】用于羊膜腔内给药时，排空膀胱后，孕妇选择仰卧位，选择宫体最突出部位、羊水波动最明显处为穿刺点，用纱布持7号腰穿针垂直刺入腹壁，进入羊膜腔时有落空感，再继续进针0.5～1 cm后拔出针芯，有羊水涌出后，将装有依沙吖啶100 mg溶液的注射器接在穿刺针上，再回抽羊水证实无误后将药液缓缓注入，拔针前须回抽羊水。拔针前将针芯插入针内快速拔针后，敷盖消毒纱布，轻压针眼。用于宫腔内羊膜腔外注药时，孕妇排空膀胱后取截石位，常规外阴、阴道、宫颈消毒后，用宫颈钳夹住宫颈前唇，将橡皮导管沿宫颈向宫腔送入，将已配制的依沙吖啶溶液（内含100 mg药物，用注射用水稀释）100 ml注入导管。导管下端双折用线扎紧，卷折在阴道内，一块塞纱布固定，术后24小时取出纱布和导管。

【不良反应】中毒时表现为少尿、无尿及黄疸，肝肾功能严重损害、发热、出血；个别孕妇有过敏反应。

二、其他

1. 咪康唑 miconazole

【剂型规格】栓剂：0.2 g、0.4 g。阴道软胶囊：0.4 g。

【适应证】念珠菌性外阴阴道炎和革兰氏阳性细菌引起的双重感染。

【禁忌证】对咪唑类或对栓壳的成分过敏者禁用。

【用法用量】阴道给药，洗净后将本品置于阴道深处。每晚1次，一次1枚。连续7日为1个疗程。也可采用三日疗法：第1日晚1枚，随后3日早晚各1枚。即使症状迅速消失，也要完成治疗疗程，在月经期应持续使用。

【不良反应】偶见过敏反应，多数较轻微；常见的不良反应有局部刺激、瘙痒和灼热感，尤其在治疗开始时；盆腔痉挛、荨麻疹、丘疹也有发生。

（路敏）